Mosaik
bei GOLDMANN

Buch

Nach zehnjähriger Forschung und praktischer Erfahrung haben Marilyn Diamond und Donald Burton Schnell das Konzept von Fit fürs Leben zu einer ganzheitlichen Lebensweise weiterentwickelt und vertieft. Im Zentrum von »Fitonics fürs Leben« steht das Gleichgewicht von Körper, Geist und Seele. Dieses erweiterte Gesundheitskonzept berücksichtigt die neuesten wissenschaftlichen Erkenntnisse über wertvolle Nahrungsmittel, wirksames Körpertraining und eine gesundheitsfördernde Geisteshaltung.

Autoren

Marilyn Diamond ist eine international bekannte Ernährungswissenschaftlerin, die über dreieinhalb Jahrzehnte die Zusammenhänge von Ernährung und Gesundheit erforscht hat. Mit ihrem früheren Ehemann Harvey Diamond schrieb sie den weltweit erfolgreichen Millionenbestseller »Fit for Life«, der neue Maßstäbe in der gesundheitsbewußten Ernährung setzte.

Dr. Donald Burton Schnell ist klinischer Hypnotherapeut. Seit vielen Jahren lehrt er Yoga und Meditation und verbindet dabei westliche und östliche Entspannungstechniken und geistige Heilungsmethoden.

Von Marilyn Diamond liegen bei Goldmann außerdem vor:

Fit fürs Leben 1 (16103, erscheint im Juni 98
in der Reihe Mosaik bei Goldmann)
Fit fürs Leben 2 (13621)
Das Fit-for-Life-Kochbuch (13735)
Neue Eßkultur mit Sonnenkost (13640)

MARILYN DIAMOND
DONALD BURTON SCHNELL

Fitonics fürs Leben

Fit fürs Leben durch das
neue Energieprogramm für
Körper, Geist und Seele

Aus dem Amerikanischen
von Karin Miedler, Cäcilie Plieninger
und Cornelia Stoll

bei GOLDMANN

Umwelthinweis:
Alle bedruckten Materialien dieses Taschenbuches
sind chlorfrei und umweltschonend.

Der Goldmann Verlag
ist ein Unternehmen der Verlagsgruppe Bertelsmann

Vollständige Taschenbuchausgabe Mai 1998
Wilhelm Goldmann Verlag, München
© 1997 der deutschsprachigen Ausgabe
Wilhelm Goldmann Verlag, München
© 1996 der Originalausgabe FITONICS INC.
© der Illustrationen 1996 by Mona Mark
Originalverlag: Avon Books, New York
Originaltitel: Fitonics for Life
Umschlaggestaltung: Design Team München
unter Verwendung eines Fotos von Guido Pretzl
Druck: Presse-Druck Augsburg
Verlagsnummer: 16112
KF · Herstellung: Sebastian Strohmaier
Made in Germany
ISBN 3-442-16112-6

1 3 5 7 9 10 8 6 4 2

Im Gedenken

An unseren verschiedenen teuren Freund
Bob Goodman,
der eifrig mithalf, die *Fitonics*-Ernährungsprodukte
unseren Lesern nahezubringen.
Wir werden Dich vermissen.

Dieses Buch ist allen treuen *Fit-for-Life*-Fans
gewidmet, die uns in den vergangenen Jahren
von ihren Erfolgen berichtet und *Fitonics*
mitgeprägt haben, ...
unseren geliebten Kindern Greg, Lisa, Beau
und Michael, deren Zukunftsträume
uns keine andere Wahl lassen, als uns für eine
bessere Welt einzusetzen, ...
unseren lieben Eltern, Fran und Bernie Horecker,
Jim und Ginger Schnell, und Dena Winn,
deren Liebe und begeisterte Ermunterung
uns immer geholfen haben, ...
Cindy, die uns die Engelsbotschaft überbrachte
und uns beide zusammenführte, ...
Großmutter Ida, die im Alter von 95 Jahren
unsere Liebe spürte und uns ihren Segen gab, ...
und Ihnen, lieber Leser, ...
möge dieses Buch für immer
Ihr Leben bereichern.

Inhaltsverzeichnis

Vorwort 9
Einführung 25

Teil Eins
Der Durchbruch in der Ernährung

1 Diätkuren helfen immer noch nicht 36
2 Natürliche Gesundheit 43
3 Energie: Schlank und rank 61
4 Enzyme: Ein Jungbrunnen! 78
5 Enzympräparate 97
6 Energiegewinn beim Essen: Die nächste Stufe
  der Lebensmittelkombination 110
7 Homöostase: Das Säure-Basen-Gleichgewicht 132
8 Zucker 146
9 Aspartam und Olestra: Zwei Mogelpackungen 162

Teil Zwei
Der mentale Durchbruch

10 *Mindtonics:* Optimistisch denken...
   und noch viel mehr 172
11 Hypno-Meditation: Begegnung von Ost und West 193

Teil Drei
Der physische Durchbruch mit Muskeltraining

12	*Bodytonics*	218
13	Die *Bodytonics*-Übungen: Täglich zwölf Minuten	234

Teil Vier
Die *Fitonics*-Formel für eine energiereiche Ernährung

14	Es ist Zeit zu handeln	260
15	Eine Übersicht über die Grundsätze für natürliche Gesundheit und gesundes Abnehmen in *Fitonics*	266
16	Wieviel soll ich essen? oder: Überschreiten Sie nicht die »Füttergrenze« und andere Tips zum Erfolg	271
17	Der Blitzstart für rasches Abnehmen	276
18	Einkaufsliste für die wesentlichen Zutaten	286

Teil Fünf
***Fitonics* – Rezepte fürs Leben!**

Obstmahlzeiten und Rezepte für den Rohkosttag	294
Früchte-Tonika	297
Kraftessen zu Mittag	312
Schlummermahle zu Abend	337
Die süße Nachspeise nach dem Schlemmermahl	357

Schlußwort	363
Danksagung	366
Anmerkungen	368
Bibliographie	374
Adressenliste	376
Register	377

Vorwort

Gehen wir einen Schritt weiter!

Das Buch *Fit fürs Leben* kam im Juni 1985 auf den amerikanischen Markt für Ernährungsratgeber. Die Zeit war durchaus vergleichbar mit der heutigen. Die Amerikaner riefen nach neuen Diätkuren. Wir alle waren verwirrt, hatten unsere Energie verloren, waren zu Tode gelangweilt durch das Kalorienzählen, genau abgemessene Portionen und die endlose Reihe nutzloser Abmagerungskuren, die kamen und gingen, ohne dauerhafte Erfolge zu bringen. Da ich mich mein Leben lang mit Ernährung, Wissenschaft und Medizin beschäftigt hatte, fühlte ich mich berufen, dem allgemeinen Bedürfnis nach grundlegend neuer Information nachzukommen.

Das Buch, das ich dann mitverfaßte, traf ins Schwarze, wie sich später herausstellte. *Fit fürs Leben* stand bereits wenige Wochen nach Erscheinen auf der Bestsellerliste der *New York Times,* schoß auf Platz 1 und blieb dort vierzig Wochen lang, länger als je ein Buch zuvor. Innerhalb weniger Monate wurde es zum ersten Hardcover des Verlags Warner Books in Millionenauflage und brach alle damaligen Rekorde. Zusammen mit *Vom Winde verweht* und der *Bibel* erschien es ganz oben auf der Liste von *Publisher's Weekly* mit den 25 meistverkauften Büchern, die je geschrieben wurden.

In den folgenden zehn Jahren wurde *Fit fürs Leben,* in über dreißig Sprachen übersetzt, in vielen Ländern zum Bestseller, in Deutschland, Kanada, Schweden, Australien, Südafrika und Israel, um nur einige zu nennen. Die weltweiten Verkaufszahlen liegen bei zehn Millionen Exemplaren.

Wie Sie sich vorstellen können, hat dieser Erfolg mein Leben völlig verändert. Tief bewegt erlebte ich, daß das Programm bei Lesern aller Altersgruppen und aller Lebensbereiche ein durchschlagender Erfolg war. Jeden Tag dankte ich Gott für die Gnade, daß er mir Gelegenheit gegeben hat, so vielen Menschen zu helfen.

Als der Wunsch nach weiterer Unterstützung laut wurde, setzte ich mich wieder an meinen Schreibtisch und schrieb *A New Way of Eating from Fit For Life,* sowie das enzyklopädische *American Vegetarian Cookbook from the Fit For Life Kitchen* (auf deutsch erschienen unter den Titeln: *Neue Eßkultur mit Sonnenkost* und *Fit fürs Leben – Das Kochbuch*) und ich arbeitete mit an *Fit fürs Leben 2*. Im Jahre 1990 kam eine Untersuchung zu dem Ergebnis, daß jedes verkaufte Buch fünf Menschen veranlaßte, das Programm zu übernehmen. Kein anderes Gesundheits- und Abmagerungsprogramm in der Geschichte kann auf ähnlich erfolgreiche Ergebnisse in verschiedenen Ländern verweisen.

Die Anfänge einer Bewegung

Die Grundlagen von *Fit fürs Leben* gelten unverändert. Wo ich hinkomme, überall höre ich von großartigen Erfolgen. Die begeisterten Anhänger von *Fit fürs Leben* haben ihre Gewichts-, Energie- und Verdauungsprobleme überwunden, sind zwischen 15 und 95 Jahre alt und bilden gewissermaßen ein Heer von Bekehrten und Missionaren. Fast eintausend Briefe begeisterter Leser gehen immer noch jeden Monat bei uns ein.

Lesen Sie, was Richard Clark aus Angwin in Kalifornien im Mai 1995 schrieb, und urteilen Sie selbst:

»Ich verdanke Ihrem Programm mein Leben. Durch den Glauben an Gott und das Befolgen Ihrer Anweisungen für eine nahrhafte und gesunde Lebensweise verlor ich in einem Jahr und zwei Monaten 70 Kilogramm. [In der Zeit zuvor] war ich schrecklich deprimiert, und als Folge hatte ich Gallensteine bekommen. Am

22. Dezember 1992 wurde ich ins Krankenhaus eingeliefert, um meine Gallenblase operativ entfernen zu lassen. Wegen eines Fehlers der Anästhesistin wäre ich fast auf dem Operationstisch gestorben. Die Ärzte kämpften 30 Minuten lang um mein Leben. Nur durch die Gnade Gottes überlebte ich. Nach diesem schrecklichen Erlebnis schenkte mir mein Vater das Buch Fit fürs Leben. *Nach einer erfolgreichen Operation über 5½ Stunden am 7. Januar 1993 begann ich mit Ihrem Programm. Im Frühjahr 1994 wog ich etwa 77 Kilogramm.*

Zuvor war ich einsam, übergewichtig und ohne Hoffnung für die Zukunft. Nun bin ich eng mit einer wunderschönen Russin befreundet (und möchte sie eines Tages heiraten). Ich bin Ihnen für den Rest meines Lebens zu Dank verpflichtet.«

Im Januar 1996 schrieb Jim Jensen aus West Jordan in Utah:

»Im November 1992 machte mich ein Freund auf Fit fürs Leben *aufmerksam. In dem Buch schien es so, als könnten vernünftige Ernährung und Fitneß leicht durchgehalten werden. Da ich mein Leben lang Gewichtsprobleme hatte (ich wog damals fast 180 Kilogramm) konnte ich nicht glauben, daß es so einfach sein sollte, also mußte ich es versuchen.*

Ich las Ihr Buch und begann, mich im täglichen Leben nach Ihren Empfehlungen zu ernähren. Ich aß frisches Obst am Morgen, Salat zum Mittagessen und ein ›normales‹ Abendessen. Sie sagten nie, ich dürfte irgend etwas nicht essen, wie das bei so vielen anderen Diäten der Fall ist.

Im Januar 1993 nahm ich zusätzlich ein körperliches Training auf. Ich begann mit zwanzigminütigen Spaziergängen oder Radtouren jeden Tag. Zu der Zeit fiel das Gewicht buchstäblich von mir ab. Innerhalb weniger Monate konnte ich 30 bis 90 Minuten am Tag gehen oder radfahren, und es machte mir Spaß!

Jetzt wiege ich zwischen 88 und 90 Kilo. Ich habe dieses Gewicht seit September 1993 gehalten, und ich weiß, daß ich es für den Rest meines Lebens halten kann. Es ist ein wunderbares Gefühl, das Gewicht unter Kontrolle zu haben. Ich bin gesund und sprühe vor Energie. Mir passen Kleider von der Stange. Ich muß nicht mehr in Spezialgeschäften für Übergrößen einkaufen. Wenn mir auf der Straße Leute begegnen, die ich lange nicht mehr gesehen habe, erkennen sie mich nicht wieder. Sie haben mich auf den Weg zur Gesundheit gebracht, und ich will den Weg mit den Mitteln, die Sie mir gezeigt haben, weiterverfolgen.«

Dale und Peggy Free aus Cincinnati in Ohio haben im Februar 1995 geschrieben:

»Wir möchten Ihnen für das Fit-fürs-Leben-*Programm danken. Dale hat seit letztem Mai 30 Kilo abgenommen und Peggy fast 25. Nachdem wir nun zehn Monate nach Ihrem Programm gelebt haben, fühlen wir uns damit auf Lebenszeit verbunden. Es ist uns wichtig, unser Gewicht zu halten, nachdem wir abgenommen haben. Wir glauben, wir haben nun mit Ihrem* Fit fürs Leben – Das Kochbuch *die Antwort gefunden. Genau das brauchen wir, damit unsere Mahlzeiten nicht eintönig werden. Seit wir abgenommen haben, haben wir auch das Laufen wieder angefangen. Jetzt, im Alter von 57 und 52 Jahren, fällt uns die Bewegung leichter als je zuvor.«*

Die Briefe und persönlichen Gespräche der letzten Jahre haben mir gezeigt, daß all der Aufwand und der anstrengende Terminplan sich gelohnt haben. Die Leser haben die Vorteile von *Fit fürs Leben* erfahren und einen unersättlichen Appetit entwickelt... nach weiteren Informationen! Viele waren bereit, optimale Gesundheit anzustreben. Genau wie ich!

Der nächste Schritt

In den letzten zehn Jahren habe ich eine bedeutende Entwicklung durchgemacht. Die tiefgreifenden Veränderungen in meinem Leben umfaßten mein Privatleben, mein Berufsleben und meine grundsätzliche Lebenseinstellung. Im Jahr 1992 machte ich die wunderbare Erfahrung, daß meine *Fit-fürs-Leben*-Phase zu Ende ging und eine noch schönere Phase begann. Zu der Zeit faßte ich den Entschluß, daß ich, nachdem ich bereits Millionen Menschen zu einer gesunden Gewichtsabnahme verholfen hatte, das gleiche noch einmal tun wollte – und zwar mit einer noch wirkungsvolleren Methode.

Am 30. Juli 1992 nahm ich an einer einzigartigen Intensiv-Meditation teil, die von dem klinischen Hypnotherapeuten Dr. Donald Burton Schnell geleitet wurde. Dr. Schnell hat die Hypno-Meditation entwickelt, eine Synthese aus geistigen Lehren und Techniken des Westens und des Ostens. Ich erwartete dieselbe Erfahrung wie bei einem Dutzend anderer Meditationsworkshops, die ich bereits aufgesucht hatte. Um so überraschter war ich, als ich in Dr. Schnell einen sehr erfahrenen Spezialisten der Natürlichen Gesundheitslehre erkannte mit reichem Wissen über Ernährung, Nahrungsergänzung durch Zusätze und körperliches Training – samt und sonders Mittel, die zu einer geistigen Entwicklung und zu besserer Gesundheit führen. Er war ein Meister der Natürlichen Gesundheitslehre, meinem Forschungsgebiet seit über zwanzig Jahren.

Auf dieser und vielen weiteren Meditationssitzungen erfuhr ich allmählich eine grundlegende Regeneration und gelangte unter Dr. Schnells Anleitung in den überbewußten Zustand. In einer Meditationssitzung konnte ich mich selbst deutlich sehen, wie ich, in fließenden weißen Stoff gekleidet, aus der Dunkelheit trat, die Arme über den Kopf erhoben, mit Freudentränen in den Augen, und auf meinem Gesicht lagen ein Strahlen und ein Ausdruck von Glückseligkeit wie seit Jahren nicht mehr. Als ich meine Hände zum Himmel ausstreckte, fielen um mich herum Steine und Balken krachend zusammen. In dem Augenblick wußte ich, daß ein neues Leben für mich begonnen hatte. Die geistige Energie, die Dr. Schnell in meinem Leben freisetzte, veränderte alles, und wenn mir Bekannte zu meiner Verjüngung gratulierten, teilte ich ihnen glücklich mit: »Ich habe etwas gefunden, das noch besser ist als Obst am Morgen!«

Im selben Jahr reiste ich mit Dr. Schnell nach Indien, und er stellte mich einigen großen östlichen spirituellen Meistern vor, bei denen er über viele Jahre hinweg Meditation gelernt hatte. Auf dieser ersten Pilgerreise hatten wir viel Zeit zum Nachdenken, und während einer tiefen Meditation kam Dr. Schnell auf den Namen *Fitonics* als Bezeichnung für eine Lebensweise, die physische, mentale und spirituelle Regeneration umfaßt. Später bat er mich, mit ihm zusammen die ausgewogene Lebensweise auszuarbeiten, die in diesem Buch vorgestellt wird. Die Reise nach Indien bildete für mich den Beginn meines Abenteuers mit *Fitonics*.

Reinen Tisch machen

In dem Jahr nach der Reise begrub ich alle Ernährungsprinzipien, nach denen ich zwei Jahrzehnte lang gelebt hatte. Ich war begierig, die Ernährungstheorien anderer und meine eigenen zu testen, und ich wußte, ich konnte ihre Wirksamkeit am besten ermitteln, wenn ich mich selbst in den Gesundheitszustand des »Durchschnittsamerikaners« versetzte und von neuem begann.

Einige Leser werden vermutlich überrascht sein zu hören, daß ich mich nach zwanzig Jahren vegetarischer Ernährung und nach dem Verfassen zweier vegetarischer Kochbücher als erstes mit einem Cheeseburger, Pommes Frites und einer Diätlimonade hinsetzte. Damit begann meine Forschungsarbeit für *Fitonics*. Jahrelang war ich dreimal pro Woche fünf bis sieben Kilometer gelaufen und hatte Yoga gemacht, nun hörte ich mit den regelmäßigen Übungen auf. Ich wollte am eigenen Leib die Wirkung der heutigen Standard American Diet (S.A.D.), der üblichen Ernährung eines Amerikaners, erfahren, die mehr denn je wertloses Junk food enthält. Und ich war neugierig auf die Auswirkung der zur Zeit häufigsten Lebensweise, der sitzenden.

Ich muß gestehen, gelegentlich gestaltete sich das Experiment geradezu angenhm. In all den Jahren war ich bei meiner Ernährung so streng geworden – weit strenger als die Anweisungen in *Fit fürs Leben* –, daß ich so gut wie nie zum Essen ausging, wenn es sich nicht um ein Vollwertrestaurant handelte. Statt dessen hatte ich seit achtzehn Jahren jeden Tag sechs bis acht Stunden in der Küche verbracht mit der Zubereitung von Speisen für meine Bücher und meine Familie. Nun ergriff Donald die Gelegenheit beim Schopf und sagte: »Wir wollen uns amüsieren! Du hast Dir eine Ruhepause vedient. Laß' uns Essen und Tanzen gehen.«

Ich kaufte mir einen ganzen Kleiderschrank voller neuer Abendkleider. Wir aßen in den nobelsten Restaurants der Stadt, genehmigten uns Mahlzeiten mit mehreren Gängen, die ich als junge Frau in Paris und auf den Reisen durch Europa so genossen hatte. Ich trank Wein zum Essen und aß Desserts, die ich praktisch völlig aus meinem Leben verbannt hatte.

Innerhalb weniger Monate bildeten sich häßliche Fettpolster an meinen Schenkeln und um die Hüfte, meine Energie nahm ab, und ich hatte häufig Magenschmerzen! Die offensichtlichste Veränderung war eine wachsende Anfälligkeit für Krankheiten. Das erste und einzige Mal im Leben litt ich unter Hitzewallungen und Stimmungsschwankungen wie auf einer Achterbahn. Ein solches Auf und Ab geht normalerweise mit Hormonveränderungen einher. Einmal war ich wirklich überzeugt, daß ich meine Gesundheit unter Kontrolle hatte, dann wieder bekam ich Angst vor Krebs und Herzerkrankungen. Ich schluckte rezeptfreie Medikamente, begab mich zum erstenmal seit zwanzig Jahren in traditionelle ärztliche Behandlung und stellte fest, daß ich mich nachts auf die Symptome der schleichenden Degeneration konzentrierte, anstatt zu schlafen. Es fiel mir schwer, ja es war fast unmöglich, zu meditieren oder friedlich zu reflektieren, und meine Gedanken kreisten mehr und mehr um Essen und Süßigkeiten.

Mit fast neun Kilo Übergewicht hatte ich mir bewußt das angetan, was die meisten Menschen in unserem Land jeden Tag und jede Minute erfahren. Aus eigener Erfahrung kann ich jetzt sagen, wir sind wirklich das, was wir essen. Und wir haben die Wahl, ob wir Nahrung zu uns nehmen, die uns Kraft gibt, oder Nahrung, die uns zerstört. Wenn wir »Fast food« aufnehmen, also nur »schnell« essen, werden wir schneller sterben. Wenn wir »Junk food«, also wertlose Kalorien zu uns nehmen, verliert unser Leben die Qualität, die uns Gesundheit verleiht.

Wenn ich Sie nun auffordere, Ihre Eßgewohnheiten zu verändern und bei der ungesunden amerikanischen Fast- und Junkfood-Ernährung, die unser Volk zugrunde richtet, nicht länger mitzumachen, dann tue ich das mit mehr Verständnis und Mitgefühl als je zuvor.

Wie brachte ich mich wieder in Form?

Mit Donald Schnell als Partner begann ich eine Phase intensiver Nachforschungen, die mich im Laufe eines Jahres zum *Fitonics*-Programm hinführten.

- Ich ging zu verschiedenen persönlichen Fitneß-Trainern, wollte eine breite Palette an Programmen für Gewichtstraining und Bodybuilding ausprobieren sowie die Ernährungsweise, die häufig mit empfohlen wird. Ich versuchte die proteinreiche anabolische Diät für Gewichtheber und litt unter Verstopfung, hatte Mundgeruch und fühlte mich niedergeschlagen. Auch wenn ich allmählich Muskeln aufbaute, hatte ich für mein Empfinden immer noch zu viel Fett am Körper. Außerdem waren mir auch nur ein oder zwei Besuche im Fitneß-Center viel zu teuer, und ich gewann den Eindruck, daß dies sich nicht mit meiner Philosophie der natürlichen Gesundheit vereinbaren ließ. Wer kann sich schon den finanziellen und den zeitlichen Aufwand leisten, den ein persönlicher Fitneß-Trainer erfordert?
- Ich ließ das ganze Protein weg und begann eine Diät aus Kohlenhydraten, dazu absolvierte ich ein anspruchsvolles Aerobic-Programm. Wie erstaunt war ich, als ich mich seit langem wieder schwer und etwas träge fühlte und ständig einen leisen Hunger verspürte. Obwohl ich mich unablässig auf dem Home-Trainer und auf dem Laufband abstrampelte, blieben meine Oberschenkel teigig. Donald mühte sich vergeblich, die Pfunde, die er um den Bauch angesetzt hatte, wieder loszuwerden.
- Wir unterzogen uns einem letzten Extrem und gingen für drei Wochen zum Hippocrates Health Institute in West Palm Beach, Florida, das von den Pionieren der natürlichen Gesundheitslehre Brian und Anna Marie Clement geleitet wird.[1] An dieser Kurklinik mit reiner Rohkostnahrung ist außer dem Saft aus Wassermelonen kein Obst erlaubt, dafür werden zweimal täglich Unmengen von Sprossen, grünen Säften, rohem Sauerkraut, Meerespflanzen, Knoblauch und Salaten aufgetischt.

Während Donald und ich unsere Pfunde verloren (und einige Muskeln), konnten wir beobachten, wie bei diesem durchdachten und fundierten Programm unsere Haut allmählich glänzte und unsere Augen strahlten. Wir erlebten mit, wie andere Teilnehmer mit Hilfe dieses neuartigen natürlichen Ernährungskonzeptes von lebensbedrohenden Krankheiten geheilt wurden. Es war eine anregende Erfahrung, aber es war ebenso klar, daß ein solches Konzept zu Hause nur sehr schwer durchzuführen wäre. Einige neue Elemente werde ich jedoch beibehalten.

Aus den Erfahrungen bei der Entwicklung des *Fitonics*-Programms lernte ich, daß ich unabhängig von dem, was ich esse, auf bestimmte Punkte großen Wert lege:

- Ich benötige *viel* frisches Obst und Gemüse sowie Säfte, um in Form zu bleiben und genug Energie zu haben.
- Ich benötige eine *breite Palette* verschiedener Lebensmittel, darunter sämtliche Gruppen von Nahrungsmitteln, in meiner Ernährungsweise.
- Eine kleine Menge tierischer Proteine kann jeden Speiseplan bereichern, auch wenn meine Ernährung weiterhin zu 90 Prozent vegetarisch ist.
- Ich benötige ein Programm für die natürliche Ergänzung der Nahrung, unter anderem durch die neuartigen Zusätze von Enzymen, Mineralstoffen und hochwertigen Nährstoffen.
- Mein Körper und mein Geist verlangen nach einem Programm, das es mir ohne weiteres gestattet, auch einmal in einem Restaurant zu essen.

An diesem Punkt angelangt, war mir zehn Jahre nach der Veröffentlichung von *Fit fürs Leben* endlich klar, wie ich das Programm aktualisieren konnte. In den neunziger Jahren verfolgte ich andere Ziele als in den siebzigern und achtzigern. Damals strebte ich in erster Linie nach Gesundheit. Nun wollte ich mehr. Ich wollte Gesundheit, aber ich wollte auch den Alterungsprozeß wieder umkehren, Muskeln anstelle von Fett aufbauen, eine jugendliche Figur behalten – und ich wollte das alles in Ruhe, locker und schnell erreichen, ohne daß ich ein »Sklave« der Küche werden oder zu den hopsenden Fanatikern in den Sporthallen gehen mußte.

Das *Fitonics*-Programm für natürliche Gesundheit, das auch Sie bald befolgen werden, hat mir meine Wünsche erfüllt. Und Sie können das auch schaffen.

Der Mythos einer fettarmen Diät

Die wissenschaftlichen Studien, denen wir die Ära fettarmer Ernährung verdanken, haben uns auf den falschen Weg geführt. Die meisten Menschen haben bei der fettarmen Ernährung einen schweren Rückschlag erlebt. Die American Dietetic Association (Amerikanische Diätetikervereinigung) berichtet, die häufigste Ausrede für falsche Ernährung sei die Befürchtung, eine Lieblingsspeise aufgeben zu müssen. Wenn wissenschaftliche Studien ständig eine Reduktion der Fette fordern, müssen wir auf zu viele traditionelle Gerichte verzichten. Dürfen Sie nie mehr Ihr Leibgericht essen? Viele Amerikaner fürchten, daß dann nicht mehr viel übrigbleibt, und wollen keine so radikale Veränderung mitmachen. Seit 1991 ist der Prozentsatz derer, die sich eine gesunde, ausgewogene Ernährung wünschen, auf lediglich 9 Prozent gefallen.[2]

Jane Hurley vom Center for Science in the Public Interest (Zentrum für Wissenschaft im öffentlichen Interesse) berichtet: »Die Fast-Food-Industrie kommt dem Bedürfnis der Amerikaner nach fettreicher Nahrung entgegen.« Aus einer dreistöckigen Pizza bei Pizza-Hut triefen mehr als eineinhalb Stück Butter. Fast 25 Prozent der 97 Milliarden Dollar, die Amerikaner im Jahre 1995 ausgaben, wurden für große, dick machende Essensportionen ausgegeben.[3] Und wenn die Amerikaner durch den Kauf fettarmer Ersatznahrungsmittel etwas wiedergutmachen wollen, erreichen sie das genaue Gegenteil: Sie nehmen unbemerkt große Mengen dickmachenden Zucker zu sich als billigen Ersatzstoff für das Fett.

Das ist eine der Hauptursachen, warum wir heute im Durchschnitt mehr wiegen als vor zehn Jahren, als der »fettarme« Trend begann. Der Nutzen der fettarmen Ernährung läßt sich ermessen, wenn man sich vor Augen führt, daß der Durchschnittsamerikaner heute 10 Prozent weniger Kalorien zu sich nimmt als vor 100 Jahren. Seitdem hat sich die Zahl der Übergewichtigen jedoch verdoppelt.[4]

Seit *Fit fürs Leben* im Jahre 1985 veröffentlicht wurde, sind die alten staatlichen Ernährungsrichtlinien mit den Four Food Groups, den vier grundlegenden Nahrungsgruppen, durch die Eating Right Pyramide, eine Essenspyramide, ersetzt worden, aber es ist klar, daß der Mehrzahl der 60 Millionen Übergewichtigen in diesem Land mit den neuesten Regierungsempfehlungen nicht zu helfen ist. (Die Pyramide veranschaulicht bildlich, welche Nahrungsmittel in kleinen Mengen verzehrt werden sollen – sie stehen an der Spitze – und welche Nahrungsmittel in großen Mengen gegessen werden dürfen – an der Basis.) Für den Fehlschlag der Regierungsinitiative gibt es mehrere Gründe:

- Zum ersten sind die Richtlinien aus der Pyramide noch nicht durch einen praktikablen Ernährungsplan umgesetzt worden. Viele neuere Diätprogramme sind über das hinausgegangen, was in der Pyramide gefordert wird, dadurch erscheint gesunde Ernährung schwierig und entbehrungsreich. Gleichzeitig wird in den Programmen die Bedeutung von Protein für die Ernährung überbetont. Die extremen Anforderungen verwirren die Bürger, sie werden falsch umgesetzt, und viele erkranken.
- Zweitens kümmert sich unsere Nahrungsmittelindustrie nicht um solche Richtlinien, wie wir oben gesehen haben. Das zeigt sich auch in den neuesten Frühstücksflocken, die mehr Zucker und weniger Ballaststoffe als je zuvor enthalten.
- Nach der Pyramide müßten wir mehr Getreideprodukte essen als alles andere. Es wird empfohlen, Vollkorngetreide zu wählen, aber in welchem amerikanischen Supermarkt findet man das? Und wenn, dann bestimmt nicht in den Regalen mit Brot, Nudeln oder Reis!
- Jeder soll täglich mindestens fünf Portionen Obst und Gemüse essen. Doch der Gemüsekonsum ist heute niedriger als vor einem Jahrzehnt.[5] Die meisten Amerikaner kennen die einfachen Tricks noch nicht, wie man den Obst- und Gemüseanteil in der täglichen Nahrung erhöhen kann.
- Wir sollen Fleisch, Huhn, Fisch und Milchprodukte als Beilage verwenden. Ein Volk, das mit Unmengen gebratenem Huhn,

Rippchen und dem Ein-Pfund-Steak aufgewachsen ist, hat offensichtlich Schwierigkeiten mit der Umsetzung dieser Forderung.
- Und schließlich sollen Fette und Zucker, die an der Spitze der Pyramide auftauchen, nur sparsam verzehrt werden. Meiner Meinung nach besteht keine Chance, dies in unserem Land umzusetzen, ehe all die anderen Empfehlungen hinreichend befolgt werden.

Endlich, die Lösung

Das Problem ist klar: Es gibt neue Ernährungsrichtlinien für uns, *aber die meisten haben keine Vorstellung, wie sie sie in die Praxis umsetzen und zu einer zufriedenstellenden Ernährungsweise gelangen können.* Verständlicherweise begehren wir dagegen auf. In all den Jahren habe ich aus erster Hand erfahren, wie schwierig es für die Menschen ist, ein Programm eine Zeitlang durchzuhalten, das Nahrungsmittel empfiehlt, die wir nicht kennen oder das eine Einkaufsliste mit unüblichen Produkten enthält. Nach 14 Jahren ununterbrochener Forschungen bin ich zu der Ansicht gelangt, daß eine breitgefächerte Ernährungsweise, die ihre Nährstoffe aus vielerlei gesunden und bekannten Nahrungsmitteln (darunter Protein-, Fett- und Kohlenhydratlieferanten) bezieht, die größten Chancen hat, die allgemeine Gesundheit zu verbessern. Wir brauchen eine abwechslungsreiche Ernährung, damit der Körper mit allen wichtigen Nährstoffen versorgt wird, die er zum optimalen Funktionieren benötigt.

Genau dieses Programm habe ich für Sie in *Fitonics* ausgearbeitet, in Rezepten für ein gesundes Abnehmen, die dem westlichen Gaumen munden und aus einfachen und preiswerten Zutaten leicht zuzubereiten sind. Angesichts der Tatsache, daß eine vernünftige Ergänzungsnahrung – in Form von Vitaminen, Mineralstoffen und Enzymen – längst kein Luxus mehr ist, sondern eine unabdingbare Voraussetzung für natürliche Gesundheit, finden Sie hier Empfehlungen für die beste und wirksamste Anwendung von entsprechenden Präparaten.

Welches körperliche Training? Bodytonics gibt die Antwort

Heute gibt es unserer Meinung nach zu viele Gymnastikprogramme, sie stiften eher Verwirrung, anstatt die Kunst zu lehren, wie man sich auf natürliche Weise fit hält im Leben. Komplizierte Geräte und Gewichte, Aerobic-Kurse, die die Körperbeherrschung eines Tänzers erfordern, ein Umgang mit der sanften Kunst des Yoga, der zunehmend von Exhibitionismus geprägt ist und der Übung den Charakter einer Strafe verleiht, all solche Auswüchse schrecken den Großteil unserer Bevölkerung ab. Ich hatte selbst stets den Eindruck, ich hätte mir nicht genug Zeit für Übungen genommen. Was ich auch tat, immer meinte ich, es sei zu wenig.

Im Jahr 1992 erlernte ich die *Bodytonics*-Übungen, die Donald nach seiner lebenslangen Erfahrung mit den Kampfsportarten, mit dynamischer Anspannung, Gewichtheben und Yoga entwickelt hatte. Wir wollen Ihnen mit *Bodytonics* helfen, körperliche Bewegung problemlos wieder in Ihren Tagesablauf zu integrieren. Aufgrund meiner Erfahrung halte ich *Bodytonics* für die ideale Lösung. Es wird nie langweilig, man fühlt sich nie ausgebrannt, und man kommt, wie ich, so gut in Form wie nie zuvor!

Auch der Geist verlangt nach Nahrung: Mindtonics

Doch die äußere Form unseres Körpers ist nicht unsere einzige Sorge! Viele Amerikaner dürsten nach echter spiritueller Erfahrung, und es ist erwiesen, daß eine solche Erfahrung die Gesundheit bedeutend verbessern und die Lebensfreude steigern kann.

Millionen von Menschen versuchen zu meditieren. Leider ist das eine überaus schwierige Übung, und bei vielen dreht sich ihr Geist auf frustrierende Weise im Kreise, während sie nach Frieden streben. Manchmal kreisten meine Gedanken über eine Stunde lang, ehe ich endlich ruhig wurde. Nach der Meditation kam ich meist direkt wieder in die aufreibende geistige Routine und zu dem Alltag zurück, die mir schadeten. Ich wußte, wie wichtig Meditation für mich war, und ich war willens, mich aufs äußerste darum zu bemühen, aber ich wußte nicht, wie ich den Frieden und die Inspiration, die ich in der Meditation fand, in meinen Tagesablauf integrieren konnte.

Mindtonics und Hypno-Meditation haben meine geistige Bindung zum täglichen Leben verbessert und mir die Kontrolle darüber verliehen, was ich in meiner Welt schaffe. Ich versenke mich so tief in die Meditation, daß ich wie ein neuer Mensch daraus hervorgehe und die Kraft habe, in meiner Umgebung Glück zu verbreiten. *Mindtonics* und Hypno-Meditation werden auch Ihnen helfen, die gesteckten Ziele zu erreichen: eine Gewichtsabnahme, eine bessere Gesundheit und Glück.

Ein Traum wird wahr

Im Oktober 1993 begannen Donald und ich, *Fitonics* anderen Menschen beizubringen. Am ersten Tag berichteten sie uns von ihrem Streben nach Gesundheit, von den Jahren, in denen sie mit Übergewicht, mit Streß bei der Arbeit und mit Problemen in ihrer Beziehung gerungen hatten. Dies waren eindeutig Menschen, die mehr von sich erwarteten, und sie waren gekommen, weil sie ein neues Konzept für eine gesunde Lebensweise suchten.

Als ich zehn Wochen später vor laufenden Videokameras in die strahlenden Gesichter unserer neuen, begeisterten Freunde blickte, rief ich aus:

»Ich kann nicht glauben, daß ich 50 Jahre alt bin! Ich fühle mich wie 19! Und ich glaube von ganzem Herzen, daß dieses wundervolle, jugendliche Gefühl das Ergebnis von Fitonics *ist!*

Über zwanzig Jahre lang habe ich intensiv zu Ernährung und Gesundheit geforscht. Ich dachte, ich hätte das alles auch für mich selbst zu einer Lebensweise zusammengestellt, aber in Wahrheit funktionierte es gerade bei mir nicht. Das lag daran, daß alles, was ich versuchte, zu kompliziert war, zu aufwendig und zu zeitraubend. Nun aber, da ich eine vernünftige Ergänzungsnahrung, die Kraftessen und die Schlummermahle kennengelernt habe, geht alles wie von selbst. Ich habe Möglichkeiten wie Mindtonics *und Hypno-Meditation! Ich habe* Bodytonics! *Die Anwendung von* Fitonics *in meiner Lebensweise hat mich wirklich ver-*

ändert; ich habe ein Gleichgewicht zwischen Körper, Seele und Geist erlangt. Deshalb fühle ich mich wieder wie ein Teenager!«

An diesem Tag war ich begeistert von meiner eigenen Erfahrung, aber zehn Wochen später rührte meine Begeisterung hauptsächlich von den unglaublichen Veränderungen her, die sich vor meinen Augen abgespielt hatten. Männer wie Frauen wirkten alle buchstäblich wie »Neuausgaben« ihrer früheren Persönlichkeit. Ihre Haut war reiner und glänzender, ihre Augen strahlten heller. Sie standen aufrechter da und bewegten sich mit einem Elan, der erkennen ließ, daß sie keine Beschwerden hatten. Viele Beziehungen waren besser geworden. Manche hatten eine bessere Anstellung gefunden. Sie waren schlanker, gepflegter und besaßen mehr Spannkraft. Alle machten durch ihre Kleidung und Frisur deutlich, wie zufrieden sie mit sich waren.

Dies ist Ihr Augenblick!

Dies ist *Ihr* Augenblick! Dies ist *Ihre* Chance, sich für eine gesündere, erfüllendere Lebensweise zu entscheiden. Sie sind es sich schuldig, die Gelegenheit zu ergreifen, einen neuen Anfang zu machen und in jeder Minute Ihres Tages die Verantwortung dafür zu übernehmen, wie Sie aussehen, wie Sie sich fühlen, was Sie leisten. Wenn Sie sehen, wie die Pfunde täglich dahinschmelzen und eine starke, glückliche, energiegeladene Persönlichkeit zum Vorschein kommt, dann werden Sie wissen: Dies ist der Zeitpunkt in Ihrem Leben für *Fitonics!*

Mit dem aufrichtigen Wunsch, Sie mögen Erfolg haben, und voller Liebe reiche ich Ihnen die Hand,

Marilyn H. Diamond

POCO A POCO SE VA LEJOS!
(Schritt für Schritt kommt man meilenweit!)

Die in *Fitonics* vorgestellte Lebensweise umfaßt nur wenige Grundsätze, sie sind einfach und folgen dem gesunden Menschenverstand. Wenn Sie aber zu den Menschen gehören, die lieber gemächlich vorangehen, dann tun sie es! Beginnen Sie mit einem Grundsatz, halten Sie sich sieben Tage lang daran, und wenn Sie dann das Gefühl haben, damit gut zurechtzukommen, nehmen sie einen zweiten hinzu, dann einen dritten, und so weiter.

Denken Sie an die Worte von Lao-tse:
»Eine Reise über tausend Meilen beginnt mit dem ersten Schritt.«

Einführung

»Mit *Fitonics* habe ich über elf Kilo verloren
und seither nicht wieder zugenommen.
Das Entscheidende ist meiner Meinung nach
die ausgewogene Herangehensweise. Man hat
mit *Bodytonics* Übungen, eine praktische
Anleitung zur Ernährung mit Hilfe von Zusätzen,
und man hat auch *Mindtonics,* das die
Motivation erleichtert.«

Michael Glass, Kursteilnehmer
(nahm über elf Kilo in zwölf Wochen ab)

Haben Sie sich das Buch gekauft, weil Sie längst davon träumen, eine gesunde Ernährungsweise zu erlernen? Hoffen Sie, ein Konzept zu finden, das Ihnen ein Gefühl des Wohlbefindens und der Sättigung vermittelt und gleichzeitig zum Abnehmen verhilft? Haben Sie je den Wunsch gehabt, sich mit einer natürlichen Lebensweise ungesunde Pfunde vom Leib zu halten – womöglich überflüssige Pfunde durch geschmeidige, straffe Muskeln ersetzen zu können? Erhofften Sie sich eine Ernährung, die Ihnen schmecken würde ohne Schuldgefühle und Entbehrungen?

Das scheint ein bißchen viel verlangt. Und für die meisten Menschen, die das Auf und Ab von Abmagerungskuren durchgemacht haben, mag es wie ein Märchen klingen. Doch Sie können dieses »Märchen« wahr werden lassen.

Eine natürliche Lebensweise

Fitonics ist eine gesunde natürliche Lebensweise für alle, die lernen wollen, wie sie auf natürliche Weise und dauerhaft ihre Ziele in Sachen Ernährung und Gesundheit erreichen können, ohne Entbehrungen, ohne Medikamente und ohne allzu strenge Ernährungsvorschriften. Wir wissen, daß das unmöglich erscheint. Aber wir haben dieses Buch geschrieben, um Ihnen zu zeigen, wie *leicht* es ist – und um Ihnen zu sagen: »Sie können das auch!«

Sie haben alles, was Sie benötigen, damit das Programm ein Erfolg wird – auch die nötige Zeit, das Gute an *Fitonics* ist nämlich, daß es *nicht viel Zeit* erfordert. Sie können das komplizierte Zählen von Kalorien, Fett oder Kohlenhydraten für immer vergessen. Sie brauchen keine Essenspläne mehr zu kaufen oder pulverisierte Ersatzmahlzeiten ohne jeden Nährwert. Vergessen Sie das gefährliche Verfahren, Ihren Magen zu schnüren. Peinliche »Weigh-ins« (Treffen, bei denen alle Teilnehmer gewogen werden) in aller Öffentlichkeit bleiben Ihnen künftig erspart. Sie können sich für immer befreien von allen Werbetricks und den Versprechen, mit der Injektion eines neuen Wundermittels hätten Sie Ihr Leben lang keine Gewichtsprobleme mehr. Die unvermeidlichen Nebenwirkungen werden selbstverständlich verschwiegen.

Mit einem Wort: Sie können dank durch und durch natürlicher, einleuchtender Grundsätze alle Gewichts- und Gesundheitsprobleme für immer hinter sich lassen, und Sie können künftig Ihre Aufmerksamkeit und Ihre wertvolle Energie auf all die vielen angenehmen Dinge des Lebens richten.

Ohne Diät ein gesundes Gewicht halten

Wir sind nicht der Ansicht, Sie seien auf die Welt gekommen, um Ihr Leben lang gegen Übergewicht anzukämpfen. Mit *Fitonics* kann das Essen zu einem befriedigenden, erfreulichen und lohnenden Erlebnis werden – was es ja immer schon sein sollte –, anstatt wie für viele Menschen eine Probe der Willenskraft zu sein.

Damit Sie Ihre Gewichts- und Gesundheitsprobleme endgültig in den Griff bekommen, liefert Ihnen *Fitonics* einfache und natürliche Grundsätze zur Ernährung und überläßt Ihnen selbst das Steuer. Sie praktizieren die Grundsätze so, wie es Ihnen beliebt. Es gibt keine strengen Gesetze, die Sie nicht übertreten dürfen. Das ist keine Zwangsjacke. Es gibt keine »Diät«, die Sie vermasseln können. Sie allein tragen die Verantwortung. Wenn Sie einmal ausbrechen, kehren Sie ganz einfach beim nächsten Essen zu dem Punkt zurück, an dem Sie aufgehört haben.

Stellen Sie sich Ihren Körper als ein Gefährt vor, das Sie durch das ganze Leben befördert. *Fitonics* ist die Gebrauchsanweisung dafür. Sie sagt Ihnen, was Sie tun müssen, um Ihr Gefährt im optimalen Zustand zu erhalten, noch dazu warum und wie Sie das tun sollen.

Wie Pierre Teilhard de Chardin einmal sagte:
»Wir sind nicht menschliche Wesen mit einer
geistigen Erfahrung; wir sind geistige Wesen
mit einer menschlichen Erfahrung.«

Da wir erkannt haben, daß natürliche Gesundheit und geistiges Wohlbefinden Hand in Hand gehen, haben wir bei der Entwicklung von *Fitonics* Ihr *gesamtes* Wohlergehen im Blick gehabt.

Benjamin Franklin sagte einmal: »Eine Unze Vorbeugung ist soviel wert wie ein Pfund Heilung.« Zum jetzigen Zeitpunkt, da über ein Drittel unserer Bevölkerung sich inzwischen alternativen und natürlichen Methoden der Gesundheitsvorsorge zugewandt hat, da auch die Schulmedizin immer stärker vorbeugende Maßnahmen empfiehlt, läßt sich an zahlreichen Beispielen ablesen, daß Krankheitsvorbeugung mit Hilfe einer vernünftigen Lebensweise immer mehr an Bedeutung gewinnen wird. Wenn Sie die Grundsätze von *Fitonics* befolgen, sind Sie nicht länger tatenloser Zuschauer bei dem Rätselraten um die beste Methode, abzunehmen und gesund zu bleiben.

Unser Ziel sind eine nachhaltige Veränderung Ihrer Lebensweise und bleibende Erfolge. Sie werden nie hungrig vom Tisch aufstehen müssen! *Fitonics* bietet eine ausgewogene Methode zur

Optimierung der Aufnahme von Nährstoffen mit einer breiten Palette vorzüglicher Speisen, die Sie, wenn Sie wollen, mit einem Programm natürlicher, vernünftiger Nahrungsmittelzusätze unterstützen können. Wir wollen Ihnen in erster Linie helfen, wieder echte, nahrhafte Speisen zu sich zu nehmen.

Und was die körperliche Betätigung betrifft, ist es an der Zeit, zu natürlichen Bewegungen zurückzukehren im Rahmen eines leichten und kurzen Übungsprogramms, das beendet ist, kaum daß es begonnen hat, und das Ihnen wieder zu einem gesunden Aussehen verhilft.

Wir sind zuversichtlich, daß Ihnen die gesunden, natürlichen Speisen schmecken, die Sie bald essen werden. Diese Nahrung wird Sie in Form halten und Ihnen die Energie für produktive, glückliche und friedvolle Tage liefern. Schon bald werden Sie hören, daß Sie um Jahre jünger aussehen. Freuen Sie sich schon darauf!

Cyndy und Ralph Martinez aus Sarasota, Florida, haben uns über ihren Erfolg mit *Fitonics* folgendes geschrieben:

Cyndy: »Ich hatte den Punkt erreicht, an dem ich mich schlecht fühlte, weil ich älter wurde. Sehen Sie, ich sagte mir: ›So ist das nun einmal.‹ Dann entdeckte ich Fitonics, *und ich fühle mich, als sei ich wieder zwanzig! Ich habe ebensoviel Energie. Ich fühle mich großartig. Ich bin bereit, die Welt neu zu entdecken. Das ist ein herrliches Gefühl! Ich verdanke* Fitonics, *daß ich es wiedergewonnen habe.«*

Ralph: »Sehen Sie sie an. Sie strahlt geradezu. Sie sieht jünger aus. Ihre Haut ist schöner. Sie sieht aus, als wollte sie auf der Stelle losrennen.«

Cyndy: »Ich fühle mich wie neugeboren. Erstens: Ich bin nicht hungrig. Zweitens: Ich esse, was mir schmeckt. Drittens: Das beste von allem, ich habe abgenommen. Und er hat über 16 Kilo abgenommen!«

Ralph: »Das stimmt, von über 106 Kilo bin ich runter auf 90!«

Cyndy: »Ich habe eine bessere Einstellung zu meiner Umgebung, zu unserer Beziehung, und selbst unsere Kinder fragen: ›Was ist los mit euch? Was treibt Ihr?‹«

Ralph: »Weil sie neue Eltern erleben. Ich weiß nicht, wie Marilyn und Don auf diese Idee gekommen sind. Es ist mir auch gleichgültig. Ich bin einfach nur froh darüber, daß sie diese Idee hatten und sie an mich weitergegeben haben!«

Cyndy und Ralph Martinez
(verloren in 9 Wochen 6,5 beziehungsweise 16,5 Kilo)

Ein typischer Tag mit Fitonics

Hier ist die neue *Fitonics*-Formel für natürliche Gesundheit, die Sie künftig anwenden werden:

Jede Woche wird unterteilt in Tage, an denen Sie bei den Hauptmahlzeiten die Speisen, die Sie gern essen, zu sich nehmen. Sie werden an einigen Tagen Fleisch essen können, an anderen Milchprodukte. Bei warmem Wetter gibt es Saft- und Obsttage für einen rascheren Erfolg beim Abnehmen, und bei kaltem Wetter entschlacken Sie Ihren Körper am besten mit einer Suppe und gedünstetem Gemüse. Am Sonntag werden Sie einen Rohkosttag einlegen (wir nennen ihn »Funday«), und sich ausruhen – durch die Aufnahme frischer, ungekochter, natürlicher Nahrung werden Sie rascher abnehmen. Für Vegetarier werden stets fleischlose Varianten angeboten.

Und so könnte ein typischer Tag aussehen:

- Sie beginnen mit dem zwölfminütigen *Bodytonics*-Übungsprogramm. Auf diese Weise beginnen Sie den Tag voller Energie, unterstützen das Abnehmen und kämpfen gegen das schlaffe Aussehen und all die Beschwerden an, die so viele mit dem »Älterwerden« verbinden, die aber eigentlich die Folge von Nährstoffmangel und fehlender Bewegung sind.
- Von den natürlichen Bewegungen angeregt, können Sie ein Spezial-Tonikum trinken, eine energiereiche Mischung aus Obst und Saft, angereichert mit einem nahrhaften Nahrungsmittelzusatz. Dieses Frühstück strotzt geradezu vor natürlichen, gesunden Zutaten. Da die Mehrzahl unserer Geschmacksnerven Süßes bevorzugt, geben wir Ihnen morgens als erstes »natürliche Süße« und befriedigen damit die Sucht nach Süßem für

den Rest des Tages. Wer sich seine Sucht nach Zucker abgewöhnen will, wird erstaunt sein, wie gut das funktioniert! Damit Sie Energie haben und gleichzeitig abnehmen, greifen Sie zu *Tonika*. Mehrere Stunden werden Sie keinen Hunger und keine ungesunden Gelüste verspüren.

- Zu Mittag empfehlen wir Ihnen unser *Kraftessen,* ein proteinreiches Mahl mit Salat, das Ihren Verstand schärft und den Körper anregt. Sie werden kein Nickerchen am Nachmittag und keine koffeinhaltigen Getränke benötigen. Sie haben die Wahl zwischen energiereichen Salaten wie Nudel- oder Shrimpssalat mit Erbsen, Thai-Tofu- oder Geflügelsalat oder Frischkäse-Salat mit Steak und dazu einen Teller heiße Suppe in den Wintermonaten.
- Abends empfehlen wir Ihnen ein *Schlummermahl,* das vor allem aus Kohlenhydraten besteht, die Sie nach einem arbeitsreichen Tag beruhigen. Kartoffelpüree mit Soße ist ein herrliches Abendessen, und Sie werden die Kombination von Suppe und Süßspeise lieben lernen. Ihre Mahlzeiten werden so einfach oder so aufwendig sein, wie es Ihnen beliebt. Und wenn Sie einmal zum Essen ausgehen, werden Sie auch das uneingeschränkt genießen können.

GESUNDHEITSVORSORGE IST DIE SORGE UM SICH SELBST[1]

Das Universum wird von Naturgesetzen gelenkt. Ihre Gesundheit und Ihr Normalgewicht werden von den Gesetzen der Natürlichen Gesundheitslehre bestimmt. Wenn Sie gegen die Gesetze verstoßen, bekommen Sie Beschwerden. Im Westen nennen wir diese Vorstellung das Gesetz von Ursache und Wirkung. Im Osten wird es mit dem Begriff *karma* bezeichnet. Auf jede Handlung folgt eine entsprechende Reaktion... Es gibt keinen Freifahrschein... Früher oder später zahlen Sie die Zeche. Wenn Sie abnehmen und Ihre Gesundheit wiedererlangen wollen (wenn Sie Energie freisetzen wollen für eine geistige Entwicklung), so tun Sie dies am wirkungsvollsten, wenn Sie die Grundsätze für natürliche Gesundheit in diesem Buch beachten und anwenden.

Der letzte – und wichtigste – Baustein: Enzyme

Fitonics ist so angelegt, daß es Ihnen die Bedeutung des Leitspruchs »Gesundheitsvorsorge ist die Sorge um sich selbst« nahebringt. Diese Einsicht kann ein mächtiges Mittel zur Veränderung sein (indem sie Sie dazu bringt, selbst aktiv zu werden). Zum besseren Verständnis dieser Wahrheit benötigen Sie lediglich einige Grundinformationen. Beginnen wir mit dem entscheidenden Naturgesetz der Gesundheit.

Ihre Gesundheit hängt von der Menge an Enzymen ab, die Ihnen zur Verfügung steht, und von ihrer effektiven Nutzung, damit Sie die Vorgänge in Ihrem Körper einleiten, die Sie heilen werden. Gesundheit wiederum hat eine Normalisierung des Gewichts zur Folge! Enzyme sind für die Verdauung in Ihrem Körper verantwortlich. Das Geheimnis von *Fitonics* liegt darin, daß Ihr persönlicher Enzymvorrat aufgefüllt wird. Nie zuvor ist ein vergleichbares Gesundheitsprogramm in Form einer ganz neuen Lebensweise präsentiert worden. In *Fitonics* werden Sie lernen, wie Sie enzymreiche Nahrungsmittel und Enzymzusätze nutzen können, um natürliche Gesundheit und Gewichtsabnahme zu erreichen.

Bereits in den sechziger Jahren erklärten ausgezeichnete Schulmediziner in dem Beitrag »Today's Health« (Die heutige Gesundheit), der im *Journal of the American Medical Association* veröffentlicht wurde: »Viele Forscher sind der Ansicht, daß der Alterungsprozeß die Folge einer Verlangsamung und Störung der Enzymtätigkeit ist. Möglicherweise könnte jugendliche Leistungsfähigkeit wiedererlangt werden, wenn man die fehlenden Enzyme ergänzt.«

Vielleicht fragen Sie sich jetzt, ob wir von der Entdeckung des Jungbrunnens reden. Testen Sie unsere Empfehlungen, und entscheiden Sie selbst! Wie wird es in Ihren Ohren klingen, wenn Ihre Freunde ausrufen: »Du siehst viel jünger aus!« Wenn Sie merken, wie Ihre Taille schlanker wird, wenn Sie Ihren Gürtel enger schnallen und Kleidung eine Nummer kleiner kaufen können, werden Sie Ihr Leben lang süchtig nach *Fitonics* sein! Sind Sie bereit, den Grad der Gesundheit und das positive Lebensgefühl anzustreben, von dem Sie so oft geträumt haben?

Eins greift ins andere

Wenn Sie aufgrund Ihres gegenwärtigen Lebensstils ein Meister im Zunehmen sind, ist es an der Zeit, den Tatsachen ins Auge zu sehen: Auch Ihr Krankheitsrisiko erhöht sich. Degenerative Erkrankungen folgen Ihnen bereits wie Ihr Schatten. Wir hoffen, daß die Amerikaner die neueste These von Medizinern, Übergewicht sei auf einen Gendefekt zurückzuführen, nicht als Vorwand dafür nehmen, sich mit ihrem Übergewicht abzufinden. Um die Jahrhundertwende, mit dem Aufkommen der Pharmaindustrie, gaben die Schulmediziner den »Bazillen« die Schuld an allen Krankheiten, und man hörte erstmals, daß einträgliche »Wundermittel« die Krankheiten bekämpfen könnten. Besser wäre es gewesen, man hätte gelehrt, wie man Krankheiten vermeiden kann.

Ein halbes Jahrhundert später gab man den Viren die Schuld, anstelle der Bazillen. Inzwischen ist es so weit gekommen, daß die übermäßige Einnahme und der Mißbrauch von Antibiotika zur Bildung mutierter Stämme von Mikroben geführt haben, die buchstäblich immun sind gegen Medikamente. Das Ende vom Lied ist, daß selbst traditionell schulmedizinische Institute inzwischen erkennen, daß eine Bekämpfung von Krankheiten anstelle einer Vorbeugung die Krankheitszahlen nicht senkt.

Der neueste Trend geht nun in Richtung Genforschung – die kostspielige Suche nach fehlerhaften Genen als Ursache für Krankheiten. Wer wäre angesichts der Aussicht auf Jahrzehnte der Forschung und die Verschwendung von Milliarden Dollar nicht bereit für einfache Lösungen, hier und jetzt?

■ In seinem Buch *The McDougall Plan* weist Dr. John McDougall darauf hin, daß Menschen aus allen Kulturkreisen auf der ganzen Welt schlank seien und weitgehend von den degenerativen Erkrankungen verschont blieben, die in Amerika so häufig auftreten. Dr. McDougall erklärt, daß ein gesunder Chinese, der mit Normalgewicht nach Amerika kommt, dick und krank wird, sobald er die hiesigen Eßgewohnheiten übernimmt. Das klingt sehr nach einem Gen des »übervollen Tellers«! Mit der Theorie, es gebe ein »fett machendes Gen«, sollten wir etwas vorsichtiger sein. Gebrauchen wir lieber unseren eigenen Kopf.

Die landesweite Gesundheitsfürsorge wird immer kostspieliger und unsicherer. Störungen des Verdauungstraktes haben mittlerweile mehr Einweisungen ins Krankenhaus zur Folge als alle anderen Beschwerden. Warum ergreifen Sie da nicht die Gelegenheit, Ihre Kraft auf die Vermeidung der Kosten, Schmerzen und Anspannung zu verwenden, die mit Krankheit und Übergewicht verbunden sind? Im Jahr 1977 gab folgende Stellungnahme des Gesundheitsministeriums in der Ärztezeitschrift *Surgeon General's Report* die gegenwärtige Lage wieder: »Sie als einzelner können mehr für Ihre Gesundheit und Ihr Wohlbefinden leisten als jeder Arzt, jedes Krankenhaus, jedes Medikament und jeder ausgefallene medizinische Rat.«

Dies ist unserer Meinung nach das wichtigste Rezept der natürlichen Gesundheit für die heutige Zeit, da wir uns bereits der Jahrtausendwende nähern.

Wenn Sie *Fitonics* anwenden, werden Sie feststellen, daß es Ihr persönliches Gesundheitsprogramm ist. Und während Sie gesünder werden, verlieren Sie an Gewicht, auf natürliche Weise. Wir heißen Sie zu Beginn Ihres *Fitonics*-Abenteuers willkommen und gratulieren Ihnen zum ersten Tag eines gesünderen und glücklicheren Lebens.

Teil Eins

Der Durchbruch in der Ernährung

1
Diätkuren helfen immer noch nicht

»Das Programm funktioniert vor allem deshalb,
weil man nicht ständig das Gefühl hat,
verzichten zu müssen. Man hat nicht dauernd
das Bedürfnis nach etwas, das man nie mehr
essen darf. Darum funktionieren Diätkuren nicht.
Und genau darum funktioniert *Fitonics!*«

Patti Easlip, Schauspielerin

Jedes Jahr machen etwa 80 Millionen Amerikaner eine Diät. Ganz gleich, wieviel Gewicht sie verlieren, 95 Prozent wiegen über kurz oder lang genausoviel wie vorher.[1] Wenn Sie auch dazu gehören, haben Sie unser volles Mitgefühl für Ihre Bemühungen. Mit *Fitonics* wollen wir Sie für immer von dieser traumatischen Erfahrung befreien.

Ein Grund für den Mißerfolg ist die Motivation zur Diät: Angst, Frustration und Ärger. Sie haben Angst vor einem Herzinfarkt. Sie finden jedes Kleidungsstück an sich abscheulich. Für alles Negative in Ihrem Leben machen Sie Ihr Übergewicht verantwortlich. Sie dämonisieren das Fett an Ihrem Körper. Deshalb sind Sie voller Selbsthaß und schwören zu hungern. Sie werden nie mehr etwas essen, was dick macht. Sie gehen auf Diät.

Nach kurzer Zeit greifen Sie zu Zigaretten und leben von Diätlimonade, um den Hunger nicht zu spüren. Statt sich mit Vergnügen zu einer richtigen Mahlzeit an den Tisch zu setzen, sind Sie dazu verdammt, Diätriegel und kalorienfreie Limonade zu konsumieren. Im Supermarkt kaufen Sie nur fettarme Produkte, Nahrungsmittel, die Ihnen versprechen, daß Sie »schnell« schlank werden. Aber Sie essen zuviel davon, weil Sie einfach nicht satt sind. Sie stopfen sich voll mit trockenem Brot und Nudeln ohne Soße und sehnen sich dabei ständig nach Eis, Pizza, Butterbroten mit Marmelade sowie all den anderen »Dickmachern«, die Ihr Körper seit Jahren gewohnt ist. Sie verlieren zunehmend die Begeisterung, haben wenig Energie und sind nervös, aber Sie machen weiter, weil Sie bereits sieben Pfund abgenommen haben.

Zum erstenmal in diesem Jahr gehen Sie in den Fitness-Club, bei dem Sie an Ihrem Geburtstag Mitglied geworden sind. Sie sind überhitzt, Ihr Gesicht glüht, Sie schwitzen und sind entmutigt. Sie wissen, daß Sie noch einen langen, langen Weg vor sich haben.

Nach drei oder vier Wochen brechen Sie eines Abends aus. Sie gehen in den rund um die Uhr geöffneten Laden, »um eine Zeitung zu kaufen«, schließlich aber verschlingen Sie Kekse oder süße Stückchen und kaufen zwei Literpackungen extrafette Eiskrem, wohl wissend, daß Sie auch diese gleich essen werden. Am nächsten Tag bestellen Sie sich einen doppelten Cheeseburger, eine große Portion Pommes Frites und eine Apfeltasche, und zum Abendessen verschlingen Sie eine große Portion Brathähnchen mit Kartoffelpüree und essen danach Kekse.

Es ist vorbei. Innerhalb von zwei Wochen wiegen Sie zweieinhalb Kilo mehr als zu Beginn Ihrer Kur. Sie haben Angst, sich auf eine Waage zu stellen. Sie meiden Spiegel und treten aus dem Fitness-Club wieder aus. Es ist Ihnen peinlich, Ihre Freunde zu treffen. Sie ärgern sich über sich selbst, haben das Gefühl, versagt zu haben und wünschen, das Essen wäre nie erfunden worden. Sie sind überzeugt, daß es Ihnen niemals gelingen wird, abzunehmen. In Ihren Gedanken verpassen Sie sich selbst eine Tracht Prügel.

Angst, Verlegenheit und Ärger schaden Ihrer Gesundheit. Diese Gefühle erwachsen aus seelischem und körperlichem Streß, und sie erzeugen noch mehr Streß. Ironischerweise regt Streß den Appetit an. Wir essen, um unsere Nerven zu beruhigen. Wenn wir uns selbst das Essen entziehen, verursacht das noch mehr Streß. Wir stecken in einem Teufelskreis: einige Pfunde abgenommen, einige mehr wieder dazu. Jedesmal, wenn eine Diät fehlschlägt, verwurzelt sich das Problem noch tiefer. Die Selbstachtung sinkt. Sie fühlen sich als moralischer Versager. Alle denken:

»Sie sah eine Zeitlang richtig gut aus, aber jetzt hat sie es wieder verdorben.«

»Anscheinend fehlt ihm die Willenskraft durchzuhalten... Ist es ihm denn egal, wie er aussieht?«

Es ist Ihnen nicht egal, und Ihre Verzweiflung wächst. Sie lesen in einer Zeitschrift, Ihr Problem könnte »genetisch bedingt« sein, und Sie stürzen sich auf diese Erklärung. Wenngleich Ihre innere Stimme »Nein« sagt.

■ »Eine Untersuchung über Todesursachen von Krankenschwestern ergab, daß ein Viertel der Todesfälle auf das Konto von Übergewicht geht. Die neuesten Ergebnisse der Studie an 115 000 Krankenschwestern zeigten, daß eine Frau mit mäßigem bis starkem Übergewicht (etwa ein Gewicht von 80 Kilo bei einer Größe von 1,65 Metern) ein mehr als doppelt so hohes Risiko hat, vorzeitig zu sterben, als eine schlanke Frau.«

Self Magazine, Januar 1996

Im Jahre 1985 hatten 25 Prozent aller Amerikaner Übergewicht. Heute sind es 33 Prozent[2]. Haben sich unsere Gene in einem Jahrzehnt auf mysteriöse Weise verändert? Natürlich nicht. Wie kommt es dann, daß vor nur zehn Jahren statistisch jeder vierte zu dick war und heute jeder dritte?

Weshalb wiegen wir mehr denn je?

Dafür gibt es zwei einfache Erklärungen:
1. Erstens haben die Amerikaner noch nicht erkannt, wo ihre wirklichen Feinde sitzen. Es ist eine traurige Wahrheit, daß die meisten nicht mehr wissen, was echtes Essen ist. Wir haben uns einreden lassen, die abgepackten, devitalisierten, fraktionierten, synthetischen »Substanzen«, die wir an Stelle von echter Nahrung zu uns nehmen, hätten nichts mit unserem schlechten Gesundheitszustand und unserem Übergewicht zu tun.
Wir müssen endlich aufwachen und wieder unseren gesunden Menschenverstand gebrauchen. Wenn die Bestandteile dessen,

was Sie essen, nicht in der Natur vorkommen, dann ist es kein Nahrungsmittel! Wenn das, was Sie essen, durch eine kilometerlange Liste mit Worten beschrieben wird, die Sie nicht aussprechen können, dann nehmen Sie keine Nahrung zu sich! Wenn Ihr Essen nicht aus der Erde oder auf Bäumen wächst, wenn es nicht natürlichen Ursprungs ist, nicht von den Feldern, Wiesen oder aus dem Meer kommt, wenn es eindeutig aus Labors stammt, dann ist es kein Nahrungsmittel!

Hüten Sie sich vor dem Wolf im Schafspelz: Wenn Sie etwas essen, das mehr Chemikalien und Zusätze enthält als richtige Nahrung, dann hat man Sie reingelegt. Wir sind das einzige Land der Welt, wo in den Supermärkten lauter verfälschte Lebensmittel stehen und dessen Bevölkerung hauptsächlich von künstlichen Produkten lebt, und wir haben Gewichtsprobleme. Man hat uns glauben gemacht, wir täten uns etwas Gutes, wenn wir fettarme »Papp«-Kuchen essen, fettlose »Plastik«-Eiskrem und Tüten voller Chips mit »falschem Fett«.

Übrigens aßen von 23 000 befragten Erwachsenen in 16 Staaten nur 20 Prozent 5 oder mehr Portionen Obst oder Gemüse am Tag.[3] Der Verzehr von Gemüse ist rückläufig. Vor 10 Jahren gab es bei 53 Prozent der zu Hause eingenommenen Mahlzeiten als Beilage Gemüse. Heute ist das nur noch bei 44 Prozent der Fall.[4]

2. Der größte Teil unserer Bevölkerung weiß immer noch nicht, durch welche konstruktiven Eßgewohnheiten er seine destruktiven ersetzen soll. All die widersprüchlichen und falschen Informationen, die zum Thema »gesundes Eßverhalten« kolportiert werden, machen die Sache kompliziert. Sie werden angewiesen, Kalorien, Kohlenhydrate und jedes Gramm Fett zu zählen, künstliche Lebensmittel als Ersatzstoffe zu essen, ganze Nahrungsgruppen wegzulassen, Ihr Essen abzuwiegen, Ihre Portionen zu kontrollieren. Nichts dergleichen kann zu natürlicher Gesundheit und dauerhaftem Gewichtsverlust führen.

Seit Jahren sehen wir zu, wie übergewichtige Verbraucher ihre Einkaufswagen in den Supermärkten mit Diätlimonaden und -tees, tiefgekühlten Diätgerichten und Diätsnacks beladen. Sie alle wollen gesünder werden. Sie ändern ihre Eßgewohnheiten, aber nicht zum Guten.

Es ist doch so: Man kann Kalorien zählen, man kann das Fett Gramm für Gramm abwiegen, man kann sein Geld für Abmagerungspillen verschwenden, aber solange man nicht verstanden hat, welche Nahrungsmittel im Körper zur Gesundheit beitragen und welche ihr abträglich sind, ist es genauso, als versuchte man, ein Auto mit Tesafilm zu reparieren.

■ »Die FDA (Food and Drug Administration, US-Lebensmittelbehörde) gestattet jedem Hersteller, ein neues Produkt zur Gewichtsabnahme auf den Markt zu bringen, wenn Studien nachweisen, daß das Mittel ›sicher‹ ist (kein verschreibungspflichtiges Mittel ist 100 Prozent sicher) und einen Gewichtsverlust von 5 Prozent des Körpergewichts erreicht.

Meine Tante Sylvia ist 1,65 Meter groß und wiegt 55 Kilo. Wenn sie zum Arzt geht und sich ein neues Mittel zum Abnehmen verschreiben läßt (Arztbesuch: 50 Dollar) und dann ein Jahr lang das Mittel einnimmt (etwa 600 Dollar), hat sie 650 Dollar ausgegeben, um 6 Pfund abzunehmen. Jemand verdient daran, aber nicht meine Tante Sylvia...

Warum sollte die FDA den Verkauf eines Mittels mit Nebenwirkungen an gutgläubige Amerikaner billigen, die verzweifelt überschüssiges Körpergewicht loswerden möchten?«

Robert Haas, Ph.D.,
»Eat to Win« in: *Muscular Development,* 2/96, S. 41

Vergessen Sie bitte alle Diätnahrungsmittel, Diätpillen und alle »Überstunden« im Fitness-Club, und betrachten Sie bitte die Lebensweise, die auf den folgenden Seiten vorgestellt wird, nicht als Diät. Es ist eine bewährte, normale und vernünftige Art zu leben, mit der Sie Ihre Gesundheit wiedererlangen und Ihr Übergewicht verlieren. Sehr gute Erfahrung machten wir beim Test von *Fitonics* mit Frauen, die nach der Geburt eines Kindes jahrelang darum gekämpft hatten abzunehmen. Sie hatten eine Abmagerungskur nach der anderen ausprobiert, aber erst mit den Regeln von *Fitonics,* die das ganze Leben umfassen, gehörten die zehn bis zwanzig Pfund der Vergangenheit an!

Abmagerungskuren sind befristete Lösungen, und befristete Lösungen bringen nur befristete Erfolge

Wenn Sie wollen, können Sie die Lebensweise von *Fitonics* zwei Wochen lang erproben. Sie werden abnehmen, und Ihre Kleider werden Ihnen wieder passen. Aber Sie werden auch einen neuen Schimmer auf Ihrer Haut sehen, ein Glänzen in den Augen und ein Gefühl von Gesundheit und Vitalität verspüren, das Sie nicht mehr werden missen wollen.

All dies wird Ihnen zuteil, wenn Sie dem Weg zur natürlichen Gesundheit folgen. Sie können versuchen, die Anweisungen aus diesem Buch wie eine Diät zu befolgen, aber sobald Sie all die Vorteile erfahren haben, die sie neben der Gewichtsabnahme mit sich bringen, werden Sie sich wünschen, daß sie zu Ihrem Leben gehören wie Liebe, Freundschaft, Glück, Reichtum, Erfolg und all die anderen positiven menschlichen Erfahrungen, die Sie niemals auf zwei Wochen begrenzen wollten. Sie werden *Fitonics* ein Leben lang wollen!

Wie steht es mit Ihnen?

Im Jahre 1994 untersuchten Dr. Per Bjorntorp und Dr. Theodore Vanltallie von der Harvard-Universität weltweit den Zusammenhang zwischen Übergewicht und den folgenden fünf Krankheiten: Herz- und Kreislauferkrankungen, Diabetes, Bluthochdruck, Osteoarthritis (Knochen- und Gelenkarthritis) und Erkrankungen der Gallenblase. Nach ihren Aussagen verursachten diese Krankheiten, vorsichtig geschätzt, Kosten von 50 Milliarden Dollar im Jahr. Das ist ein finanzieller Aderlaß, den wir uns nicht leisten können.

Jährlich sterben 400 000 Amerikaner an den Folgen des Rauchens. Aber nur wenigen Menschen ist klar, daß im gleichen Zeitraum über 300 000 Todesfälle direkt auf das Konto von Übergewicht gehen – damit liegt überschüssiges Fett hinter dem Rauchen an der zweiten Stelle der vermeidbaren Todesursachen.[5]

Übergewicht ist die Hauptursache für die meisten degenerativen Erkrankungen, an denen drei von vier Amerikanern sterben. Wir verkürzen unser Leben im wahrsten Sinne des Wortes, sobald wir uns die Serviette umbinden. Wir bringen uns mit Messer und Gabel um. Übergewicht spielt bei fünf der zehn häufigsten Todesursachen in den Vereinigten Staaten eine wesentliche Rolle, darunter Herzkrankheiten, erhöhter Blutdruck, Schlaganfall, Diabetes und einige Krebsarten. Überflüssige Pfunde sind nicht nur eine Sache der Eitelkeit. Sie sind eine echte Lebensbedrohung. Wenn Sie weiterblättern, machen Sie den ersten Schritt zur einzigen Lösung, die Ihr gesunder Menschenverstand gutheißen kann. Sie treten ein in eine Welt, die uns erst vor kurzem abhanden gekommen ist, die Welt, die seit Anbeginn der Zeiten der Lebensraum unserer Spezies gewesen ist: Sie kehren zurück in den ursprünglichen Zustand der natürlichen Gesundheit.

2
Natürliche Gesundheit

»... mir scheint es notwendig, daß jeder Arzt
mit der Natur bestens vertraut ist und – wenn
ihm an der Erfüllung seiner Pflichten liegt –
bestrebt ist zu wissen, was ein Mensch im Hinblick
auf die Nahrungsmittel und Getränke sowie
auf seine weiteren Beschäftigungen darstellt,
und was für Auswirkungen all diese Faktoren
auf den Menschen haben.
Wer nicht weiß, was für eine Auswirkung diese
Faktoren auf den Menschen haben, kann auch
die sich daraus ergebenden Konsequenzen
nicht kennen.
Denn wie kann jemand, der diesen Dingen keine
Beachtung schenkt, oder ihnen Beachtung
schenkt, sie jedoch nicht versteht, die Krankheiten
begreifen, die einen Menschen befallen?
Denn der Mensch wird von jedem dieser Dinge
auf diese oder jene Weise beeinflußt und belastet,
und sein gesamtes Leben ist davon abhängig,
sei es im Gesundheits-, Genesungs- oder
Krankheitszustand. Somit kann nichts von
größerer Wichtigkeit sein als diese Dinge.«

Hippokrates

Nur wenn Sie sich auf natürliche Weise gesund erhalten, haben Sie die absolute Garantie, daß Sie keine Gewichtsprobleme haben werden. Übergewicht ist keineswegs Ihr natürlicher Zustand. Wenn Sie in der freien Natur leben würden, könnten Sie auf keinen Fall Übergewicht oder die Krankheiten, die es verursacht, mit sich herumschleppen. Genau darum geht es beim »Überleben des Stärkeren«. Haben Sie jemals eine übergewichtige Giraffe gesehen? Oder einen dicken Kojoten? Tiere entwickeln nur dann Übergewicht, wenn sie unnatürlich in Gefangenschaft gehalten werden.

Sie stammen von zähen Vorfahren ab

Wollen Sie in der Natur überleben, müssen Sie imstande sein, Ihr eigenes Gewicht rasch fortzubewegen. Wenn Sie Ihr Gewicht nur mit Mühe schleppen können, sind Sie den Herausforderungen der Natur nicht gewachsen.

Stellen Sie sich einmal vor: Sie befinden sich draußen in der Wildnis, ohne Nahrung und ohne ein Dach über dem Kopf. Eine Zivilisation, wie Sie sie kennen, existiert nicht. Es gibt keine Restaurants, Supermärkte, Feinkostläden oder Fast-food-Ketten; keine Telefonzellen, Autobahnen, Wohnmobile oder Untergrundbahnen. Sie müssen mit dem, was die Natur Ihnen bietet, alle Ihre Bedürfnisse befriedigen.

Wie wollen Sie überleben, wenn Sie nicht meilenweit gehen können, Hügel und Berge erklimmen, durch eisige Ströme schwimmen, vor Raubtieren davonlaufen, nach Nahrung suchen und jagen, sich ein Dach über dem Kopf bauen und sich kleiden können? Vermutlich gehen Sie zugrunde! Sie existieren heute jedoch einzig aus dem Grund, daß Ihre Vorfahren überlebt haben und deren Gene an Sie weitergegeben wurden.

Ihr biologischer Code, oder anders ausgedrückt »der natürliche Zustand unserer Spezies«, ist keineswegs ein Krankheitszustand oder Übergewicht. Ihr biologischer Code befähigt Sie zum Überleben. Sie glauben doch wohl nicht einen Augenblick lang, daß Ihr Körper als Teil Ihres natürlichen Überlebensmechanismus nicht fähig ist, Übergewicht abzubauen? Dem steht lediglich im Wege, daß Sie zu wenig über ihn wissen und die Prinzipien der natürlichen Gesundheitslehre nicht genügend beherzigen.

Die Pioniere der natürlichen Gesundheitslehre

In einer Kultur, die Krankheit zum lukrativsten Geschäft der Welt gemacht hat, hielten die Verfechter der natürlichen Gesundheitslehre an ihren Grundsätzen fest; die Pioniere erreichten bei robuster Gesundheit ein Alter von 90 oder 100 Jahren, ohne Gewichtsprobleme, Krebs, Diabetes, hohen Blutdruck, Schlaganfall oder Herzinfarkt. Viele Pioniere, Männer wie Frauen, waren Heilpraktiker und Chiropraktiker, und einige bedeutende Beiträge stammen von Ärzten.

In den meisten Fällen verbrachten diese Pioniere wie wir ihr ganzes Erwachsenenleben damit, die wesentlichen Erkenntnisse über eine natürliche Lebensweise zusammenzutragen, um sie an zukünftige Generationen weiterzugeben. Ihre Lehre basiert auf jenem grundlegenden Prinzip, welches das philosophische Fundament der natürlichen Gesundheitslehre bildet:

Natur allein heilt

Was bedeutet das in der Praxis? Ihr Körper besitzt die Kraft und die Intelligenz, sich selbständig von einer winzigen, befruchteten Eizelle zu einem ausgewachsenen Menschen zu entwickeln. Weiter besitzt er die angeborene Fähigkeit, sich vollkommen gesund zu erhalten. Zudem verfügt er – wenn man ihn nicht allzu sehr in eine Krankheit hineinzieht – über die angeborene Fähigkeit, sich selbst zu heilen, zu verjüngen und zu regenerieren. Sie sollten sich lediglich nach besten Kräften darum bemühen, ihn so oft wie möglich mit den Elementen zu versorgen, die die Natur für sein Überleben bereithält. Welche Elemente benötigt der Körper? Frische Luft, reines Wasser, gesunde, frische, natürliche Nahrungsmittel, regelmäßige Bewegung, ausreichend Ruhe und Schlaf, eine friedliche und positive Umgebung sowie eine höhere geistige Bindung. All diese Elemente sind weitaus leichter, viel billiger und vermutlich schmerzloser zu bekommen als die traumatisch ausufernden Behandlungen, die mit Hilfe der genannten Elemente zweifellos vermieden werden können.

Anders ausgedrückt: Was auch immer Ihre Ziele in punkto Gesundheit sein mögen, das Geheimnis, diese zu erreichen, liegt darin, daß Sie ein neues, rücksichtsvolles und sorgsames Verhältnis zu Ihrem Körper entwickeln.

Natürliche Gesundheit entspricht Normalgewicht

Wollen Sie Ihr Gewicht verringern, so müssen Sie auf natürliche Weise gesund werden. Die natürlichen, die Gesundheit erhaltenden Kräfte in Ihrem Inneren werden Ihr Gewichtsproblem dann von selbst bewältigen.

> Das Ziel ist somit nicht einfach, mit einem modisch schlanken Körper zu »prahlen«. Das Ziel ist vielmehr ein kräftiger, wohlgenährter Körper, ein gesundes, natürliches Gewicht.

Diese grundlegende Einsicht ist Ihnen möglicherweise neu. Denn die Menschen in unserer Gesellschaft streben seit mehreren Generationen eine zwanghafte Magerkeit an und wollen mit Hilfe unnatürlicher Maßnahmen gesund werden. Die gängigen Behandlungsmethoden sind zur Zeit vor allem Medikamente und Operationen, Hungerkuren, Appetitzügler und Abführmittel und bekämpfen eher die Symptome, als daß sie die Ursachen beseitigen.

■ Herz- und Kreislaufkrankheiten sind in Amerika bei Männern wie bei Frauen die häufigste Todesursache. Sie sind für über 40 Prozent aller Todesfälle verantwortlich. Die Ursache von Herzinfarkt und Arteriosklerose ist eine typische Krankheit des 20. Jahrhunderts, die wiederum durch den modernen Lebensstil und eine Verschiebung der Ernährung zu fettreichen, tierischen Lebensmitteln hin verursacht wurde. Da die Arteriosklerose mit der Ernährung zusammenhängt, sind alle Altersstufen davon betroffen. Im Jahr 1993 zeigte eine Untersuchung von Unfallopfern, die im Alter von 15 Jahren starben, daß alle Opfer fetthaltige Ablagerungen in ihren Arterien aufwiesen. Von denjenigen, die im Alter von durchschnittlich 26 Jahren starben, ließen nahezu 80 Prozent Anzeichen eines Herzblocks erkennen.

> Otis Clapp Pharmaceuticals brochure,
> P.O. Box 9160, Canton, Mass. 02021

Die Gesellschaft beeinflußt Sie, daß Sie das offensichtliche Problem ignorieren: die Mauer, die Sie zwischen sich selbst und den natürlichen Lebensgewohnheiten errichtet haben, dem biologischen Erbe Ihrer Spezies. Anstatt Übergewicht und Krankheit zu verhindern, haben Sie beides selbst herbeigeführt, indem Sie bewußt oder unbewußt eine Lebensweise annahmen, die garantiert dazu führt.

Dann wurde Ihnen irgendwann der Standpunkt »schlank um jeden Preis« eingeimpft, und fortan ignorierten Sie die augenfälligsten Anzeichen wahrer Gesundheit: Kraft, Muskeltonus, leuchtende, klare Augen, reine Haut, ein ungezwungenes Lächeln sowie eine ruhige, klare, optimistische Geisteshaltung, die sowohl in guten als auch in schlechten Zeiten die natürliche Verfassung des Menschen darstellt. Wenn einige Menschen diesen Zustand erreichen können, dann können Sie das mit Sicherheit auch.

Sie nähern sich jeden Tag, an dem Sie aktiv auf Ihren natürlichen Gesundheitszustand hinarbeiten, dem vollkommensten Ausdruck Ihrer körperlichen, seelischen und geistigen Fähigkeiten. Wenn Sie sich von diesem gesunden Selbst entfernen, handeln Sie sich die Krankheiten und Depressionen ein, von denen so viele Menschen befallen sind.

Natürliche Gesundheit: Die höchste Form des Lebens

Als erstes müssen Sie sich darüber klar werden, was natürliche Gesundheit bedeutet, dann können Sie sich das Prinzip zu eigen machen. Natürliche Gesundheit ist das vollkommene Gleichgewicht zwischen Körper, Seele und Geist. Sie beinhaltet ein normales Gewicht, unbegrenzte Energie sowie ein klares, glückliches

Gemüt. Wenn Sie also Übergewicht haben und mit der Befolgung der Prinzipien der natürlichen Gesundheitslehre beginnen, zählt eine Gewichtsabnahme mit Sicherheit zu den eintretenden Nebeneffekten. Eine erhebliche Steigerung der Vitalität und des Wohlbefindens werden sich unweigerlich einstellen.

Wenn Sie sich auf natürliche Weise gesund halten, werden Sie selbst in der turbulentesten Umgebung einen ruhigen Ort in sich finden können und sich mit allen Menschen, die Ihnen begegnen, verbunden fühlen. Nach diesen Grundsätzen sollten Sie in jeder Situation und in jedem Menschen das Gute suchen und sich auf das Harmonische und Konstruktive konzentrieren. Die Lehre ist ein Modell für eine geistige Lebensweise, das unsere westliche Konzentration auf das Materielle kompensiert. Sie ist ein Zustand bedingungsloser Liebe. Sie beinhaltet die Fähigkeit, wirklich jeden Aspekt der menschlichen Existenz voll auszukosten, eine Lebensfreude, die in jedem Augenblick zu spüren ist.

Wieso eigentlich? Weil Sie sich so rein, so leicht fühlen werden. Sie werden über reichlich Energie verfügen. Sie machen von dieser Energie zwangsläufig in jeder neuen Situation Gebrauch. Wie können Sie die höchsten Gedanken, Ambitionen und Visionen haben, wenn Ihr Körper sich nicht auf der höchsten Stufe der Reinheit und der Ernährung befindet? Das ist ganz und gar unmöglich, wenn Ihr Körper, Ihr Tempel sozusagen, Sie hinabzieht.

In den Vereinigten Staaten gibt es soviel Krankheit, soviel Unausgewogenheit, soviel Negatives und eine so starke Tendenz, all dies zu fördern, daß Sie möglicherweise nie Gelegenheit hatten, die natürliche Gesundheitslehre kennenzulernen. Wenn Sie mit jemandem zusammen sind, der auf natürliche Weise gesund ist, spüren Sie vielleicht eine ungewöhnliche Anziehungskraft. Sie wollen diese unbegrenzte Energie, diese begeisterte Zielstrebigkeit und die Ausstrahlung in sich aufnehmen. Tief in Ihrem Innersten wissen Sie, daß Sie in einem anderen Menschen Ihre eigene wahre Natur erkennen.

DAS IST RICHTIGE NAHRUNG!

Entscheiden Sie sich für diese Lebensweise, so
wählen Sie keineswegs etwas Neues, Unerprobtes
und Unbewiesenes. Die natürliche Gesundheitslehre ist sehr viel älter als die medizinische
»Gesundheitslehre«. Die Lehre der natürlichen
Gesundheit geht auf Hippokrates zurück, der
im Jahre 400 vor Christi Geburt den Grundsatz
für die Heilung aufstellte:
»Eure Nahrung sei eure Medizin!«

Jedes Jahr ein neuer Körper

Hippokrates wollte damit sagen: Ihr Körper wird sich selbst heilen und regenerieren, wenn er die richtige Nahrung erhält. Richtige Nahrung bedeutet: nur das, was zum Aufbau gesunder und lebenswichtiger Zellen beiträgt. Schließlich besteht Ihr Körper nach den Angaben von Dr. Deepak Chopra aus einer Ansammlung von etwa 50 Billionen Zellen[1]. Diese Zellen teilen sich ständig, fortwährend werden neue produziert.

Chopra weist darauf hin, daß »98 Prozent der Atome in Ihrem Körper vor einem Jahr noch nicht existierten. Das Knochengerüst, das so stabil scheint, war vor drei Monaten noch nicht da. Die Haut erneuert sich jeden Monat. Sie haben alle vier Tage eine neue Magenschleimhaut.«[2]

Dr. Michael Colgan schreibt: »Jedes Jahr wird Ihr Körper zu über 97 Prozent vollständig erneuert, selbst die DNS-Struktur Ihrer Gene wird aus den Nährstoffen, die Sie zu sich nehmen, wieder aufgebaut.«[3]

Begreifen Sie, was für eine großartige Chance das ist? Wenn Sie Ihrem Körper jeden Tag die Elemente natürlicher Gesundheit zuführen, reine, vollwertige Lieferanten von Eiweiß, Kohlenhydraten, Fetten, Vitaminen, Mineralstoffen und Enzymen, viel reines Wasser, frische Luft (Sauerstoff) und ausreichend Ruhe und Schlaf, werden Sie ein langes, gesundes Leben voller jugendlichem Elan und Energie führen.

»Natürlich« ist das Gegenteil von »künstlich«. In unserem Zeitalter künstlicher und behandelter Nahrungsmittel aus unnatürlichen, chemischen Bestandteilen weichen Sie jedesmal, wenn Sie nach einem solchen »Chemie-Cocktail« greifen, vom Prinzip der natürlichen Gesundheitslehre ab. Die meisten Amerikaner trinken heutzutage mehr Sodawasser als natürliches Wasser. Das sollte Ihnen zu denken geben. All die zarten Nerven und Gewebe, die der Blutkreislauf versorgt, werden ständig in Sodabrühe getränkt!

Körperliche Arbeit ist natürlich

Der menschliche Körper war von Anfang an natürliche Bewegung in Form von Jagen, Sammeln und körperlicher Arbeit gewöhnt; im High-Tech-Zeitalter wurde die Bewegung weitgehend durch Knopfdruck ersetzt. Bedauerlicherweise strengt sich heutzutage nur ein kleiner Teil der Bevölkerung körperlich so an, daß frische Luft in die Lungen gepumpt wird.

Die meisten Amerikaner leben mit sauerstoffarmem, verunreinigtem Blut. Zum ersten Mal in der Menschheitsgeschichte sind die Menschen eine sitzende Spezies! Gewohnheitsmäßig entziehen wir unserem Körper den Schlaf, eines der wichtigsten zum Überleben notwendigen Elemente. Anstatt während der natürlichen Zeit, nämlich vom Sonnenuntergang bis zum Sonnenaufgang zu schlafen, verlängern wir durch entkräftendes Fernsehen um der »Entspannung« willen den Tag bis weit in die Nacht. Dabei sind die kostbaren Stunden des Schlafs, die so viele leichtfertig vergeuden, die wichtigste Zeit, in der Ihr Körper all die neuen Zellen produziert, von denen hier die Rede ist.

Was für eine Art neuer Zellen produzieren Sie Ihrer Meinung nach angesichts derart schädlicher Gewohnheiten? Man könnte es so ausdrücken: Die Produktion neuer gesunder Zellen ist ein Beruf, für den Sie bezahlt werden. Wie lange würden Sie auf Ihrem derzeitigen Leistungsniveau Ihren Job behalten? Hippokrates mahnte uns, unsere Nahrung zu unserer Medizin zu machen. Was sagt das über den gegenwärtigen Umgang mit unserer Gesundheit aus? Sie werden mir vielleicht zustimmen, daß er alles andere als natürlich ist.

Wegen unnatürlicher Lebensgewohnheiten kommen wir unters Messer, greifen zu chemischen Medikamenten und leiden unter einer ganzen Litanei von Nebenwirkungen, die dann wiederum weitere Medikamente erforderlich machen.

Sie werden vielleicht fragen: »Welche Alternative habe ich denn, wenn ich in New York oder Los Angeles wohne? Was kann denn unnatürlicher sein als das?«

Ganz genau! Für Leute wie Sie haben wir dieses Buch geschrieben! Sie sollten sich in so vielen Bereichen Ihres Lebens ein so hohes Ausmaß natürlicher Lebensweise zu eigen machen wie möglich, dann wird sich die Waagschale zu Ihrem Besten neigen. Das bedeutet, Sie benötigen eine regelmäßige natürliche Betätigung – wie die Übungen in *Bodytonics* –, die es Ihnen ermöglicht, sämtliche Muskeln zu kräftigen. Sie benötigen natürliche Nahrungsmittel, frische Früchte und frisches Gemüse, reines Wasser, vollwertiges Getreide, leicht verdauliche Proteine und Hülsenfrüchte. Sie benötigen Momente der Ruhe, in denen Sie neue Kraft für Ihren Körper, Ihren Geist und Ihre Seele sammeln können. Und Sie schulden es sich selbst, eine ausreichende Zeit zu schlafen.

Anders ausgedrückt: Die unnatürliche Umgebung muß Sie ermahnen, daß Sie sich selbst soviel natürliche Unterstützung wie möglich geben sollten, um die Nachteile Ihrer Umgebung zu kompensieren. Wir sprechen aus Erfahrung und wissen, daß dies der richtige Weg ist. Wir hielten uns beide an die natürliche Gesundheitslehre, als das Umfeld, in dem wir lebten, am schwierigsten war – und in vielerlei Hinsicht unnatürlich und ungesund.

Die Geschichte der natürlichen Gesundheitslehre

Die natürliche Gesundheitslehre spielte bereits im 19. Jahrhundert eine wichtige Rolle in Amerika. Aufgrund der demokratischen Wurzeln des Landes war die Entscheidungsfreiheit im Bereich der medizinischen Versorgung gewährleistet, und Ärzte der Naturheilkunde und der Homöopathie, Herbalisten und Hygieniker erfreuten sich großer Beliebtheit. Zahlreiche Frauen übten diese Heilberufe aus, und sie hatten viele Patienten.

Im Jahr 1848 gründete eine kleine Gruppe weißer Ärzte aus der Oberschicht eine Organisation namens »American Medical Association« (Medizinische Vereinigung Amerikas). Sie nannten sich selbst »approbierte« Ärzte, um sich von anderen Medizinern abzuheben, und boten in erster Linie Reichen ihre Dienste an. Der offiziell anmutende Titel täuscht über das mangelnde Interesse hinweg, das der Durchschnittsamerikaner für hochwirksame Medikamente, Aderlaß und andere entkräftende Behandlungsmethoden erkennen ließ. Solche Behandlungsmethoden waren damals das Spezialgebiet der Vereinigung.

Anfangs war es das erklärte Ziel der AMA, jegliche Konkurrenz auszuschalten und das Monopol auf dem Markt zu erringen. Die Bürger setzten sich aber zur Wehr, riefen zu einer Gesundheitsrevolution auf und forderten freie Wahl der Behandlung mit dem Schlachtruf der natürlichen Gesundheitslehre.

- Mitte des 19. Jahrhunderts, als die Bevölkerungszahl bei knapp 17 Millionen lag, orientierten sich 3 Millionen Männer und Frauen (immerhin 17,6 Prozent der Bevölkerung!) an den Pflanzenrezepten und Veröffentlichungen Thomsons, die »Family Rights« genannt wurden. Samuel Thomson hatte sie gemeinsam mit einer Herbalistin ausgearbeitet.[4]
- Es gab 2500 homöopathische Ärzte mit Hunderttausenden von Anhängern, zumeist Frauen, die ihre eigene »Hausapotheke« mit einer begrenzten Anzahl von Fläschchen zur Diagnose und Behandlung hatten.[5]
- Zur Verbesserung von Gesundheit und Hygiene wurden Mütter in der Hydrotherapie unterrichtet, das heißt in der Anwendung von Wasserkuren, Mineralbädern und Darmspülungen. Diese Lehre wurde von Mary Gove Nichols entwickelt, einer Schülerin des Arztes Sylvester Graham, nach dem das Grahambrot benannt ist.

Entgegen dem weit verbreiteten medizinischen »Mythos« läßt sich der Rückgang der Infektionskrankheiten um die Jahrhundertwende diesen Bemühungen zuschreiben und nicht den oft tödlichen Medikamenten und Behandlungsmethoden, welche die AMA durchzusetzen versuchte.

■ Am 31. Dezember 1995 gehörten von den 720 325 zugelassenen Ärzten lediglich 296 361 der AMA an.

Viele »approbierte« Mediziner, Bannerträger der AMA-Politik, sanktionierten Alkohol- und Tabakkonsum und mokierten sich über die Ratschläge der Verfechter der natürlichen Gesundheitslehre, die frische Luft, häufiges Baden und sorgfältige Körperpflege empfahlen. Sie warnten eine unwissende Öffentlichkeit vor den »Gefahren« von frischem Obst und Gemüse und leugneten die Bedeutung, die die Verfechter der natürlichen Gesundheitslehre frischen, bekömmlichen Nahrungsmitteln, körperlicher Bewegung, dem Verzicht auf Alkohol und Tabak, frischer Luft und bequemer, nicht beengender Kleidung beimaßen.

Doch viele einflußreiche Bürger hörten nicht auf die »approbierten« Ärzte. Zu denjenigen, die die natürliche Vorbeugung der ärztlichen Behandlung einer Krankheit vorzogen, gehörten Mark Twain, Harvey Kellogg (bekannt für seine Getreideflocken), Henry Ford und Dr. Oliver Wendell Holmes. Holmes sagte einmal, es wäre sehr viel besser für die Menschheit, dafür um so schlimmer für die Fische, wenn alle ärztlichen Medikamente ins Meer geworfen würden.

Wir dachten, wir leben in einer Demokratie!

Viele unserer Vorfahren waren begeisterte Anhänger der natürlichen Gesundheitslehre. Doch im frühen 20. Jahrhundert wurden sie bei der freien Wahl der Gesundheitsfürsorge übergangen. Die aufstrebende pharmazeutische Industrie, die die ambitionierte und marktbeherrschende AMA förderte, nutzte die Macht der Legislative, um jegliche »medikamentenfreie« Konkurrenz aus dem Geschäft und somit in den Untergrund zu drängen.

Die Tatsache, daß wir heute solche Schwierigkeiten mit dem Begriff der Vorbeugung haben, ist direkt auf die offizielle Schließung sämtlicher Schulen der natürlichen Gesundheitslehre zurückzuführen sowie auf den Lizenzentzug aller Nicht-Schulmediziner.

Ein Ergebnis der Kungelei zwischen Politikern und der Pharmaindustrie war eine Reihe aggressiver und diffamierender Kampagnen, welche die Stimme der natürlichen Gesundheitslehre buchstäblich zum Schweigen brachten. Als Folge davon vergaßen wir, wie wir Übergewicht vermeiden und ein Normalgewicht erhalten können.

Bis in die achtziger Jahre hinein schlugen wohlmeinende, aber einer Gehirnwäsche unterzogene Ärzte unvernünftige Abmagerungskuren vor. Sie leugneten die Bedeutung von Bewegung. Gleichzeitig propagierten sie chirurgische Eingriffe und Pharmazeutika als die einzigen Wege der Gesundheitsfürsorge. Schulmediziner versicherten ihren leidenden Patienten, daß kein Zusammenhang bestehe zwischen Krankheit und Ernährungsweise, geschweige denn zwischen Krankheit und Lebensstil.

Während die von der AMA bestimmte Gesundheitspolitik der Regierung den Mythos schuf, ein weiterer Durchbruch oder ein neues Wundermittel könnte uns aus unserem Dilemma der Krankheiten befreien (würden wir nur ein paar Milliarden Dollar mehr auf die »Gesundheits«-Fürsorge verwenden), haben die Pioniere der natürlichen Gesundheitslehre das Geheimnis der präventiven Medizin bewahrt. Und sie bekämpfen bis zum heutigen Tag den Widerstand der Schulmedizin gegen Methoden der Vorbeugung.

Die AMA gegen die Chiropraktiker

Die chiropraktische Behandlungsmethode ist ein Mittel, um den Energiefluß im Körper aufrechtzuerhalten und trägt zur Vorbeugung von Krankheiten (und Übergewicht) bei. Sie ist ein wesentlicher Bestandteil der Naturheilkunde. Im Jahr 1986 verurteilte ein Bundesgericht im Prozeß *Wilke gegen die AMA* die American Medical Association als den größten professionellen Gesetzesbrecher der Antitrustgesetze, da sie drei Jahrzehnte lang ihre gefährlichste Konkurrenz, nämlich die Chiropraktik, diskreditiert und allmählich ruiniert hatte. Eine gerichtliche Verfügung gegen die AMA durch die Bundesrichterin Susan Getzendammer wurde im Januar

1988 in dem bekannten *Journal of the American Medical Association* veröffentlicht.

Weitere Entscheide gegen die AMA in diesem Rechtsstreit erschienen 1988 in den Mai- und Septemberausgaben. Drei Chiropraktiker hatten den Prozeß gegen die monolithische AMA mit ihrem Heer von Anwälten und ihrem sechs Millionen-Dollar-Budget für Prozeßkosten angestrengt und verlangten ausdrücklich keinen Schadenersatz, so daß finanzieller Gewinn nicht als Beweggrund für den Prozeß angeführt werden konnte. Die Chiropraktiker forderten lediglich, daß die Entscheide gegen die monopolistischen Praktiken der AMA in deren eigener Zeitschrift veröffentlicht wurden.

Die AMA und Nahrungsmittelzusätze

Seit den sechziger Jahren mußten die Verbraucher in den Vereinigten Staaten immer wieder gegen das von der AMA unterstützte Gesetz ankämpfen, nach dem alle Nahrungsmittelzusätze aus den Regalen entfernt und ausschließlich den Ärzten als profitbringende, rezeptpflichtige Medizin übergeben werden mußten. Das heißt, Sie konnten keine Flasche Vitamin C kaufen ohne vorherigen Arztbesuch und Rezept! Aber es kommt noch schlimmer. Weniger als zwölf Prozent der medizinischen Fakultäten verlangen Kurse in Ernährungslehre und anderen Aspekten der Krankheitsvorbeugung. Und doch verlassen wir uns bei der Anleitung zur gesunden Ernährung auf diese Leute mit einem derart begrenzten Wissen.

Chiropraktiker beschäftigen sich eingehend mit der Ernährung. Auch Naturärzte sowie Ärzte des *Ayurwedik,* der indischen Heilkunde, und der orientalischen Medizin befassen sich mit der Ernährung. Warum also sollen ausschließlich chirurgische und pharmazeutische Experten für unsere Nahrungsmittelzusätze zuständig sein? Unsere Nahrung ist arm an Vitalstoffen, und die zur Erhaltung der Gesundheit notwendigen Zusatzstoffe drohen unserem Zugriff entzogen zu werden! Warum passiert das? Wer steckt dahinter? Und wer profitiert davon am meisten? Möglicherweise stellt die Verwendung von Nahrungsmittelzusätzen durch über

100 Millionen Menschen eine direkte Konkurrenz für die Pharmaindustrie dar.

Vielleicht sind einige von Ihnen der Ansicht, daß die Menschen nicht wissen, wie sie Vitamine nehmen sollen, und sich aus Unwissenheit vergiften könnten; darum sollte man Rat bei einem Arzt suchen. Dr. Michael Colgan, ein führender Spezialist für Nahrungsmittelzusätze, hält dem entgegen:

»Der aussagekräftigste Beweis für die Ungefährlichkeit von Nahrungsmittelzusätzen ist in den Jahresberichten der Poison Control Centers [Arzneimittelbehörden] enthalten. In den Jahren 1985–1990 starben 2251 Menschen an Vergiftungen durch Pharmazeutika. Durch einfache Analgetika wie beispielsweise Aspirin starben 640 Menschen. Ich sage Vergiftungen, weil die Zahl der Todesfälle, die jedes Jahr durch ›normale‹ Medikamentenanwendung verursacht werden, enorm ist. In Anhörungen vor einem Ausschuß unter Vorsitz des Republikaners Elton Gallegly am 18. Februar 1994 verkündete Mitchell Zeller von der FDA [US-Lebensmittelbehörde] nüchtern, daß in Amerika jedes Jahr schätzungsweise 150 000 Menschen durch ›normalen‹ Gebrauch rezeptpflichtiger Medikamente sterben. Das ergibt zwischen 1985 und 1990 sage und schreibe 900 000 Todesfälle. In der Öffentlichkeit hält sich die FDA mit diesen Zahlen sehr zurück, da sie den Gebrauch rezeptpflichtiger Medikamente ursprünglich gutgeheißen hatte.«

Als Vergleichszahl nennt Colgan: »Im gleichen Zeitraum starb eine Person an Nahrungsmittelzusätzen, die heute von mehr als 100 Millionen Amerikanern tagtäglich verwendet werden – an einer Überdosis Niacin. In vernünftigen Mengen sind Vitamine und Mineralstoffe etwa so giftig wie Apfelkuchen.«[6]

Krankenhäuser könnten uns besser helfen

Den Ärzten der natürlichen Gesundheitslehre, die sich auf Vorbeugung und sanfte Linderung von Symptomen spezialisiert haben, werden in einem Großteil des Landes die volle Zulassung zu Krankenhäusern und die Zulassung als Kassenarzt verweigert. Wer eine ärztliche Krankenversicherung hat und sich nach den natürlichen vorbeugenden Methoden behandeln lassen will, muß die Kosten hierfür häufig selbst tragen.

(Anm. der Redaktion: In Deutschland haben Heilpraktiker, Homöopathen und andere Vertreter naturheilkundlicher Behandlungsmethoden mit ähnlichen Problemen zu kämpfen. Die Vorkämpfer für eine bessere Ernährung wie Are Waerland und Dr. Maximilian Bircher-Benner wurden von den Schulmedizinern ebenso belächelt wie ihre amerikanischen Mitstreiter. In den letzten Jahren zeichnet sich in der Bevölkerung ein Trend hin zu naturheilkundlichen Behandlungsmethoden ab, zahlreiche Ärzte verschreiben anstelle von starken Medikamenten homöopathische oder pflanzliche Wirkstoffe. Allerdings wird den Ärzten der natürlichen Gesundheitslehre, Heilpraktikern, Homöopathen, Chiropraktikern, weiterhin die Zulassung zu öffentlichen Krankenhäusern verweigert; gesetzliche Krankenkassen übernehmen die Kosten nur für einen kleinen Teil der naturheilkundlichen Behandlungen, im wesentlichen aus dem Bereich der physikalischen Therapie wie Massagen, Kuren, Bäder.)

■ »Über eine Million Patienten erkranken jedes Jahr in Krankenhäusern, und etwa 180 000 sterben jährlich an den Folgen dieser Erkrankungen.«[7]

Chiropraktik, Naturheilkunde, Homöopathie, medizinische Hypnotherapie, Akupunktur und Massage, alles erfolgreiche Methoden zur Vorbeugung und Behandlung bestimmter Krankheiten sowie zur Linderung von Schmerzen, sind noch immer nicht ins therapeutische Programm amerikanischer Krankenhäuser aufgenommen. Millionen leidender Krankenhauspatienten würden sich besser erholen und schneller genesen, wenn diese Methoden den ihnen gebührenden Platz in der Behandlung erhielten.

Wir brauchen uns nur die Geburtshilfe in diesem Land anzusehen, um uns zu vergegenwärtigen, wie weit wir uns von den Prinzipien der natürlichen Gesundheitslehre entfernt haben. Das American College of Obstetricians and Gynecologists (Institut der Geburtshelfer und Gynäkologen) widersetzt sich offiziell der Arbeit der Hebammen. Doch in punkto Säuglings- und Müttersterblichkeit schneidet Amerika verglichen mit Europa schlecht ab;

dort haben Hebammen sehr viel weniger Schwierigkeiten bei der Ausübung ihres Berufs.

Jeanne Achterberg schreibt dazu: »... Die Sterblichkeitsraten in Holland, wo über ein Drittel der Geburten von Hebammen betreut werden, gehören zu den niedrigsten der Welt. (Die aktuellen Sterblichkeitsraten in den Vereinigten Staaten sind während des Jahrzehnts leicht zurückgegangen. Unter den Industrieländern nimmt Amerika jedoch noch immer einen der letzten Plätze ein, hinter den europäischen Ländern, Kanada und Hongkong.)«[8]

Obwohl den Hebammen in Amerika bei ihren Bemühungen, einen Versicherungsschutz für Kunstfehler zu erhalten, Steine in den Weg gelegt werden und ihnen die Zulassung zu Krankenhäusern verweigert wird, »wurden bis heute lediglich 6 Prozent der Hebammen verklagt, während dem American College of Obstetricians and Gynecologists zufolge 66,9 Prozent der Geburtshelfer mindestens einmal gerichtlich belangt wurden«[9].

Die Ärzte trifft keine Schuld

Damit soll keineswegs die Leistung einzelner aufopferungsvoller Ärzte, Mediziner, Krankenschwestern, Sanitäter und des gesamten medizinischen Personals geschmälert werden. Diese Menschen stehen täglich rund um die Uhr bereit, um Tausende medizinischer Notfälle zu versorgen. Wenn Sie oder einer Ihrer Liebsten einen Unfall hat, wer wird Tag und Nacht für Sie da sein? Die Ärzte in den Vereinigten Staaten gehören zu den besten der Welt. Hingegen müssen die politischen Machenschaften des Systems, das hinter ihnen steckt, genau geprüft werden. Und unser eigenes Engagement ist ebenso gefordert. Unsere Ärzte stehen unter Druck, und unser Gesundheitssystem ist überlastet, weil wir uns eine so schlechte Lebensweise angewöhnt haben. Mit den einfachen Grundsätzen der natürlichen Gesundheitslehre können Sie nunmehr Ihren Beitrag leisten.

Die verschiedenen Zweige der natürlichen Gesundheitslehre müssen mühsam die Hindernisse beseitigen, die ihnen bei dem Versuch, ihre Dienste der Öffentlichkeit zur Verfügung zu stellen, in den Weg gelegt werden. Als Folge davon glauben Millionen

Amerikaner, daß naturheilkundliche Therapien gegenüber der schulmedizinischen Behandlung minderwertig seien. Schuld daran sind nicht einzelne Mediziner, Schuld hat vielmehr das politische, auf Profit ausgerichtete System, das sie kontrolliert.

In Vorträgen zu den Bestrebungen der AMA, natürliche Formen der Therapie und Vorbeugung zu unterbinden, meinte der bekannte Naturarzt Dr. Paul Bragg: »In 1000 Jahren von heute an wird die Botschaft der natürlichen Gesundheitslehre ebenso aktuell sein wie zu dieser Stunde. Die Lebensgewohnheiten, die auf den Gesetzen von Mutter Natur basieren, sind immer richtig, und sie veralten nie.«

■ Bei 4383 Krankheitstagen und einer durchschnittlichen Lebenszeit von 76 Jahren können die Amerikaner davon ausgehen, etwa 12 »ungesunde« Jahre zu verbringen, berichtet das *Journal of the American Medical Association*.

Es ist höchste Zeit

Im Jahr 1950 rangierte die Lebenserwartung in Amerika unter allen Ländern der Welt auf Platz 7, hinter Norwegen, den Niederlanden, Schweden, Dänemark, Neuseeland und Australien. 1990 lag Amerika auf Platz 18.[10] Heute liegt Amerika auf Platz 26![11] Zu den Ländern, die Amerika in diesem Punkt voraus sind, gehören Japan (an erster Stelle), die Schweiz, Spanien, Italien, Schweden, die Niederlande, Frankreich, Griechenland, Kanada, Norwegen, Deutschland, Österreich, Belgien, Australien, Großbritannien und Dänemark.

Die Amerikaner, heute auf Platz 26 in der Rangordnung, haben eine Lebenserwartung von 75 Jahren, während die Japaner durchschnittlich ein Alter von 79 Jahren erreichen. Dabei geben wir doppelt so viel für die Gesundheitsfürsorge aus wie die Japaner![12] Heute verschlingen die Kosten für medizinische Behandlungen fast 20 Prozent des Bruttosozialproduktes.

Dr. Roy Walford, der sich an der University of California in Los Angeles mit der Frage der Lebenserwartung beschäftigt, ist der Ansicht, unser Körper sei bei der richtigen Pflege dazu prädestiniert, mindestens 120 Jahre zu leben. Wir teilen diese Ansicht und begrüßen seine Erkenntnisse voll und ganz – und wir glauben nicht, daß dies heißt, an eine Maschine angeschlossen zu sein, die ein Vermögen kostet, bis uns schließlich im Krankenhaus der Tod erlöst. Dr. Roy Walford spricht dabei nicht von einem Leben, wie es – nach den Angaben der Centers for Disease Control (Gesundheitsämter) – 50 Prozent der amerikanischen Bevölkerung beschieden ist, von einem Lebensabend in einem Pflegeheim. Er zeichnet ein weit glücklicheres Szenario für die letzten Lebensjahre.

Die Grundsätze der natürlichen Gesundheitslehre bieten Ihnen die Chance, problemlos abzunehmen und ein langes, produktives, gesundes Leben zu führen. Schließen Sie sich der *Fitonics*-Revolution der natürlichen Gesundheit an! Ziehen auch Sie künftig lieber Laufschuhe über als Krankenhauspantoffeln. Sie werden sogleich begreifen, daß der grundlegende Baustein für Ihre Gesundheit die Energie ist.

3
Energie:
Schlank und rank

Energie ist die Essenz Ihres Lebens. Kein Vorgang in Ihrem Körper läuft ohne Energie ab. Wenn Sie wissen, wie Sie die Verschwendung von Energie vermeiden und ständig neue Energie aufbauen, können Sie selbst bestimmen, ob Sie gesund oder krank, schlank oder übergewichtig, glücklich oder niedergeschlagen sind. Wenn Sie einen schlanken, dynamischen Körper erhalten wollen, werden Sie keinen Erfolg haben, solange Sie über zu wenig Energie verfügen.

Energie strömt durch Ihre Nerven und aktiviert jede Zelle Ihres Körpers im Blut, in den Knochen, den Organen und im Gewebe. Verfügen Sie über viel Nervenkraft, dann sind Sie aller Wahrscheinlichkeit nach gesund und munter.

Die Lehren der alten Chiropraktiker treffen im wesentlichen zu. Stellen Sie sich die Nervenkraft als Wasser und die Nerven als einen Gartenschlauch vor. Wenn die Wasserzufuhr zu schwach oder gar unterbrochen ist, was passiert dann mit dem Garten? Und analog dazu: Was passiert mit Ihren Organen aus Millionen Zellen, wenn ihnen nicht genügend Energie in Form von Nervenkraft zugeführt wird? Metaphorisch ausgedrückt, »verwelken« sie.

Leben ist Energie

Leben strömt in Form von Energie durch Ihre Nerven. Wenn Sie viel Energie haben, können Sie die Herausforderungen der Welt ohne Probleme meistern. Sie leiden nicht an Übergewicht. Sie strotzen vor Gesundheit. Sie können tun, was Ihnen beliebt, und müssen keine Gelegenheit oder Erfahrung auslassen, nur weil Sie zu aufgedunsen sind, um zuzugreifen. Ihre Kraft, Vitalität und Ausdauer stehen in direktem Zusammenhang mit der Menge und dem freien Strömen von Nervenkraft in Ihrem Körper.

Die Qualität Ihres Lebens, die Entscheidung, ob es reich an Abenteuern und Belohnungen sein wird, hängt von Ihrer Energie ab:

- Eine glückliche Beziehung setzt ein hohes Maß an Nervenkraft voraus. Ohne Energie ist kein befriedigender Sex möglich. Ihr Partner wäre doch sicherlich froh, wenn Sie begeistert wären, anstatt zu sagen: »Ich bin zu schlapp.«
- Das Pflegen und Aufziehen eines Kindes erfordert eine gewaltige Menge an Energie.
- Ihre beruflichen Aufstiegsmöglichkeiten sind gänzlich von Ihrer Energie abhängig. (Denn wer wird den besten Job oder eine Beförderung erhalten? Wer sich durch das Büro schleppt und kaum bis zum Abend durchhält? Oder wer sich mit Enthusiasmus, Elan und Zielstrebigkeit an die Arbeit begibt?)
- Die Schönheit einer Frau ist das Ergebnis eines hohen Maßes an Nervenkraft, die den Zellen ihrer Haut Energie zuführt, von ihren Augen ausstrahlt und sie buchstäblich »leuchten« läßt.
- Der Körperbau und die Potenz eines Mannes hängen von der Energie ab. Ein guter Muskeltonus beruht auf hoher Nervenkraft.

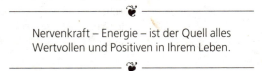

Nervenkraft – Energie – ist der Quell alles Wertvollen und Positiven in Ihrem Leben.

Wer hat das Sagen in der Welt?

Wenn Sie sich jeden Morgen beim Aufwachen matt und lustlos, alt und erschöpft fühlen, ohne Ziel und Antrieb für den Tag, wenn Ihre Zukunft düster und hoffnungslos scheint, dann haben Sie zu wenig Energie. Sie gehören zu den 95 Prozent, die Dr. Paul Bragg meinte, als er erklärte, 5 Prozent der Menschheit würden die restlichen 95 Prozent beherrschen. Diese 5 Prozent verfügen über die meiste Energie.

Jede Art von Streß entzieht Ihnen Energie, und zu keinem Zeitpunkt der Menschheitsgeschichte haben wir uns selbst auf so viele neue Weisen unter Streß gesetzt. Wie oft haben Sie nicht schon gehört, wie Freunde und Familienmitglieder über ihren Mangel an Energie klagten?

»Ich bin mit den Nerven völlig am Ende!«

»Ich kann nicht mehr.«

Wie steht es mit Ihnen? Wie oft sagen Sie so etwas?

Wir sehen kleine Kinder stundenlang passiv und wie in Trance vorm Fernseher sitzen. Wir sehen, wie gelangweilte Teenager in Einkaufszentren sitzen und nichts Besseres zu tun haben als zu rauchen. Viele ihrer Mütter und Väter schlafen nach einem anstrengenden Arbeitstag vor dem heimischen Fernseher ein. Der Mangel an Energie zeigt sich bei allen überdeutlich. Sie gehören zu den 95 Prozent.

Körperliche Betätigung baut Energie auf

Die Amerikaner sind seit jeher das Volk, das am meisten sitzt. Sie verbringen im Durchschnitt täglich sechs Stunden vor dem Fernseher. Das ist jeden Tag beinahe die Hälfte der Zeit, in der sie nicht schlafen! Beachten Sie, daß dies nur der Durchschnitt ist. Während viele Menschen weniger fernsehen, verbringen ebenso viele sogar mehr als sechs Stunden vor der Mattscheibe! Und nun rechnen Sie noch die Stunden hinzu, die man vor dem Computer sitzt und am Telefon hängt.

Künstliche Nahrung entzieht Energie

Zudem führen wir unserem Körper zu viele behandelte und denaturierte Lebensmittel zu. Ihnen fehlt es an den Nährstoffen, die unsere Zellen benötigen, um gesund zu bleiben. Mit anderen Worten, diesen Nahrungsmitteln fehlt jede Energie. Für Ihr sauer verdientes Geld erhalten Sie keinen Gegenwert. Wenn Sie sich fragen, von welchen Nahrungsmitteln die Rede ist, sehen Sie sich die unvollständige Liste an:

Diätlimonade	Knabbergebäck
Diättee	Kartoffelchips
Weißbrot	Zuckerwatte
weißer Zucker	Weingummi
Fettgebäck	gezuckerte Flocken
Schokoriegel	Schmalzgebäck

Mangel an Nährstoffen bedeutet Streß für unsere Zellen. Wir sind an einem Punkt der menschlichen Entwicklung angelangt, wo wir unseren Körper unnatürlicheren Bedingungen aussetzen als jemals zuvor. Wir sind nicht mehr in unserem Element, unserem natürlichen Element, und das erzeugt massiven Streß sowie einen lähmenden Mangel an Energie.

Je mehr Streß Sie Ihrem Körper zumuten, desto weniger Energie werden Sie haben. Wenn Sie versuchen, abzunehmen oder anderweitig Ihren Gesundheitszustand zu verbessern, haben Sie bei einem Mangel an Energie keine Aussicht auf Erfolg.

Gewichtsabnahme erfordert Energie

Wollen Sie Ihren Körper von Abfallprodukten befreien, so benötigen Sie Energie. Und Übergewicht ist zweifellos ein Abfallprodukt.

- Überschüssiges Gewicht ist der Nebeneffekt all der künstlichen Lebensmittel, die Sie zu sich nehmen und die nicht in gesunde Zellen umgewandelt werden können.

- Es sind die giftigen Abfälle des Stoffwechsels, der abgestorbenen oder »verbrauchten« Zellen. Sie zu beseitigen kostet Energie.
- Es handelt sich um die Abfallprodukte, die in Ihrem Dickdarm abgelagert werden, sowie um das Fett, das in Ihrem Gewebe gespeichert wird. Bevor Sie ein Steak grillen, schneiden Sie das Fett weg. Bevor Sie ein Hähnchen braten, entfernen Sie ebenfalls das Fett. Denn Sie betrachten dieses Fett als Abfall!

Das überschüssige Fett in Ihrem Körper ist gleichfalls »Abfall«, da Ihr Körper im Fettgewebe alle chemischen Nahrungsmittelzusätze, Pharmazeutika, Giftstoffe und Pestizide speichert, die Sie aufnehmen. Ohne Energie ist Ihr Körper schlicht nicht in der Lage, auf Ihren Wunsch oder Ihre Bemühungen zu reagieren, das Fett loszuwerden.

Verfügt Ihr Körper aber über genügend Energie, so wird er automatisch alle überschüssigen Abfallprodukte ausscheiden. Er besitzt einen inneren Reinigungsmechanismus, »Ausscheidungssystem« genannt, den Sie entweder unterstützen oder behindern können. Wenn Sie lernen, wie Sie diesen Reinigungsmechanismus durch Ihre Lebensweise unterstützen können, ist das etwa das gleiche, wie wenn Sie dafür sorgen, daß von Ihrem Haus regelmäßig der Müll abgeholt wird.

In den folgenden Kapiteln werden Sie Methoden der fortlaufenden Energieerzeugung und Reinigung kennenlernen, die Sie Ihr ganzes Leben lang anwenden können. Sobald Sie diese Methoden verinnerlicht haben, werden Sie gewiß sein, daß Sie Ihr Gewicht und Ihre gesundheitlichen Probleme unter Kontrolle bekommen werden.

Die innere Reinheit ist für den Erfolg in jedem Bereich Ihres Lebens entscheidend und wird Ihnen künftig erhalten bleiben. Eine Gewichtsabnahme wird dadurch erleichtert. Produktivität und Kreativität werden erhöht. Das geistige Wachstum wird gefördert. Wie oft haben Sie schon den Spruch gehört: »Reinheit kommt gleich nach Frömmigkeit«?

Innere Reinheit: Das Geheimnis der natürlichen Gesundheit

Was mit dem Begriff »innere Reinheit« bezeichnet wird, ist in unserer Zeit in Vergessenheit geraten und soll daher kurz erläutert werden. Während der letzten 150 Jahre wurden in Amerika und in der ganzen Welt auf dem Gebiet der Hygiene große Fortschritte erzielt. Viele tödliche Infektionskrankheiten, beispielsweise Fleckfieber, Typhus, Cholera, Pocken, Kindbettfieber und Schwindsucht konnte man allein durch Verbesserungen auf diesem einen Gebiet nahezu ausrotten. Als wir lernten, mit unseren Abwässern umzugehen, allmählich die Bedeutung der Ventilation, der Belüftung der Lungen erkannten und den Schmutz und Müll um uns herum mit den tödlichen Krankheiten in Verbindung brachten, verbesserte sich die Gesundheitsstatistik nach und nach. Als wir dann entdeckten, daß verdorbene Lebensmittel Krankheiten verursachen, erfanden wir die Kühltechnik, und die Gesundheitsstatistik verbesserte sich weiter.

Die damaligen Vertreter der natürlichen Gesundheitslehre ermahnten uns, den Begriff der Reinheit auf das Innere unseres Körpers zu beziehen, doch sie wurden zum Schweigen gebracht, bevor wir ihre Botschaft aufnehmen konnten. Wir griffen zu Medikamenten, die zu unserer inneren Verunreinigung beitrugen, anstatt sie zu beseitigen.

Wir hatten es versäumt, die Gesetze der Hygiene auf die innere Reinheit zu übertragen, und wir hatten nicht begriffen, daß Chemikalien und Giftstoffe in der Luft, im Wasser und in der Nahrung sowie die Denaturierung unserer Lebensmittel uns innerlich vergiften würden. Da stellten wir fest, daß wir die Infektionskrankheiten gegen andere, von uns selbst erzeugte Krankheiten eingetauscht hatten.

Eine dieser Krankheiten ist Übergewicht. Wir begannen zu degenerieren, weil wir dem Inneren unseres Körpers nicht die richtige Pflege zuteil werden ließen. Und die Gewichtstabellen stiegen allmählich auf die heutigen Rekordwerte an.

Im Namen der äußeren Reinheit unseres Körpers kauften wir der Werbeindustrie die Behauptung ab: »Besser leben durch Chemie.« Wir wurden ganz verrückt nach Äußerlichkeiten und gaben jährlich Milliarden von Dollar für Deodorants, Mundwasser, Seifen, Bürsten, Salben und Luftreiniger aus. Wir begriffen nicht, daß viele der »Unannehmlichkeiten«, die wir zu vertuschen versuchten, Folgen eines innerlich unsauberen Körpers waren. Ein innerlich sauberer Körper ist nicht mit Übergewicht belastet. Ein innerlich sauberer Körper ist keine Brutstätte für Krankheiten. Und ein innerlich sauberer Körper ist durchaus zu erlangen. Er ist das Ergebnis einer gesunden, nahrhaften, reinen Ernährung, regelmäßiger Bewegung und angemessener Ruhe. Und... er ist ganz von Ihrer Energie abhängig.

Ihr Reinigungssystem: Helfer bei der Gewichtsabnahme

Ihr natürliches Reinigungssystem besteht aus den Lungen, der Blase, dem Darm und der Haut. Es wird von den Filterorganen unterstützt, das heißt von den Nieren, der Milz, der Leber und dem Lymphgefäßsystem. Damit dieses Reinigungssystem fortlaufend für Sie arbeitet, muß Energie in ausreichenden Mengen vorhanden sein. Leider ist das normalerweise nicht der Fall.

Aufgrund der Ernährung mit »Nahrung«, die Energie entzieht, und aufgrund einer Lebensweise voller Streß behindern Sie ständig die innere Reinigung Ihres Körpers. Wie geht das vor sich?

Der natürliche Reinigungsprozeß Ihres Körpers ist die einzige lebenswichtige Tätigkeit, der Sie vorübergehend Energie entziehen können. Er ist die einzige lebenswichtige Tätigkeit, die Ihr Körper hinausschieben kann. Ihr gesunder Menschenverstand wird Ihnen sagen, daß Ihr Körper aus dem lebenswichtigen Blutkreislauf keine Energie gewinnen kann. Wenn Ihr Herz zu pumpen aufhört, ist es um Sie geschehen. Das Atmen kann nicht aufgeschoben werden. Ohne Luft können Sie nur noch etwa sechs Minuten weiterleben. Das gleiche gilt für die Verdauung.

Wann wird, Ihrer Ansicht nach, Ihr Energievorrat am stärksten geschwächt? Genau zu dem Zeitpunkt, wenn Essen in Ihren Magen gelangt. Der Körper muß damit fertig werden. Die Ausscheidung kann hingegen hinausgeschoben werden und wird auch hinausgeschoben, wenn ein Energiedefizit besteht. Es ist, als würde Ihr Körper sagen: »Lieber schmutzig als tot.«

Vielleicht haben Sie dieses Phänomen in Ihrem Arbeitsleben schon beobachtet: Wenn Sie überarbeitet sind, spät zu Bett gehen oder zuviel essen, leiden Sie eher unter Verstopfung. Es ist, als würde Ihr Körper die folgenden Worte an Sie richten: »Warte einen Augenblick. Ich verfüge über so wenig Energie, bei alldem, was Du mir abverlangst, daß ich keine Zeit habe, das Haus zu putzen.« Ihr Körper schränkt die Reinigung ein, weil schlichtweg keine Energie dafür vorhanden ist. Die Abfallprodukte werden nicht ausgeschieden, sondern zurückbehalten. Und damit beginnt der gefürchtete Kreislauf:

- Ihre Jeans werden zu eng.
- Sie lockern den Gürtel.
- Sie kaufen sich neue Kleider eine Nummer größer.

Ein gestörtes Ausscheidungssystem ist die eigentliche Ursache der peinlichen Nebenwirkungen, die Sie dazu verleiten, all die persönlichen Hygieneprodukte zu kaufen. Dieses Übel wird sich immer weiter ausbreiten und in Zukunft eines der größten Gesundheitsprobleme in unserer Gesellschaft sein.

Sie haben vielleicht auch bemerkt, daß Sie in Streßzeiten, in denen Sie sich kaum körperlich betätigen, nicht richtig schlafen und nicht richtig essen, eine schlechte Haut bekommen. Sie sehen, wie giftiges Material durch die Poren der Haut nach außen dringt, weil es vom Dickdarm und von der Blase nicht effektiv ausgeschieden wird. Aus Ihren Lungen wird Mundgeruch dringen.

Natürlich werden Sie ständig mit flotten Werbespots aus dem Fernsehen überschüttet, die eine Linderung dieser »verbreiteten« Symptome des Zurückbehaltens von Abfall versprechen, wenn Sie nur dieses oder jenes Mittel nehmen. Viele Werbespots ermuntern Sie sogar dazu, etwas zu essen, was Sie krank machen oder das Problem verschlimmern wird, nur weil es ein Medikament gibt, das bei Schmerzen und anderen Symptomen für Abhilfe sorgt. Wer so handelt, leugnet das Gesetz von Ursache und Wirkung. Sie können den Auswirkungen der schädlichen Substanzen, die Sie Ihrem Körper zuführen, nicht entrinnen. Wenn Sie so verschwenderisch mit Ihrer Energie umgehen, ist ein Zusammenbruch des Ausscheidungssystems unvermeidlich.

Wie uns die innere Reinheit abhanden kommt

Wir belasten unseren Körper auf zweierlei Weise. Zum einen geschieht das automatisch: Erinnern Sie sich nochmals an unsere 50 Billionen Zellen. Diese Anzahl ist viel, sehr viel größer als die Zahl der Sterne unserer Galaxis! Und erinnern Sie sich daran, daß unsere Zellen ständig erneuert werden, in der Größenordnung von mehreren Milliarden pro Tag. Die abgestorbenen Zellen sind giftig und müssen ausgeschieden werden. Wir haben keine Kontrolle über diese innere Abfallproduktion. Sie geschieht unwillkürlich, wie das gesamte mikroskopische Leben, und sie spiegelt den Makrokosmos von Geburt und Tod wider, der sich überall um uns herum vollzieht.

In unserem Leben ist es eine unserer ersten Prioritäten, sorgfältig alles Tote aus unserer Nähe zu verbannen. Unseren Körper jedoch berauben wir unwissentlich der Energie, die er braucht, um abgestorbene Zellen auszuschwemmen. Die Überreste dieser Zellen treiben als schreckliches Gift in unserem Blutkreislauf.

Einzig und allein Sie selbst haben die Kontrolle über die Ausscheidung der abgestorbenen, toxischen Zellen. Wollen Sie verhindern, daß sich abgestorbene Zellen ansammeln, müssen Sie eine Lebensweise wählen, bei der Ihr Körper reichlich mit Energie versorgt wird. Dann werden die toten Zellen laufend ohne Probleme ausgeschieden.

Die zweite Art der Abfallproduktion in unserem Körper hängt mit den ihm zugeführten Substanzen zusammen. Wir belasten uns selbst mit künstlichen Süßstoffen, Fetten und Fettersatzstoffen. Wir essen ständig chemisch behandelte Nahrungsmittel. Wir verschlingen künstliche Zusätze, als wäre unser Körper ein Müllschlucker. Bei der kleinsten Unpäßlichkeit greifen wir zu Medikamenten. Wir werden traktiert mit Pestiziden, chemischen Zusätzen, Farbstoffen und Konservierungsmitteln, Lebensmittelbakterien sowie Schadstoffen im Wasser und in der Luft.

Das ist nicht die »Nahrung«, die die Natur für unseren Körper vorgesehen hat. All die Mittel entziehen uns schlicht und einfach Energie. Kein einziges kann als Nährstoff, »Reinigungsmittel« oder Energielieferant gelten. Der Körper muß alles ausscheiden. Doch da diese Substanzen arm an Vitalstoffen, unnatürlich und giftig sind, erzeugen sie nicht einmal die Energie, mit der der Körper sie eliminieren kann.

Weshalb Sie ständig zunehmen

Es ist ein Teufelskreis, eine Sackgasse, und nur Sie können den Ausweg daraus finden. Bis Ihnen das gelingt, verfügt der Körper über einen Schutzmechanismus, der seinen Teil zur Reinhaltung beiträgt. Er behält Wasser zurück, um das toxische Material als Suspension von den lebenswichtigen Organen fernzuhalten. Ihr Körper wird aufgedunsen, die Giftstoffe werden in Ihren Fettzellen – Ihren Giftmüll-Depots – abgelagert.

Ihr Körper muß weiter neue Fettzellen bilden, um mit dem Ansturm chemischer, nutzloser Stoffe fertigzuwerden, den Sie Ihrem Körper zumuten. Sie empfangen von Ihrem Körper Signale in Form von »allgemeinen Beschwerden«. Ihr Körper hält das Schutz- oder Immunsystem konstant in Bereitschaft. Sie haben das Gefühl, krank zu werden. Sie sagen, Sie hätten sich etwas geholt. Ihr Arzt diagnostiziert dieses »Etwas« und verschreibt Ihnen bequemerweise ein Medikament, obwohl Sie in Wirklichkeit lediglich an »Selbstvergiftung« leiden. Anders ausgedrückt: Die routinemäßige Gewohnheit, bei einer Krankheit zu schnellwirkenden Medikamenten zu greifen, geht nicht nur an der Ursache Ihres Problems vorbei, sondern verschlimmert es womöglich noch. Und Sie werden kein bißchen schlanker.

Die Auswahl der Nahrungsmittel ist der Faktor der Reinheit, den Sie am besten unter Kontrolle haben. Das Geheimnis eines schlanken, ranken Körpers liegt in dem Wissen, wie man seine Nahrung auswählt, um die zur Ausscheidung nötige Energie aufzubauen. Was sollten Sie also zu sich nehmen?

- Suchen Sie sich natürliche Lebensmittel aus, statt in irgendeiner Form behandelte. Lebensmittel wie Obst, Gemüse, leicht verdauliche Proteine, vollwertiges Getreide und Hülsenfrüchte, die Ihre Energie vermehren, anstatt Ihnen Energie zu entziehen.
- Trinken Sie Wasser, Kräutertees und frische Gemüse- oder Fruchtsäfte anstelle von Limonaden oder koffeinhaltigen Ge-

tränken. Neben den chemischen Zusätzen sind Limonaden auch mit Kohlensäure versetzt, dem giftigen Gas, das unser Körper fortlaufend abgibt.

Wollten Sie in einem Haus wohnen, in dem keine Fußböden gereinigt, keine Mülltonnen geleert, keine Wäsche gewaschen, kein Geschirr gespült und keine Fenster geputzt werden? Zweifellos könnten Sie dort überleben. Doch wie würde ein solches Leben aussehen? Kein vernünftiger Mensch würde so leben wollen. Begreifen Sie, daß Sie, wie die Mehrheit der Menschen, die Verwahrlosung Ihres eigenen Körpers möglicherweise unbewußt geschehen lassen. Wie können Sie Gewicht verlieren, wenn Sie so tief im Schlamassel stecken und mit Gift belastet sind? Wie können Sie sich da jemals wirklich gut fühlen?

Verstopfung: Die Hauptursache unserer Krankheiten

Dies ist gewiß kein angenehmes Thema. Ganze Legionen von Autoren sind nicht bereit, offen mit Ihnen darüber zu sprechen. Höchstwahrscheinlich werden Sie sich über diesen Teil des Buches nicht beim Mittagessen unterhalten. Wenn Sie jedoch das Normalgewicht sowie wahre und natürliche Gesundheit anstreben, müssen Sie sich mit der Tatsache abfinden, daß Sie diese Ziele niemals erreichen werden, wenn Sie unter Verstopfung leiden.

Bevor wir fortfahren, wollen wir klarstellen, daß wir nicht nur über die übliche Definition der Verstopfung sprechen, die Millionen Amerikaner dazu verleitet, regelmäßig starke, chemische Abführmittel zu nehmen oder am Morgen zuerst einmal einen Kaffee hinunterzustürzen. Wir meinen eine weit umfassendere Form der Verstopfung.

■ Der Prozentsatz (an Herz- und Kreislaufkrankheiten) ist deshalb so hoch, weil praktisch alle Erwachsenen in Amerika gefährdet sind und nicht wissen, daß sie unter einem latenten Herzblock leiden, der jeden Moment akut werden kann.
Otis Clapp Pharmaceuticals brochure,
P.O. Box 9160, Canton, Mass. 02021

Der Naturarzt Arnold Ehret stellte sich den menschlichen Körper als ein komplexes System von Röhren, Schläuchen und Filtern vor, und das ist er genaugenommen auch. Zu den Röhren, Schläuchen und Filtern zählen das Lymphgefäßsystem, die Arterien, Venen, Bronchien, der Dünndarm und der Dickdarm. Als Filter dienen Leber, Lungen und Nieren. Wenn nur eines dieser Organe blockiert oder nicht völlig sauber ist, dann leiden Sie unter Verstopfung.

Nahezu alle Krankheiten und auch Übergewicht sind eine Form von lokaler oder allgemeiner Verstopfung. Diese Wahrheit ist seit einem Jahrhundert bekannt und wird heute praktisch von jedem Vertreter der natürlichen Gesundheitslehre sowie von vielen Ärzten anerkannt. Mit den Worten von Dr. med. Gabriel Cousens: »Viele Menschen glauben, daß der Ausdruck ›Toxine im Körper‹ lediglich eine hohle Phrase einiger Ernährungsfanatiker ist. Doch die Forschung der letzten 100 Jahre zeigt, daß diese Darmgifte tatsächlich existieren. Sie existieren nicht nur, sondern haben auch sehr negative Auswirkungen auf das geistige und physische Wohlbefinden. Die Toxine entstammen gewöhnlich dem Prozeß der ›Darmtoxämie‹, einem übermäßigen Wachstum der Fäulnisbakterien im Dick- und Dünndarm. Die Gifte gelangen in den Blutkreislauf und beeinträchtigen von dort aus unsere geistigen und physischen Funktionen.«[1]

Im Jahr 1933 bewies eine von Dr. Anthony Basler über 25 Jahre hinweg durchgeführte Studie von 5000 Fällen, daß Darmtoxämie bei vielen Krankheiten der zentrale Faktor ist. Damals wiesen Pioniere der natürlichen Gesundheitslehre darauf hin, daß das Geheimnis der Gesundheit und der Wiedererlangung des Normalgewichts in der Beseitigung der Verstopfung liegt. Arnold Ehret schreibt in seinem Buch *The Definite Cure of Chronic Constipation* (deutsch: Die endgültige Heilung chronischer Verstopfung), daß »chronische Verstopfung das schlimmste und häufigste Verbrechen gegen das Leben und die Menschheit darstellt«.

Das sind starke Worte, doch wir müssen Ehret wohl oder übel zustimmen. Es ist ein Verbrechen schlimmsten Ausmaßes gegen Ihr eigenes Wohlbefinden, wenn Sie es zulassen, daß Ihr Körper innerlich durch Abfall blockiert wird. Ehret sprach aus seiner eigenen Erfahrung mit Tausenden von chronisch Kranken. Seine

Schlußfolgerung deckt sich mit unserer: Der Grad Ihrer seelischen, geistigen und physischen Leistungsfähigkeit wird in hohem Maße vom Zustand Ihrer Verdauungs- und Ausscheidungsorgane beeinflußt.

> *Erster Grundsatz für natürliche*
> *Gesundheit und gesundes Abnehmen:*
>
> *Halten Sie Ihren Dickdarm mit frischem*
> *Obst, Gemüse und hochwertigem Getreide*
> *und Hülsenfrüchten sauber.*

■ EIN GESUNDER DICKDARM – Dr. Donald Schnell

Wenige werden je die Möglichkeit haben, bei einer Autopsie dabeizusein, doch als Chiropraktik-Student hatte ich Gelegenheit dazu; das Erlebnis veränderte mein Leben. Nicht einmal in meinen kühnsten Träumen hätte ich mir das vorgestellt, was ich bei den 20 Autopsien sah, die ich durchführen mußte. Der Dickdarm jeder Leiche, die ich untersuchte, enthielt alle möglichen unerwünschten und giftigen Abfallprodukte, von Würmern bis zu verhärteten Substanzen, die an den Darmwänden eine Kruste gebildet hatten. Was für ein Schock war es für mich zu sehen, wie regelmäßig dieses Ausscheidungsorgan bis zu einem kritischen Zustand des Versagens degeneriert war. Bei meiner Suche nach Erklärungen zog ich das Werk Arnold Ehrets zu Rate. Ich stellte fest, daß er die gleiche Beobachtung beschrieb.

Bei über 284 Autopsien fand er nur 28 Dickdärme, die frei von verhärteten Abfallprodukten waren. Ich wußte genau, was Ehret meinte, als ich las: »Während ich da stand und den Dickdarm betrachtete ... fragte ich mich, wie jemand, der eine solche Kloake des Todes und der Verseuchung mit sich herumträgt, auch nur eine Woche, geschweige denn mehrere Jahre leben kann. Dieses tödliche Gift, das wieder in den Blutkreislauf gelangt, muß zwangsläufig zu schweren Krankheiten führen ... Meine Erfahrungen während der letzten zehn Jahre haben gezeigt, daß sämtliche Krankheiten nach einer Reinigung des Dickdarms rasch abklingen und daß der Dickdarm somit die tiefere Ursache nahezu aller menschlichen Leiden ist.«[2]

Von da an betrachtete ich den amerikanischen Schmerbauch mit anderen Augen, und es bereitete mir größte Sorge, daß niemand das Problem so offen ansprach, daß die Amerikaner die Notwendigkeit erkennen müßten, auf ihre Gesundheit achtzugeben. Ich studierte die Werke von Dr. Norman Walker auf der Suche nach einer Möglichkeit, wie man das Thema an die Öffentlichkeit bringen könnte. Sein Buch *Colon Health* (Ein gesunder Darm) enthält eindrucksvolle Fotos von verstopften Dickdärmen, wie sie für die meisten Menschen kennzeichnend sind.

Anstatt der normalen umgekehrten »U«-Form sind die Därme oftmals verdreht, ihre Form erinnert an eine Brezel, und sie sind durch die Last der zurückbehaltenen Abfallprodukte auf groteske Weise aufgebläht. Walker erklärt, daß jede gekochte oder anderweitig behandelte Nahrung an den inneren Wänden des Dickdarms eine gipsartige Schicht hinterlassen kann. Je stärker behandelt und je unnatürlicher die Nahrung ist, desto größer ist die Wahrscheinlichkeit, daß Rückstände zurückbleiben. Mit der Zeit nimmt diese Schicht allmählich an Dicke zu, bis schließlich nur noch eine kleine Öffnung in der Mitte des Dickdarms bleibt. Dr. Walker ist der Ansicht, es sei keine Seltenheit, daß Menschen 15 Pfund Abfall oder sogar mehr mit sich herumtragen.[3]

Ein reiner Körper ist ein schlanker Körper oder: Wenn Sie einen Bierbauch haben, haben Sie zuviel Abfall

Je schwerer eine Person ist, desto größer ist natürlich die Wahrscheinlichkeit, daß der angehäufte Abfall sehr viel mehr als 15 Pfund ausmacht. Der sogenannte Schmerbauch oder Bierbauch deutet auf eine Anhäufung von Abfallprodukten hin, welche die Därme blockieren. Wir leugnen nicht, daß sich Fett bei vielen auch im Bereich des Unterleibs ansammelt. Es gibt jedoch zwei Möglichkeiten, die Taille um einige Zentimeter zu schmälern. Wenn das Ihr Ziel ist, ist die Reinigung des Dickdarms ein guter Anfang, insbesondere wenn Sie natürliche Gesundheit erlangen und Krankenhausaufenthalte vermeiden wollen.

Der verstorbene Carlson Wade, einer der führenden Journalisten Amerikas im Bereich Medizin und Ernährung, ist der Ansicht, daß wegen Folgen der Selbstvergiftung (der klinische Ausdruck für »Verstopfung Ihrer Röhren, Schläuche und Filter«) mehr

Menschen ins Krankenhaus eingeliefert werden als wegen jeder anderen gesundheitlichen Störung. Wade lehrt, daß eine innere Reinigung uns vor einer Vielzahl von Problemen schützt.[4] Unser Ziel in diesem Buch ist es, Ihnen das einfachste Rezept anzubieten, um sicherzugehen, daß die innere Reinigung effizient und beständig erfolgt.

Ihr Gehirn, Ihr Nervensystem und jedes Organ Ihres Körpers werden von einem festen Bestand an Nährstoffen in Ihrem Blutkreislauf funktionstüchtig erhalten. Im Idealfall ist Ihr Blutkreislauf rein und sauber. Wenn Ihre Nahrung jedoch nicht richtig verdaut wird, wenn Sie unter Übersäuerung des Magens, Luftansammlung, Blähungen, Magenverstimmung und weiteren Symptomen einer beeinträchtigten Verdauungstätigkeit leiden, ist Ihr Blutkreislauf unrein. Ein Gefühl des Unwohlseins nach dem Essen ist ein Hinweis darauf, daß die Nahrung nicht richtig aufgespalten wird. In diesem Fall verdirbt sie; es kommt zur Gärung von Stärke und zum Faulen von Proteinen.

Sie sollten wissen, daß diese faulenden Stoffe durch Ihren gesamten Verdauungstrakt befördert werden müssen, um ausgeschieden zu werden. (Falls Sie keine klaren Vorstellungen davon haben, was Ihr Verdauungstrakt genau ist: Er erstreckt sich vom Ort der Nahrungsaufnahme im Mund bis zum Ort des Nahrungsausgangs am anderen Ende.) Unterwegs werden alle Nährstoffe, die erhalten geblieben sind, vom Blutkreislauf aufgenommen. Wasser wird zusammen mit den giftigen, toxischen Rückständen verdorbener Nahrungsmittel ausgepreßt und absorbiert.

Stellen Sie sich vor, man würde Ihnen jedesmal, wenn Sie sich zum Essen setzen, einen Teller bringen, der zur einen Hälfte mit Abfall und zur anderen mit Nahrungsmitteln gefüllt wäre, Sie müßten den Teller aber komplett aufessen. Wie lange würden Sie gesund bleiben? Genau dies geschieht jedesmal, wenn Ihre Verdauung gestört ist und Essen in Ihrem Körper verdirbt.

Die verschiedenen Formen der Verstopfung

Verstopfung des Dickdarms ist selbst eine Krankheit, und zwar eine schwere, aufgrund der heimtückischen Art und Weise, wie sie Ihren Körper mit zusätzlichem Gewicht belastet und Ihren Blutkreislauf verunreinigt. Sie führt zu Dickdarmkrebs, einer der Hauptursachen für Leiden und Tod in Amerika, und sie bereitet den Boden für viele andere Krebserkrankungen des Körpers.

- Verstopfung der Arterien führt zu Herzinfarkten und Schlaganfällen, unserer Todesursache Nummer eins.
- Eine Verstopfung des Lymphgefäßsystems bereitet den Boden für mehrere Krebsarten einschließlich Brustkrebs und Lymphdrüsenkrebs.
- Verstopfung der Lungen und der Bronchien hat Lungenkrebs, Lungenentzündung, Asthma, Allergien und Tuberkulose zur Folge. Wenn Sie rauchen, atmen Sie einmal den Rauch eines Lungenzugs in ein sauberes Glas und beachten Sie den braunen Rückstand, der sich auf dem Glas absetzt. Rauchen und Passivrauchen verstopft Ihre Lungen. Das gleiche gilt für Luftverschmutzung.
- Verstopfung der Leber und der Nieren führen zu Übelkeit, Nierensteinen, Gallensteinen, Zirrhose, Hepatitis und Nierenversagen. Die Leber ist das wichtigste Organ zur Entgiftung und Reinigung. Sie ist so wichtig für Ihre Gesundheit, daß Sie nur wenige Stunden ohne sie leben könnten. Wenn sie verstopft ist, gelangen die Toxine, die sie normalerweise herausfiltern würde, in die anderen Teile des Körpers zurück, so wie eine verstopfte Toilette schließlich überläuft. Übergewicht und Fettansatz am Körper führen mit Sicherheit zu einer trägen, verfetteten Leber.

Glücklicherweise ist die Leber ein Organ, das gereinigt und regeneriert werden kann, und einer der ersten Schritte dazu ist ein natürlicher, gesunder Gewichtsverlust. Weiterhin können alle oben genannten Formen der Verstopfung gelindert oder gar beseitigt werden, wenn Sie den Prinzipien der natürlichen Gesundheitslehre folgen.

Sauberkeit und Krankheit passen nicht zueinander.
Die Befreiung des Körpers von seinem »Müll«
ist der erste Schritt auf dem Weg zu dauerhafter
Gesundheit.

---

*Es bleibt Ihnen überlassen:
Niemand kann Ihnen das abnehmen*

Sie entscheiden darüber, ob Sie innerlich sauber sind. Ihr Körper sendet Ihnen ständig Signale. Es gibt viele Anzeichen innerer Verunreinigung: Übergewicht, Erschöpfung, Luftansammlung, Blähungen, Aufstoßen, Kopfweh, Gereiztheit, Nervosität, Übelkeit, Depressionen, alle Arten von Schmerzen und Beschwerden, Gedächtnis- und Konzentrationsstörungen, Heißhunger, Schlaflosigkeit, Unterleibsbeschwerden, Menstruationsstörungen, Hautprobleme, Appetitlosigkeit, belegte Zunge, Mundgeruch, dunkle Ringe unter den Augen, Sodbrennen und hoher Blutdruck.

Es ist ein tragischer Fehler, all diese weitverbreiteten Symptome auf Dinge zu schieben, über die Sie keine Kontrolle haben. Denn sie lassen sich allesamt durch einen wirksamen inneren »Hausputz« beseitigen. Ebenso ist es ein Fehler anzunehmen, daß Sie die gesamte Schuld tragen, wenn Sie unter einem dieser Symptome leiden. Wahrscheinlich hat Ihnen noch nie jemand gesagt, wie Sie einen Überschuß an Energie in Ihrem Körper aufbauen und damit die innere Reinheit fördern können. Das Geheimnis liegt in den Enzymen...

4
Enzyme:
Ein Jungbrunnen!

> »In den neunziger Jahren, ein Jahrhundert nach
> der Einführung der modernen wissenschaftlichen
> Ernährungslehre, sind wir an einem
> entscheidenden Punkt angelangt. Ein fehlendes
> Glied in unserem Verständnis der lebensspenden-
> den Eigenschaften der Nahrung ist
> gefunden: die entscheidende Funktion, die
> den *Enzymen auf Nährstoffbasis* für Gesundheit
> und Langlebigkeit zukommt.«
>
> *Victor P. Kulvinskas, Survival into the 21st Century.*

Jedes Lebewesen schöpft seinen Lebensantrieb aus den Enzymen. In ihnen steckt die ganze Lebenskraft. Wie das Photon das Maß für das Licht ist, sind die Enzyme das Maß für das Leben. Leben bedeutet Aktivität, und die Enzyme sind für die *gesamte* Aktivität verantwortlich, die sich in Ihrem Körper sowie in jedem anderen Organismus abspielt.

Das Wort »Enzym« kommt vom griechischen *enzymas,* was soviel heißt wie »zur Gärung bringen« oder »eine Veränderung verursachen«. Enzyme sind die Substanzen, die einen Apfel oder einen Pfirsich reifen und schließlich faulen lassen. Wenn Sie eine grüne Banane einige Tage lang auf Ihre Fensterbank legen, können Sie beobachten, wie sie allmählich gelb wird, braune Flecken bekommt und sich dann schließlich schwarz verfärbt. Das ist auf die Tätigkeit von Enzymen zurückzuführen. Ein Stück von einem rohen Hähnchen, auf derselben Fensterbank zurückgelassen, wird allmählich einen widerwärtigen Geruch entwickeln. Die Enzyme spalten das Fleisch auf und zerlegen es in seine Bestandteile. Die Enzyme des Apfels *verdauen* den Apfel in Ihrem Körper *vor*, dann vollenden die Enzyme Ihres Körpers die Aufgabe.

Bereits in den dreißiger Jahren begann Dr. Edward Howell, der Pionier in Sachen Enzyme, seine Forschungsarbeit. Er lehrte uns, daß die einzigen Arbeiter in unserem Körper die Enzyme sind. Howell entdeckte, daß Vitamine, Mineralstoffe, Fette, Kohlenhydrate und Proteine keine Arbeit verrichten können. Einzig und allein die Enzyme sind für die Arbeit geschaffen. Auch wenn eine natürliche symbiotische Beziehung zwischen Enzymen, Proteinen und Mineralstoffen besteht, sind letztere ohne Enzyme zu keiner Arbeitsleistung fähig. Lediglich Enzyme *arbeiten*.

Der Arbeiter von Mutter Natur

Enzyme werden für jede chemische und biologische Reaktion benötigt, die in Ihrem Körper abläuft. Ohne Enzyme können Sie weder rennen noch laufen, weder atmen noch blinzeln. Sie können weder sehen noch hören, noch denken. Sie können keinen Muskel rühren und keinen Geschlechtsverkehr haben. Ohne die Tätigkeit der Enzyme können Sie weder Ihre Nahrung verdauen noch Ihre Zellen regenerieren, noch Ihren Körper reinigen. Enzyme sind notwendig für den Aufbau Ihres Blutes, Ihrer Knochen und Ihrer Haut, und Enzyme reinigen Ihren Blutkreislauf. Ihr Immunsystem arbeitet *einzig und allein* über Enzyme, wenn es eindringende Bakterien bekämpft, chemische Gifte und Schadstoffe unschädlich macht und abgestorbene Zellen eliminiert, die täglich durch den Stoffwechsel produziert werden.

Denken Sie an die Millionen Zellen, die täglich in Ihrem Körper absterben. Wie bereits erwähnt, sind diese Zellen toxisch. Die Toxine müssen von den Enzymen so schnell, wie sie erzeugt werden, wieder beseitigt werden. Nur dann haben Sie eine Chance, gesund zu bleiben. Was glauben Sie, was passiert, wenn Sie zu wenig Enzyme haben? Richtig! Ihr Körper setzt Abfall und Gewicht an. Sie werden krank. Tut Ihnen an manchen Tagen alles weh? Oder kommt es Ihnen so vor, als seien Sie völlig benebelt? Oder fühlen Sie sich einfach schlapp? An einem solchen Tag haben Sie zu wenig Enzyme.

Der Energiefluß in Ihrem Körper ist der wichtigste Baustein der natürlichen Gesundheit. Ihr Körper muß in Ihren Zellen täglich die Menge an Energie erzeugen, die Ihrem Körpergewicht entspricht. Jeder einzelne Schritt dieses Vorgangs beruht auf Enzymen.

Enzyme sind die Arbeiter der Natur.
Sie sind die Arbeitskraft Ihres Körpers.

Im menschlichen Körper wurden 3000 verschiedene Enzyme entdeckt; allein in den Arterien führen 98 Enzyme bestimmte Aufgaben aus. Jede Zelle in der Leber enthält Schätzungen zufolge mindestens *50 verschiedene Enzyme,* die Millionen Mal in der Sekunde ihre Arbeit verrichten. In einer einzigen Minute kann ein Enzym *36 Millionen* biochemische Reaktionen eingehen. Jede Zelle in Ihrem Körper bildet Enzyme, doch Sie sollten wissen, daß die Enzymvorräte in Ihrem Körper *nicht* unbegrenzt sind.

Ihre persönlichen Enzyme

Woher kommen die Enzyme in Ihrem Körper? Sie erben bei der Geburt die Fähigkeit, Enzyme zu produzieren. Diese Fähigkeit wird »Enzymkapazität« genannt, und sie ist für jedes Individuum einzigartig. Unter Enzymkapazität versteht man eine begrenzte Anzahl an Energiefaktoren, die Ihnen für Ihr ganzes Leben ausreichen müssen.

Je älter Sie werden, desto mehr läßt die Fähigkeit Ihres Körpers nach, Enzyme zu produzieren. Stellen Sie sich vor, Sie hätten bei Ihrer Geburt einen bestimmten Geldbetrag geerbt. Wenn Sie in Ihren jungen Jahren verschwenderisch damit umgehen, sind Sie dann knapp bei Kasse, wenn Sie es am nötigsten brauchen, nämlich in der Lebensmitte und im Alter. In der Erhaltung der Enzymkapazität liegt der Schlüssel! Achten Sie auf Ihre Enzymkapazität, und bemühen Sie sich nach Kräften, Ihre Enzyme zu sparen. Auf diese Weise können Sie eine Menge dazu beitragen, ein längeres, gesünderes Leben zu führen. Betrachten Sie Ihre Enzymkapazität als ein »Sparkonto für Ihre Enzyme«. Je weniger Sie davon abheben, desto mehr bleibt Ihnen.

Alle auf natürliche Weise entstandenen Nahrungsmittel, vom Feld oder aus dem Obstgarten, vom Hof oder aus dem Meer, enthalten in ihrem *lebendigen* Zustand Enzyme. Nahrungsmittel besitzen in ihrem natürlichen, lebendigen (rohen) Zustand die Enzyme, die Sie zum Vorverdauen benötigen.

»Wenn Sie mir empfehlen, mehr rohe Nahrungsmittel zu essen, gehört dann ein Fischbrötchen auch dazu?« werde ich ständig gefragt. »Ich muß den Fisch ja nicht kochen.«

Nein, es gehört nicht dazu. Sie kochen den Fisch zwar nicht, doch andere kochen ihn, bevor er zu Ihnen gelangt.

Sämtliche frischen Früchte und Gemüse sind besonders reich an Enzymen. Wenn Sie diese roh essen, schonen Sie Ihre Enzymvorräte ganz erheblich. Je mehr rohe Nahrungsmittel Sie zu sich nehmen, desto weniger müssen Sie von Ihren Vorräten zehren. *Warum ist das so wichtig? Weil bei der Verdauung von Nahrung mehr Enzyme verbraucht werden als bei irgendeinem anderen Prozeß in Ihrem Körper.*

Die Asiaten entdeckten dieses Geheimnis vor Tausenden von Jahren, als sie begannen, Enzyme zum Vorverdauen von Sojabohnen zu verwenden. Bei Tofu, Tempeh und Miso handelt es sich um Sojaprodukte, die sehr viel leichter zu verdauen sind als die Sojabohnen, aus denen sie hergestellt werden. Als Eiweißquelle belasten sie den Enzymvorrat Ihres Körpers weit geringer als tierische Proteine, weil sie bereits vorverdaut sind.

Sie töten Ihre Enzyme ab

Leider werden *sämtliche* in den Nahrungsmitteln enthaltenen Enzyme – ebenso wie alle anderen lebendigen Dinge – bei Temperaturen zwischen 50 und 70 Grad Celsius abgetötet. Wenn Sie also ständig gekochte Nahrung zu sich nehmen, zehren Sie fortwährend von Ihren Enzymvorräten. Durch Kochen und jede andere

Behandlung der Nahrung werden die Enzyme zerstört. Mit anderen Worten: Wenn Sie backen, kochen, dünsten oder braten, einen Mikrowellenherd verwenden, schmoren oder grillen, werden die Enzyme in Ihrer Nahrung abgetötet. Das gleiche geschieht, wenn Ihre Nahrungsmittel pasteurisiert, eingefroren, konserviert oder sterilisiert sind.

Enzyme und Gewichtsabnahme

Dr. Edward Howell hat als einer der ersten Wissenschaftler den Zusammenhang zwischen den Enzymen in der Nahrung und unserer Gesundheit erkannt. Bei seiner ärztlichen Tätigkeit interessierte sich Howell nicht für die Chirurgie oder medikamentöse Behandlung. Vielmehr war er überzeugt davon, daß die natürliche Gesundheitslehre Antworten parat hielt, die von der Schulmedizin ignoriert wurden. Er schloß sich dem berühmten Naturarzt Dr. Henry Lindlahr an und war über sechs Jahre am Lindlahr-Sanatorium tätig. Er sah mit eigenen Augen, wie Lindlahr mit großem Erfolg unzähligen Patienten zu strahlender Gesundheit und zum Normalgewicht verhalf.

Worin bestand Lindlahrs Geheimnis? Dr. Howell ahnte, daß es mit *einem bestimmten Bestandteil* der Diät aus lebendigen Nahrungsmitteln zusammenhing, die Lindlahr seinen Patienten verordnete. Als Howell seine eigene Praxis für die Behandlung chronischer Beschwerden durch Ernährung eröffnete, war er entschlossen, den magischen Bestandteil der ungekochten, natürlichen Nahrungsmittel, die Lindlahr verwendete, zu bestimmen. Er fand heraus, daß Enzyme das entscheidende Element waren: Sie sind der *einzige* Ernährungsbestandteil, der in ungekochten Nahrungsmitteln *immer* und in gekochter Nahrung *niemals* vorhanden ist. Howell erkannte, daß diese »Einheiten der Lebensenergie«, diese *Arbeitskräfte,* die die Gesundheit seiner Patienten in einem so hohen Maße verbesserten, bei Temperaturen über 50 Grad zerstört werden. Enzyme sind somit weit hitzeempfindlicher als Vitamine und Mineralstoffe.

Bevor wir fortfahren, möchten wir betonen, daß wir nicht von Ihnen erwarten, *ausschließlich* von Rohkost zu leben. Doch wir möchten Sie dazu ermuntern, sehr viel mehr lebendige Nahrung zu sich zu nehmen, als Sie zur Zeit vermutlich essen. 50 Prozent der Amerikaner essen nicht *eine einzige* Frucht am Tag.[1] Sie wissen natürlich, daß sich nahezu jeder Amerikaner (und jeder Deutsche; Anm. d. Red.) überwiegend von gekochten Speisen ernährt, das heißt von einer Nahrung ohne jegliche Enzyme.

Wir sind die *einzige* Spezies auf der ganzen Welt, die ihre Nahrung kocht. Und aus diesem Grund mangelt es uns an Enzymen. Und nicht zuletzt sind wir – mit Ausnahme der Haustiere – die *einzige* Spezies, die an Übergewicht und degenerativen Krankheiten leidet.

Zusatz von Mineralstoffen

In den dreißiger Jahren veröffentlichte die US-Regierung eine Studie, die den Entzug von Mineralstoffen aus unserem Ackerboden nachwies. Unsere nichtorganische Anbauweise ist auf den Einsatz von Düngern ausgerichtet, die dem Boden keine neuen Mineralstoffe zuführen. Nach den Regierungsstatistiken enthält eine Tomate heute 50 Prozent weniger Mineralstoffe als vor 50 Jahren.

Die Böden liefern die Mineralstoffe, die für die Entwicklung der Pflanzen nötig sind. Pflanzen dienen als Nahrung für die Tiere. Wir essen das Fleisch der Tiere. Die Mineralstoffe wirken dann als Co-Vitamine und Co-Enzyme in unserem Stoffwechsel. Ohne die geeigneten Mineralstoffe kann unser Körper die Nährstoffe nicht vollständig aufnehmen und den Abfall nicht ausscheiden.

Deshalb müssen wir nach dem Prinzip der natürlichen Gesundheitslehre heute die in unserer Ernährung fehlenden Mineralstoffe *ergänzen*. Welche eignen sich dafür am besten? Die meisten Zusätze von Mineralstoffen – zum Beispiel Kalziumtabletten aus den Muschelschalen von Austern – werden von Ihrem Körper nur zu einem sehr geringen Teil aufgenommen (teilweise nur zu fünf Prozent). In den letzten Jahren lieferte ein Durchbruch in der Forschung pflanzliche Mineralstoffe in einer gallertartigen Form, die bis zu 100 Prozent aufgenommen werden.

Wir nennen diese gallertartigen Mineralstoffe »Tonikum«, und wir trinken sie täglich, wie Tausende andere, um uns so fit wie möglich zu halten. Sie können die Tonika in Ihrem Reformhaus kaufen.

Ein Artikel in der Ausgabe des *Journal of the American Medical Association* vom 12. April 1995 beschreibt ausführlich die Ergebnisse einer umfassenden, langfristigen epidemiologischen Studie über den Zusammenhang zwischen Ernährungsgewohnheiten und dem Risiko eines Schlaganfalls. Anhand von 800 männlichen Versuchspersonen, die an der Framington-Studie teilnahmen, bewerteten Sillman und seine Kollegen an der medizinischen Fakultät der Universität Harvard über einen Zeitraum von 20 Jahren hinweg die Nahrungsaufnahme von Obst und Gemüse.

Das Ergebnis überrascht nicht: Das (altersbedingte) Risiko eines Schlaganfalls verringerte sich durch erhöhten Verzehr von Obst und Gemüse.

Enzyme und Gesundheit

Die Bedeutung der Enzyme in der Nahrung wurde erstmals in den zwanziger Jahren in einer von Dr. Francis Pottenger über zehn Jahre hinweg durchgeführten Studie aufgedeckt. Pottenger fütterte in diesem Zeitraum 900 Katzen mit enzymreicher Nahrung in Form von frischem, rohem Fleisch und Rohmilch. Er stellte fest, daß die Gesundheit und Vitalität dieser Katzen mehrere Generationen lang erhalten blieb. Einer zweiten Gruppe von Katzen wurden *gekochtes* Fleisch und *pasteurisierte* Milch verabreicht.

In seinem Buch *Food Enzymes: The missing link to radiant health* (Enzyme in der Nahrung: Die fehlende Verbindung zu strahlender Gesundheit) berichtet Dr. Humbart Santillo: »Bei den Katzen, die mit gekochter Nahrung gefüttert wurden, entwickelten sich unsere modernen Leiden: Herz-, Nieren- und Schilddrüsenerkrankungen, Lungenentzündung, Lähmungen, Zahnausfall, Schwierigkeiten bei der Bewegung, verringerte oder fehlgeleitete sexuelle Neigungen, Durchfall und Gereiztheit. Leberschäden durch gekochte Proteine nahmen zu, und die Galle im Stuhlgang wurde so toxisch, daß auf dem Boden, der mit den Exkrementen der Katze gedüngt wurde, nicht einmal Unkraut wachsen wollte. Die erste Generation der Kätzchen war krank und abnormal; die zweite Generation kam häufig tot oder krank auf die Welt; in der dritten Generation waren die weiblichen Katzen unfruchtbar.«[2] Pottengers Studie untermauert die Theorie, daß die Enzyme in der *rohen* Nahrung der entscheidende Faktor für Gesundheit und Langlebigkeit sind und daß sie in *gekochter* Nahrung fehlen.

Enzyme zur Vorbeugung

Wie gravierend ist die Verminderung unserer Enzymkapazität, die durch die vorwiegend aus gekochten Lebensmitteln bestehende Nahrung verursacht wird? Unserer Meinung nach ist sie eine der Hauptursachen von Übergewicht, vorzeitigem Altern und frühem Tod. Wir glauben auch, daß sie die Wurzel nahezu aller degenerativen Krankheiten darstellt.

Viele Wissenschaftler, darunter auch Dr. Howell, teilen diese Ansicht. Die Mediziner D. A. Lopez, R. M. Williams und M. Miehlke schreiben dazu in ihrem Buch *Enzymes: The Fountain of Life* (Enzyme: Eine Quelle des Lebens): »Einige Wissenschaftler sind überzeugt, daß das Defizit an metabolischen Enzymen etliche moderne Zivilisationskrankheiten mit verursacht, beispielsweise degenerative Erkrankungen (Osteoarthrose, Emphysem, Osteoporose, gastrointestinale Störungen, die Alzheimer-Krankheit, etc.), einige Autoimmunkrankheiten (Kollagenosen wie rheumatoide Arthritis, Lupus, Sklerodermie, etc.) und Krebs.«[3]

Anders ausgedrückt: Der unzureichende Stoffwechsel, eine Folge unserer enzymarmen Mahlzeiten, bereitet möglicherweise den Boden für Krebs, Erkrankungen der Herzkranzgefäße, Diabetes und viele andere chronische Krankheiten. Tragischerweise leiden die meisten Menschen, die nach der »Standard American Diet« (SAD), der in Amerika gebräuchlichsten Diät, leben, unter einem solchen Mangel an Enzymen.

Das Wort *Eskimo,* das einer Indianersprache entlehnt ist, bedeutet »derjenige, der die Nahrung roh ißt«. Eskimos verdauen ihren Fisch vor, indem sie ihn lebendig im Eis begraben und reifen lassen. Die Enzyme im lebendigen Gewebe des Fisches spalten ihn allmählich auf. Wenn die Eskimos den Fisch in diesem Zustand essen, nennen sie ihn »hoher Fisch«, weil sie feststellen, daß er ihnen mehr Kraft und Ausdauer gibt als Fisch, der gefangen und sofort roh verzehrt wird.[4]

Die Eskimos verzehren täglich zehn Pfund rohes Fleisch und Walfischspeck, dennoch sind bei ihnen Symptome verstopfter Arterien praktisch unbekannt. Das liegt daran, daß das Enzym Lipase in der lebendigen Nahrung das Fett aufspaltet und damit Kreislaufstörungen weitgehend verhindert.

Im Jahr 1926 schrieb Dr. William A. Thomas von der MacMillan Arktis-Expedition: »Die Nahrung der Eskimos besteht ausschließlich aus Fleisch und Fisch; alles wird aus Gewohnheit und mit Vorliebe roh verzehrt. Renale (Nieren-) Krankheiten und Gefäßkrankheiten (Kreislaufstörungen) traten nicht auffallend häufig auf. Bei den Eskimos jedoch, die dazu übergingen, sich vorwiegend von gekochter Nahrung zu ernähren, [vollzog sich eine gesundheitliche Veränderung] ... Krebs und Herzkrankheiten traten auf, und ihre Lebenserwartung sank um 50 Prozent.«[5]

Was erwarten Sie von Ihrem Körper?

Das müßte Ihnen eigentlich Ihr gesunder Menschenverstand sagen: Wenn Ihr Körper durch gekochte und anderweitig behandelte Nahrung überlastet ist und sich bemüht, die vielen zur Verdauung notwendigen Enzyme zu beschaffen, muß er die Enzymproduktion für andere Zwecke einschränken. Was geschieht Ihrer Meinung nach, wenn Ihre Enzyme gezwungen sind, ihre hochspezialisierten Arbeitsplätze zu verlassen, und sich eilends zur Bauchspeicheldrüse begeben, um das Verlangen des Körpers nach Verdauungsenzymen zu befriedigen? Wenn die Enzyme etwa Ihrem Immunsystem entzogen werden, dann ist das genauso, wie wenn man Kernphysiker aus ihren Labors holen und auffordern würde, die Straßen zu kehren!

Wenn die Enzyme ständig zur Verdauung eingesetzt werden, wie kann der Körper dann weiterhin eine ausreichende Menge produzieren, um Gehirn, Herz, Nieren, Lungen, Muskeln, Ihr Abwehr- und Immunsystem sowie all die anderen Organe und Gewebe funktionstüchtig zu erhalten? Das »Entleihen« von Enzymen aus anderen lebenswichtigen Körpersystemen, um den Verdauungstrakt zu versorgen, entfacht unter den verschiedenen Organen und Geweben einen »Wettstreit« um die Enzyme. Die Funktionstüchtigkeit der lebenswichtigen Systeme wird beeinträchtigt, und Sie fühlen sich gesundheitlich nicht auf der Höhe.

Gekochte Nahrung ist eine kostspielige Angelegenheit

Bereits in den dreißiger Jahren wies Dr. Paul Kouchakoff nach, daß sich die Zahl der weißen Blutkörperchen nach dem Verzehr gekochter Nahrungsmittel erhöht. Diese sogenannten »Leukozyten« werden benötigt, um Enzyme zum Verdauungstrakt zu befördern. Ebenso zeigte Kouchakoff, daß nach dem Verzehr von Rohkost keine nennenswerte Zunahme an weißen Blutzellen erfolgt.[6]

Für die Zunahme der Leukozyten gibt es eine einfache Erklärung: Sie enthalten Enzyme, die Ihr Körper zur Beseitigung fremder Proteine und anderer »Eindringlinge« im Blut verwendet. Diese wichtigen »Arbeitskräfte« werden zum Verdauungstrakt befördert, um bei der Verdauung zu helfen. Die Leukozyten lassen Sie *schutzlos* zurück und erschöpfen gleichzeitig Ihre Enzymkapazität.

Wenn Sie *Leukozytose*, wie dieser Vorgang genannt wird, in einem medizinischen Wörterbuch nachschlagen, werden Sie feststellen, daß er in knapper Form bedeutet: Die Anzahl Ihrer weißen Blutzellen ist erhöht, es liegt eine Störung vor. Normalerweise ist die Anzahl der weißen Blutkörperchen bei Infektionen oder einem sonstigen krankhaften Zustand hoch. Wenn Sie akut krank sind und Ihr Körper zur Bekämpfung des Problems seine Enzyme aktiviert, haben Sie zunächst viele Enzyme. Wenn sich die Krankheit jedoch hinzieht und chronisch wird, enthält Ihr Blut immer weniger Enzyme. Durch die Bekämpfung der Krankheit erschöpfen Sie Ihre Vorräte. Das gleiche geschieht, wenn Sie chronisch krank sind. Wenn Sie ins Krankenhaus eingeliefert werden, verschlingen die modernen medizinischen Geräte mit ihren exorbitanten Kosten nach und nach die Ersparnisse Ihres gesamten Lebens.

Wir knausern mit dem Leben

Eine wahre Flut von Beweisen, buchstäblich Tausende von wissenschaftlichen Dokumenten, läßt darauf schließen, daß die Spezies Mensch an einem Mangel an Nahrungsenzymen leidet. Die Menschen haben von allen Lebewesen den geringsten Anteil an stärkezersetzenden Enzymen in ihrem Blut, aber den höchsten Anteil dieser Enzyme im Urin. Das heißt, daß sie *aufgebraucht* werden! Der geringe Enzymanteil ist nicht etwa auf eine Eigentümlichkeit unserer Spezies zurückzuführen, sondern ist die direkte Folge unseres übermäßigen Verzehrs von Stärke.[7]

Gewohnheitsmäßig greifen wir zu Brot, Teigwaren, Chips, Keksen, Pommes Frites, Kuchen, Torten und kohlenhydrathaltigen Snacks aller Art. Diese stärkereichen Nahrungsmittel sind für unsere Spezies relativ neu. Seit der Mensch aufrecht geht, ist er an Fleischverzehr gewöhnt. Die Menge und Vielfalt an Kohlenhydraten jedoch, die nun den Hauptbestandteil unserer Nahrung darstellen, entwickelten sich erst seit 200 Jahren. Die primitiven Menschen kannten nicht einmal Weizen, geschweige denn Kuchen und Kekse!

Der maßlose Verzehr raffinierter Kohlenhydrate, Produkte aus weißem Zucker und Weißmehl, nimmt seit weniger als einem Jahrhundert immer mehr zu. Unser Körper kann nicht damit fertigwerden, er erkennt diese Produkte nicht als *Nahrung*. Deshalb ist unser Vorrat an stärkezersetzenden Enzymen rasch erschöpft, und die Enzyme tauchen in unserem Urin auf.

Sehen Sie, was mit uns passiert ist, seit wir aufgehört haben, »einen Apfel pro Tag« zu verzehren! Ärzte stellen immer wieder fest, daß bei vielen chronischen Krankheiten, beispielsweise bei Allergien, Hautkrankheiten, Diabetes und sogar Krebs, ein *verringerter* Enzymvorrat vorliegt. Wie wir bereits betont haben, sind Enzyme nötig, um Energie aufzubauen. Wie wollen Sie also in Schwung kommen, wenn es Ihnen an Enzymen fehlt? Und wie wollen Sie Ihre Pfunde loswerden, da auch die Gewichtsabnahme Energie kostet?

Genau wie es einen Mindestanteil an weißen Blutkörperchen gibt, gibt es auch einen Mindestanteil an Enzymen. Dr. Howell stellte fest, daß ein Mangel an Nahrungsenzymen bei Übergewicht von Erwachsenen und Kindern eine wichtige Rolle spielt. In seinem vielgelesenen Buch *Enzyme Nutrition* (Enzymreiche Ernährung) führt er Beweise dafür an, daß eine gekochte, enzymarme Nahrung eine krankhafte Veränderung in der Größe und Form der Hirnanhangsdrüse mit verursachen kann.[8] Das ist von entscheidender Bedeutung, wenn Sie Gewicht verlieren wollen. Ob Sie das Fett verbrennen oder es speichern, hängt vom Zustand Ihrer Hirnanhangsdrüse ab.

Ebenso führt gekochte Nahrung unweigerlich zu einer Vergrößerung der Bauchspeicheldrüse. Wenn in der gekochten Nahrung, die Sie zu sich nehmen, keine Nahrungsenzyme vorhanden sind, die die Vorverdauung leisten könnten, vergrößert sich die Bauchspeicheldrüse zwangsläufig, um mehr eigene Enzyme bereitzustellen. Dies ist ein klassischer Fall von »Enzym-Unterversorgung«. Während das Verlangen nach Enzymen für die Verdauung Ihrer gekochten Nahrung nicht nachläßt, erschöpft sich Ihr restlicher Körper schlichtweg, da es ihm an den entsprechenden Stoffwechselenzymen mangelt.

Vergrößerte Drüsen und Organe sind nicht harmlos. Wir gehen leichtfertig damit um, weil sie sich unter der Haut befinden und meist unsichtbar sind. Betrachten Sie jedoch die vergrößerte Schilddrüse, die »Kropf« genannt wird. Abgesehen davon, daß sie an den Kräften zehrt, ist sie häßlich. Die meisten Menschen möchten einen Kropf um jeden Preis vermeiden. Mit vergrößerten Nieren, einer vergrößerten Leber oder Milz ist ebenfalls nicht zu spaßen. Ein vergrößertes Herz kann sogar zum Tod führen. Auch eine vergrößerte Bauchspeicheldrüse ist alarmierend: Bei Autopsien von Krebsopfern wird regelmäßig dieser Zustand festgestellt. Ein vergrößertes Organ ist überlastet.

Es überrascht Sie wahrscheinlich nicht, zu hören, daß das Symptom der vergrößerten Bauchspeicheldrüse heute praktisch bei allen Menschen anzutreffen ist – weil wir nicht genug Rohkost essen! Wollen Sie, daß Ihre Enzyme schneller aufgebraucht werden? Wir hoffen, daß Sie mit einem schallenden »Nein« antworten!

Erinnern Sie sich noch an die gute alte Zeit?

Führen Sie sich einmal vor Augen, wie sich amerikanische Teenager in Ihrer Jugend ernährten. Wenige Stunden nach einem Frühstück mit Eiern und Speck, Getreideflocken und Toastbrot sowie einem Glas Milch genehmigten Sie sich im heimischen Drive-in-Restaurant einen doppelten Cheeseburger, gebratenes Fleisch und einen Milch-Shake. Dann gingen Sie ins Kino oder in den Vergnügungspark, aßen Popcorn, Zuckerwatte, Eis, einen Schokoriegel und tranken ein Cola. Sie kamen gerade rechtzeitig zum Dinner nach Hause und verspeisten eine doppelte Portion gebratenes Hähnchen und Kartoffelpüree mit Soße, Maisgemüse aus der Dose, einige Gläser Milch und zwei Stücke Schokoladen- oder Apfelkuchen.

Die meisten jungen Leute können sich *tatsächlich* auf diese Weise ernähren – ohne auch nur einen Zentimeter Fett anzusetzen oder ein einziges Pfund zuzunehmen. Denn in jungen Jahren verfügt man zumeist über einen reichlichen Enzymvorrat, und ein volles »Lager« kann mit den Ernährungsgewohnheiten junger Menschen fertigwerden.

Untersuchungen haben bewiesen, daß man in jungen Jahren sehr viel größere Mengen an Enzymen im Körper hat als im Alter. Sie haben das wahrscheinlich selbst erlebt und Entsprechendes immer wieder bei Verwandten und Bekannten beobachtet.

Wann bemerkten Sie zum ersten Mal, daß Sie sich nicht mehr auf diese Weise ernähren konnten, zumindest nicht ohne darauffolgende Beschwerden und Gewichtszunahme? Dr. James B. Sumner, Nobelpreisträger und Professor für Biologie an der Universität Cornell, wies in seinem Buch *The Secret of Life – Enzymes* (Das Geheimnis des Lebens – Enzyme) darauf hin, daß das Gefühl des »Altwerdens« nach dem 40. Lebensjahr, die sogenannte »Midlife-crisis«, die Gewichtszunahme, auf den verringerten Anteil an Enzymen im Körper zurückzuführen ist. Die allmähliche Erschöpfung des Vorrats setzt ein, Ihre Enzymkapazität schwindet.

Wenn Sie älter werden, akzeptieren Sie voll und ganz, daß Sie »nicht mehr so essen können wie früher«, und Sie machen es sich zur Gewohnheit, »auf die Ernährung zu achten«. Sie nehmen

Medikamente gegen Magenschmerzen und andere Krankheitssymptome. Ihr Enzymvorrat erschöpft sich, und Sie bekommen die Wahrheit Ihrer schwindenden Enzymkapazität am eigenen Leib zu spüren. In jungen Jahren sorgen reichlich Enzyme für Vitalität. Wird der Blutkreislauf von Neugeborenen analysiert und mit dem älterer Menschen verglichen, zeigt sich nur ein geringfügiger Unterschied bezüglich der Menge an Vitaminen und Mineralstoffen. Mit den Enzymanteilen verhält es sich jedoch völlig anders: Neugeborene weisen über hundertmal mehr Enzyme auf als ältere Menschen.[9]

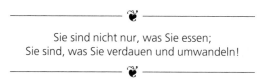

Sie sind nicht nur, was Sie essen;
Sie sind, was Sie verdauen und umwandeln!

Eine Rohkost-Mahlzeit pro Tag hält Ihnen die zusätzlichen Pfunde vom Leib

Wenn Sie abnehmen möchten, sollten Sie wissen, daß Tiere, die in Laborversuchen mit gekochter Nahrung gefüttert werden, immer mehr wiegen als Tiere, die rohe Nahrung zugeführt bekommen, selbst wenn der Kalorienanteil der Nahrung gleich ist. Rohkost trägt aufgrund ihres hohen Enzymgehalts zur Normalisierung des Körpergewichts bei. Viehzüchter haben es bewiesen: Sie verfütterten gekochte Kartoffeln an Mastschweine, damit sie rasch zunahmen und somit einen höheren Marktpreis einbrachten.[10]

Wenn die Enzyme und die Energie erhalten bleiben, kann Ihr Körper die zusätzliche Vitalität für eine sehr wichtige Aufgabe nutzen, nämlich um die Belastung Ihres Herzens zu reduzieren. Ihr Herz ist der richtige Gradmesser für Ihr *normales* Körpergewicht. Übergewicht belastet das Herz, da es Blut in die überschüssigen Pfunde pumpen muß, die nicht vorgesehen waren. Für jeweils fünf Kilo Übergewicht muß Ihr Herz das Blut durch zusätzliche Gefäße mit einer Länge von über 1000 Kilometern pumpen.

Lipase: Ein Schlüsselenzym für die Gewichtsreduktion

Dr. Gabriel Cousens berichtet über Forschungen an der medizinischen Fakultät der Universität Tuft: »In 100 Prozent der untersuchten Fälle von Fettleibigkeit wiesen die Personen einen Mangel an Lipasen auf. Das bedeutet eine Verringerung ihrer Fähigkeit, Fett richtig umzuwandeln. Das Fett wurde nicht aufgespalten, sondern als Fettgewebe gespeichert.«[11] Lipasen sind die Enzyme, die Fette spalten, und sie kommen natürlicherweise in allen fettreichen, lebendigen Nahrungsmitteln vor. Die Lipasen verhindern, daß sich das verzehrte Fett als Fettgewebe ablagert.

Dr. Humbart Santillo schreibt dazu: »Untersuchungen an der Universität Stanford zeigten, daß Patienten, die unter einer Verhärtung der Arterien litten, einen Mangel an Lipasen aufwiesen. Mit fortschreitendem Leiden wurde ein immer größeres Defizit an Enzymen festgestellt. Als man den Patienten mit verlangsamtem Fettstoffwechsel und Blutfettproblemen Lipasen verabreichte, war eine sofortige Verbesserung des Fettstoffwechsels zu beobachten.«[12]

Ich werde häufig gefragt, warum in *Fit fürs Leben* Avocados empfohlen sind, obwohl sie so viel Fett enthalten. Der Grund, weshalb Avocados für Millionen von Lesern praktisch zum Hauptnahrungsmittel wurden, sind die darin enthaltenen Lipasen. Das Fett in einer Avocado ist eines der *besten* Fette, das Sie zu sich nehmen können, da es sein eigenes »Verdauungsteam« von Lipasen gleich mitliefert! Es wird so vollständig verdaut, daß Ihr Körper es nutzen kann, anstatt es lediglich zu lagern.

Dr. Howell stellte bei seiner Arbeit am Lindlahr-Sanatorium fest, daß man bei einer Ernährung mit enzymreichen, lebendigen Nahrungsmitteln unmöglich zunehmen kann, und zwar ungeachtet des Kaloriengehalts. In den letzten Jahrzehnten waren wir bei unserer Arbeit im Bereich der natürlichen Gesundheit immer besser in Form und verfügten über mehr Energie, wenn wir uns ausschließlich mit Rohkost ernährten. Auch bewiesen wir uns mehrmals selbst, daß gerade die Menge an lebendigen Nahrungsmitteln im Verhältnis zur gekochten Nahrung ausschlaggebend für unsere gute Gesundheit ist. Während des *Fitonics*-Programms nahmen diejenigen am meisten ab, die den größten Eifer zeigten und am meisten frisches Obst, Gemüse und Fruchtsäfte zu sich nahmen.

Der Erfolg von *Fit fürs Leben* rührt wesentlich daher, daß die Leser ermuntert werden, Obst und Gemüse in ihre Ernährung einzubeziehen, und zwar in einem Verhältnis von 70 Prozent zu den übrigen Nahrungsmitteln. Wir möchten noch einmal ausdrücklich darauf hinweisen, daß wir nicht etwa eine Ernährung mit ausschließlich lebendigen Nahrungsmitteln befürworten. Nie würden wir von Ihnen verlangen oder Ihnen auch nur nahelegen, nach und nach auf all die wunderbaren gekochten Mahlzeiten zu verzichten, die Ihnen so sehr schmecken. Unsere Strategie, um beides miteinander zu kombinieren, lautet: Ergänzen Sie Ihren täglichen Ernährungsplan um lebendige Nahrungsmittel. Das ist ein fester Bestandteil des *Fitonics*-Programms, und Sie werden ihn sich mühelos aneignen, sobald Sie mit dem stufenweise voranschreitenden Zwei-Wochen-Programm beginnen.

> *Zweiter Grundsatz für natürliche Gesundheit und gesundes Abnehmen:*
>
> *Machen Sie vor allem im Frühjahr und im Sommer »Hausputz«, indem Sie mindestens einen Rohkosttag einlegen. An einem Rohkosttag nehmen Sie nur frische, ungekochte, natürliche Nahrung zu sich, wie Obst, Gemüse, Sprossen, Trockenfrüchte und frische Säfte.*[13]

Wir essen jeden Tag wenigstens eine Rohkostmahlzeit, um unser hohes Enzymniveau aufrechtzuerhalten. Und damit wir kerngesund und energiegeladen bleiben, geben wir uns alle Mühe – insbesondere in den warmen Jahreszeiten –, einen oder mehrere Rohkosttage pro Woche einzulegen. Wir achten sehr gewissenhaft darauf und raten es auch Ihnen dringend. Wir empfehlen Ihnen ein Obstfrühstück in Form von Saft, einem Tonikum (Stärkungsgetränk), einer Obstplatte oder einem Obstsalat. Unser Lieblingsfrühstück, das Fit-Tonikum, ist eine Mischung aus frischem Fruchtsaft und Früchten mit nahrhaften und energiespendenden Zusätzen. Das ist unser Geheimrezept gegen das Altern und für den Gewinn von Energie. Das Tonikum enthält so viele Enzyme und Nährstoffe, daß es den Appetit für die nächsten Stunden zügelt. Unserer Meinung nach ist das Fit-Tonikum die optimale Lösung für alle, die mit dem geringsten Aufwand an Zeit und Energie den höchsten Gewinn aus ihren Speisen erzielen möchten.

In Deutschland herrschte lange Zeit der Brauch, einen sogenannten »Gesundheitstag« einzuhalten und den ganzen Tag lang nur eine einzige Obstart zu essen. Die Naturheilkundler nennen diese wohltuende Sitte »Mono-Diät«. Sie sparen dabei Zeit und Energie, da Sie keine Mahlzeit zubereiten und nicht spülen müssen. Sie werden erstaunt sein, wie viele Stunden Sie gewinnen an Tagen, an denen Sie lediglich lebendige Nahrung verspeisen.

Wenn Sie große Mengen Obst nicht vertragen, so essen Sie wenigstens eine Banane. Nehmen Sie als Rohkostmahlzeit einen großen Gemüsesalat zum Mittagessen oder am Abend.

Viele Experten betonen, daß ein gutes, kräftiges Frühstück die wichtigste Mahlzeit des Tages ist. Judith Wurtman vom Massachusetts Institute of Technology sagt dazu:»Wenn Sie morgens keine Zeit für die Küche haben, seien Sie getrost: Eine Nahrungsaufnahme innerhalb von drei Stunden nach dem Erwachen sorgt für den richtigen ›Frühstücks-Schub‹. Der Verzehr von frischem Obst in jeder Form reguliert den Blutzuckerspiegel, bis Sie Zeit für ein kräftigeres Frühstück haben.«[14]

Wenn Sie in einer kalten Klimazone leben und ein Bedürfnis nach warmer Nahrung verspüren oder wenn Sie zu den Menschen gehören, die morgens einfach eine kräftige Mahlzeit einnehmen *müssen*, machen Sie aus Ihrem Mittag- oder Abendessen eine Obstmahlzeit. Wenn Sie jedoch zum Frühstück und zum Abendessen eine gekochte Mahlzeit zu sich nehmen möchten, sollten Sie mittags lediglich Rohkost, Obst und/oder einen Salat essen.

Unsere im Lauf der Jahre gesammelten Erfahrungen haben gezeigt, daß Sie durch den morgendlichen Verzehr von Obst in der Regel die besten Ergebnisse erzielen, wenn Sie Gewichtsabnahme und Energiegewinn anstreben. Das hat folgenden Grund:

Wenn Sie abends ins Bett gehen, wandelt Ihr Körper noch immer das, was Sie zuletzt gegessen haben, in verwendbare Energie um. Am nächsten Morgen verfügen Sie über diese Energievorräte. Wenn Sie eine schwere Mahlzeit einnehmen, wird der Großteil Ihrer Energie für die *Verdauung* dieser Mahlzeit verwendet. Als Folge davon fühlen Sie, wie Ihre Energie nachläßt, und Sie verspüren das Bedürfnis nach der üblichen Kaffeepause. Wenn Sie morgens als erstes Obst essen, können Sie die gespeicherte Energie Ihrer abendlichen Mahlzeit verbrennen. Ihrem Blutkreislauf wird rasch Energie zugeführt sowie eine beträchtliche Menge an Enzymen. Wenn Sie sich das zur Gewohnheit machen, sorgen Sie dafür, daß Sie genug Obst essen. Genehmigen Sie sich ein großes Tonikum oder einen Obstsalat, und legen Sie morgens so viele »Obstpausen« ein, wie Sie benötigen, um sich satt zu fühlen.

Ein Hilfsmittel, kein Gesetz

Einen wesentlichen Punkt bei Ihrer morgendlichen Rohkostmahlzeit sollten Sie unbedingt richtig verstehen: Essen Sie Rohkost zum Frühstück, so oft Sie können, aber wenn Sie ein herzhafteres Frühstück brauchen, dann nehmen Sie Ihr Tonikum oder Obst zu sich, bevor Sie etwas anderes essen. Bei kaltem Wetter verspüren Sie vielleicht das Bedürfnis nach einem Teller heißer Hafergrütze oder einer Schale Frischkornmüsli. Insbesondere wenn Sie einen langen Spaziergang oder eine Wanderung vorhaben oder wenn Ihre Mahlzeit am Abend zuvor ungewöhnlich leicht war, verlangt es Sie womöglich nach einem herzhafteren Frühstück. Hin und wieder steht Ihnen eine morgendliche »Pause« zu, und Sie dürfen ein reichhaltiges, ausgedehntes Frühstück, einen Brunch, zu sich nehmen. Wie Sie sehen, stellen wir keine Gesetze auf, sondern vielmehr Richtlinien, von denen Sie in dem Maße Gebrauch machen können, wie Sie es wünschen, und je nachdem, welche Ziele Sie anstreben.

Da enzymreiche Rohkostmahlzeiten Ihrem Körper Lebenskraft spenden, werden Sie bald entdecken, wie Sie Ihr Leben bereichern. Wenn Sie mehr lebendige Nahrungsmittel, köstliche »Tonika«, Mahlzeiten mit frischem Obst oder Salaten essen, werden Sie sich leichter und energiegeladener fühlen. Und Sie werden allmählich feststellen, daß Sie besser *aussehen*. Sie werden abnehmen, und Ihre Verdauung wird sich bessern. Vielleicht bemerken Sie, daß Sie von einigen Schmerzen und Beschwerden befreit sind, die Sie bereits als »Bestandteil des Lebens« zu akzeptieren begannen. Sie werden sich nach körperlicher Bewegung sehnen, sobald die zusätzliche Lebenskraft durch Ihre Venen strömt.

Und neben all den anderen Vorteilen können Sie überdies von einem erstaunlichen Durchbruch der Enzymforschung Gebrauch machen.

5
Enzympräparate

*Eine neue Technologie revolutioniert
den amerikanischen Speiseplan*

Dr. Howell und andere Pioniere der Natürlichen Gesundheitslehre waren einsame Rufer in der Wüste der Unwissenheit über Enzyme. Wie seine Kollegen suchte er in den dreißiger Jahren verzweifelt nach einer Lösung, da die Ernährung mit vorwiegend gekochter Nahrung zu einer dramatischen Verschlechterung des Gesundheitszustandes der Amerikaner geführt hatte. Durch die zunehmende Verwendung von Konserven wurde alles noch schlimmer. Die neuartige, bequeme Art der Essenszubereitung mit Hilfe von Dosen aus den Regalen der Lebensmittelhändler bedeutete einen schweren Rückschlag für die lebendige Nahrung (und Nahrungsenzyme). Dr. Howell stellte fest, daß sich der Gesundheitszustand unserer Bevölkerung schlagartig verschlechterte. Dosennahrung wird erhitzt, und deshalb sind in diesen Lebensmitteln alle Enzyme zerstört.

Aber Dr. Howell wußte, daß seine Patienten nicht so schnell auf gekochte Nahrung und die neuen Lebensmittel aus der Dose verzichten würden, allenfalls gelegentlich. Stellen Sie sich vor, wie bequem diese Dosen dem amerikanischen Verbraucher schienen. Zum erstenmal konnte man zu jeder Jahreszeit Mais und Erbsen essen. Eine Hausfrau mußte nicht mehr eine Tasche voller Äpfel nach Hause schleppen, wenn sie eine Apfelsoße zubereiten wollte. Sie brauchte nur ein oder zwei Dosen zu öffnen und voilà! Das war in jeder Hinsicht besser als das sprichwörtliche Toastbrot, es sparte auch viel Zeit und Energie. Daß die Bequemlichkeit aber auf Kosten der Gesundheit ging, sollte sich erst später zeigen. Der galoppierende Schwund unserer Enzymvorräte hatte erst begonnen. Mit wachsender Beliebtheit der Konserven stieg die Anzahl der degenerativen Erkrankungen, und das Leiden der amerikanischen Familie begann.

Vom Regen in die Traufe

Die Amerikaner stürzten sich begeistert auf Nahrung aus Konserven und gaben ihr den Vorzug vor frischen Lebensmitteln, aber niemand hat ihnen je gesagt, daß Ernährung aus Dosen zwar bequem, aber mangelhaft ist. Heutzutage erleben wir ein ähnliches Szenario, fast noch schlimmer. Es gibt heute nicht nur Konserven, sondern auch unzählige andere bearbeitete Lebensmittel, die zwar praktisch sind, aber unsere Ernährung enzymarm und uns krank machen.

Enzyme sind für die Reifung unserer Nahrung verantwortlich. Wir essen sie, wenn sie zum Verzehr bereit ist, so hat es Mutter Natur eingerichtet.

Deshalb sind Enzyme und die Lebenskraft, die in ihnen steckt, die Feinde der Lebensmittelindustrie, die verständlicherweise an einer möglichst langen Lagerfähigkeit interessiert ist, um den Profit zu mehren. Durch lange Lagerung und Transporte, intensiven Einsatz chemischer Dünger und Pestizide, vorzeitige Ernte, Veredelung, Pasteurisieren, genetische Veränderung, Sterilisation und Bestrahlung werden die Enzyme in den Nahrungsmitteln angegriffen oder zerstört. Den Nahrungsmitteln wird das Leben entzogen, damit sie in den Regalen liegen können, ohne Geschmack, aber gut aussehend, noch lange nachdem man sie hätte wegwerfen sollen.

Der Durchbruch

Können Sie sich vorstellen, wie es mit der Gesundheit in diesem Land stünde, wie Ihre und die Gesundheit Ihrer Lieben sich verbessern könnte, wenn Sie die Enzyme, die bei der Bearbeitung verlorengegangen sind, zurückholen könnten, wenn Sie zu diesem Zweck jeder gekochten Mahlzeit noch eine gute Portion zusätzlicher Enzyme beigeben könnten?

Das ist möglich! Nahrungsmittelenzyme sind in Kapseln erhältlich. Diese Enzymzusätze wirken in Ihrem Körper genauso wie die Enzyme in lebendiger Nahrung. Jetzt können Sie den Schwund Ihres Enzymvorrats im Körper stoppen. Sie können Ihren Enzymvorrat auffüllen, indem Sie zu jeder gekochten Mahlzeit Enzymzusätze einnehmen.

Wir nehmen sie zu jeder Mahlzeit. Und wir haben Tausende Menschen überzeugen können, unserem Beispiel zu folgen. Die Vorteile liegen auf der Hand. Die zusätzlichen Enzyme werden viel von der Verdauungsarbeit für die enzymarme, gekochte Nahrung übernehmen, die Sie essen. Mit solchen Zusätzen und täglichen Mahlzeiten aus lebendiger Nahrung werden Sie Ihren »Vorrat« an Enzymen im Laufe der Zeit erhöhen, und Ihnen stehen ausreichend Enzyme für alle lebenserhaltenden Vorgänge im Körper zur Verfügung.

Enzyme in Form von Nahrungsmittelzusätzen

Mit Hilfe einer besonderen Technik werden Enzyme aus verschiedenen lebendigen Lebensmitteln gewonnen und dann bei niedriger Temperatur getrocknet. Die bekanntesten Enzyme auf pflanzlicher Basis sind Papain und Bromelain aus der Papaya und der Ananas. Sie sind als Kautabletten erhältlich, die direkt nach den Mahlzeiten eingenommen werden. Eine zweite Art pflanzlicher Enzyme wird auf Aspergillus gezogen, einem Kultursubstrat, das in Asien seit vielen tausend Jahren zur Herstellung von Tofu, Miso und anderen Sojaprodukten verwendet wird. Diese Art unterstützt die Verdauung sämtlicher gekochter Nahrung, die Sie zu sich nehmen. (In Deutschland sind zwei Enzympräparate auf pflanzlicher Basis erhältlich: Granozym und Floradix-Multi-pretten.)

Wie Enzymzusätze wirken

Die Verdauung fängt bereits im Mund an, beim Kauen der Nahrung. Das Ptyalin, ein Verdauungssaft im Speichel, beginnt mit dem Abbau von Kohlenhydraten. Dann wandert die Speise in den oberen Teil des Magens, die Kardia[1] oder den Magenmund, wo wenig Säure abgesondert wird und nur sehr wenig Bewegung herrscht.

Dr. Howell bezeichnet diesen Teil des Magens in seiner Theorie des Enzympotentials als den »Nahrungsenzymmagen«, weil hier die Enzyme aus der lebendigen Nahrung und die zusätzlichen Pflanzenenzyme, die Sie zur gekochten Nahrung einnehmen, die Vorverdauung der Speisen leisten.

Die Vorverdauung nimmt der Bauchspeicheldrüse die Aufgabe ab, Enzyme aus allen Teilen Ihres Körpers (die metabolischen Enzyme) für die Verdauung umzuwandeln. (Wenn Sie keine Nahrungsenzyme zu Ihrer Mahlzeit eingenommen haben und wenn Ihre Nahrung vollständig aus gekochten, also enzymarmen, Speisen besteht, dann wird weitaus weniger Vorverdauung stattfinden, da nur das Ptyalin zur ersten Aufspaltung der Kohlenhydrate aktiv ist. Die Vorverdauung der Proteine und Fette fällt also aus.)

Dr. Howell stellte fest, daß der untere Teil des Magens, der Pylorus oder Magenausgang, relativ inaktiv bleibt und sogar dreißig bis sechzig Minuten lang nur minimal Säure produziert, während die Nahrungsmittelenzyme und das Ptyalin mit der Vorverdauung der Nahrung im Magenmund beschäftigt sind.

Medizinische Lehrbücher bestätigen die Theorie

Die Medizinstudenten lernen aus ihren Anatomie-Lehrbüchern die unterschiedlichen Vorgänge in den beiden Teilen des Magens, aber die Schulmedizin betrachtet den Magen nur als Sack oder Behälter, der gefüllt und bewegt wird, und übersieht diesen anderen wichtigen Aspekt der menschlichen Verdauung. Im Grunde ist es völlig logisch, daß Mutter Natur die Enzyme in der gegessenen Nahrung (oder die Zusätze) ihre Arbeit tun läßt, ehe der Magen Verdauungssäfte mit zusätzlichen Enzymen absondert, die die Arbeit vollenden.

Ihr gesunder Menschenverstand sagt Ihnen: *Je weiter die Nahrung vorverdaut wird, desto weniger Arbeit muß die Bauchspeicheldrüse später leisten.* So wird der Bauchspeicheldrüse die Arbeit erleichtert, und Sie verlieren weniger von Ihrem Enzymvorrat.

Nach dreißig bis sechzig Minuten kommt die Nahrung in den unteren Teil des Magens, wo weitere Säuren und Enzyme die Nahrung weiter aufspalten. Hier leistet Ihr Magen harte Arbeit, wenn er die Proteine verdaut, besonders wenn es sich um tierische Proteine handelt. Die Magenbewegung beginnt. Zu diesem Zeitpunkt, wenn der Säuregrad im Magen steigt, werden die pflanzlichen Nahrungsenzyme inaktiviert. Sie werden im Dünndarm wieder aktiv, wo sie die körpereigenen Enzyme aus der Bauchspeicheldrüse beim Verdauungsvorgang unterstützen.

Viele Ernährungswissenschaftler und Mediziner haben sich nicht intensiv genug mit der Rolle der Enzyme bei der Ernährung befaßt und vertreten die Ansicht, die pflanzlichen Enzyme würden von der Magensäure zerstört und seien deshalb von geringem Wert. Aber diese alte schulmedizinische Lehre muß einem völlig neuen Verständnis weichen, wie Forschungen hierzulande und im Ausland ergeben haben. Die neue Theorie geht davon aus, daß Enzyme im Magen inaktiv (nicht zerstört) werden und daß sie im Dünndarm wieder wirken.[2] Wir erinnern noch einmal daran: Japan und die meisten europäischen Länder haben die Vereinigten Staaten bei der Lebenserwartung inzwischen überholt.

Viele kleine Saubermänner

Einiges deutet darauf hin, daß eine Einnahme zusätzlicher Enzyme auch zwischen den Mahlzeiten von Vorteil sein kann. Da sie keine Nahrung zu verdauen haben, werden die Enzyme als »freiwillige Arbeiter« Ihrem Enzymvorrat zugefügt, winzige »Saubermänner« in Ihrem Blutstrom. Die *amerikanische* wissenschaftliche Lehrmeinung lautet, daß kein Enzym, auch kein Enzymzusatz, die Magensäure überstehen kann, da Enzyme in einen Eiweißmantel eingeschlossen sind und die Magensäure Proteine zersetzt. Denken Sie aber daran, daß die Enzymforschung und die Anwendung von Enzymen bei der Therapie in den Vereinigten Staaten weit hinter Deutschland, anderen europäischen Ländern und Japan hinterherhinkt. Haben amerikanische Wissenschaftler denn vergessen, daß Säuglinge nach ihrer Geburt unbedingt mit der Muttermilch die für ihr Immunsystem notwendigen Enzyme aufnehmen müssen? Daß diese Enzyme im Magen des Säuglings überleben und über den Dünndarm in den Blutkreislauf gelangen, ist unumstritten.

Zwei führende deutsche Wissenschaftler, Dr. Max Wolf und Dr. Karl Ransberger, berichten in ihrem Buch *Ein Leben für die Enzymtherapie,* daß bestimmte Enzyme, die durch Radiomarkierung im Blutkreislauf verfolgt werden konnten, in der Leber, der Milz, den Nieren, im Herz, in der Lunge, im Zwölffingerdarm und im Urin nachzuweisen waren.[3]

Die Bedeutung der Entdeckung, daß wir unseren Enzymvorrat *aufstocken* können, kann nicht genug hervorgehoben werden. Dies ist ein gewaltiger Durchbruch. Überlegen Sie einmal, welchen Gewinn es für Ihre Gesundheit und Ihre Lebensdauer bedeutet, wenn Enzyme, die nicht in der Verdauung verbraucht werden, in Ihrem Blutkreislauf aktiv sind!

Enzymprodukte sind nichts Neues in der Lebensmittelindustrie. Der in den USA weitverbreitete Enzymzusatz Beano (er brachte Milliarden Dollar Gewinn ein) spaltet bestimmte gasbildende Zuckerarten auf, die in Bohnen vorkommen. Aber Bohnen bestehen nicht nur aus Zucker. Beano fehlt die Enzymaktivität, um die konzentrierten Proteine und die Kohlenhydrate in den Bohnen aufzuspalten.

Ein Milchprodukt mit Enzymzusätzen, Lactaid, hilft Menschen, die Milchzucker nicht verdauen können. Aber Milch hat noch viele andere Bestandteile. Rohmilch enthält viele Enzyme, und diese Enzyme sind wichtig, um alle Stoffe in der Milch für unseren Körper verdaulich zu machen. Mit Lactaid versucht die Milchindustrie ironischerweise, die entscheidenden Nährstoffe zu ersetzen, die sie zuvor selbst entfernt hat. (In deutschen Apotheken ist das Präparat Kerulac zu erhalten, es spaltet ähnlich wie Lactaid den Milchzucker auf.)

- Laut John Naisbitt, dem Autor von *Megatrends 2000*, wird die Biologie für das 21. Jahrhundert das sein, was die Physik und die Chemie für unser Jahrhundert waren. Und das Hauptinteresse wird der Enzymproduktion gelten.

Breitband-Enzyme

Als Folge der zunehmenden Sorge über den Mangel an Enzymen in unserer Nahrung wurden weitere Durchbrüche bei den Enzymzusätzen erzielt. Wir können nunmehr Enzyme nutzen, die nicht nur die Verdauung von Zuckermolekülen unterstützen, sondern auch die Verdauung von Proteinen, Fetten und Kohlenhydraten. Sie enthalten Protease (für Proteine), Lipase (für Fett) und Amylase (für Kohlenhydrate). Das bedeutet einen entscheidenden Fortschritt, wesentlich für die Lebensweise nach *Fitonics*. Enzymzusätze fördern eine gute Verdauung, eine gute Gesundheit und erleichtern damit die Gewichtsabnahme. Da diese Enzyme die Verdauung, die Weitergabe und die Aufnahme von Nährstoffen beschleunigen, erhalten Sie beim Essen »mehr für Ihr Geld«. Der Hypothalamus, der Ihnen sagt, ob Sie hungrig oder satt sind, registriert ein Sättigungsgefühl. Sie essen weniger. Das Gefühl, ständig essen zu müssen, verschwindet.

Enzyme überqueren den Atlantik

Im Jahr 1962 sagte die AMA voraus, daß »Enzyme« das wichtigste Thema der zukünftigen Forschung seien. Die Zukunft ist jetzt! Enzyme in Form von Nahrungszusätzen stehen nun für eine Reihe von Anwendungen zur Verfügung. In diesem Buch geht es um ihren Einsatz für eine effiziente Verdauung, die optimale Absorption von Nährstoffen und somit für eine gute Gesundheit.

Erfolge mit Enzymen in Europa

In Amerika liegen Forschungsergebnisse aus Europa selten übersetzt vor und erreichen daher unsere Wissenschaftler nicht. Die Folge sind Falschinformationen und das Festhalten an überholten Theorien – der amerikanischen Gesellschaft ist damit ganz und gar nicht gedient.

Wenn Sie Ihr Augenmerk auf Enzyme bei der Ernährung und der Gesundheit richten, gehören Sie zur »Avantgarde« der Gesundheitslehre! Ebenso wie Ihnen bei Regen Mühe und Kosten zum Gießen Ihres Gartens abgenommen werden, so ersparen zusätzliche Enzyme in Ihrer Nahrung Ihrem Körper die Last und den Verlust an Energie, die die Produktion aller Verdauungsenzyme für ihn bedeuten würde.

■ ES GIBT TRIFTIGE GRÜNDE FÜR ENZYMZUSÄTZE

Folgende Statistik hat das National Digestive Diseases Information Clearinghouse in Bethesda in Maryland, das sich mit Verdauungsstörungen befaßt, im Jahre 1993 für die USA veröffentlicht:

- 116 609 Todesfälle durch Krebs an den Verdauungsorganen,
- 20 Millionen Fälle von Gallensteinen,
- 66 Millionen Fälle von Sodbrennen in jedem Monat,
- 20 Millionen Fälle von Reizkolon,
- 191 311 Todesfälle insgesamt aufgrund von Erkrankungen der Verdauungsorgane,
- 22,3 Millionen Tage Arbeitsausfall durch akute Verdauungsstörungen,
- 4,5 Millionen Krankenhauseinweisungen wegen Verdauungsstörungen, das sind
- 13 % der Krankenhauseinweisungen insgesamt;
- 5,8 Millionen chirurgische Eingriffe am Verdauungssystem,
- das sind 7 % der chirurgischen Eingriffe insgesamt.[4]

Das National Digestive Diseases Clearinghouse berichtet weiter, daß täglich 200 000 Krankmeldungen (7 900 000 im Jahr) *allein wegen Verdauungsstörungen* 34 Millionen Amerikaner jährlich bis zu 50 Milliarden Dollar kosten, wovon 17 Milliarden direkte

Kosten für ärztliche Behandlung sind. Weshalb fordert die Regierung angesichts dieser Zahlen nicht die amerikanische Bevölkerung auf, mehr (enzymreiches) Obst und Gemüse zu essen? Sinnvoll wäre es auch, Enzymzusätze für die Verdauung in die Liste empfohlener Nahrungsmittelzusätze aufzunehmen.

Die drei Ärzte D. A. Lopez, R. M. Williams und M. Miehlke, alle Experten auf dem Gebiet der Enzymtherapie und -forschung sowie Autoren des Werkes *Enzymes: The Fountain of Life* (Enzyme: Die Quelle des Lebens), berichten: »In den letzten 40 Jahren ist die orale Einnahme von Enzymen in Europa und in anderen Ländern zur anerkannten und allseits akzeptierten Behandlungsmethode für vielerlei Leiden geworden.«[5] Sie fügen hinzu, daß außerhalb der Vereinigten Staaten jedes Jahr Millionen Patienten, die an Arthritis, Multipler Sklerose, Autoimmunkrankheiten oder Krebs leiden, mit oral verabreichten Enzymen behandelt werden.

»Studien in Korea und Europa haben ergeben, daß eine orale Therapie mit Enzymmixturen bei Krebs zu einem Rückgang der Sterblichkeitsraten und der Zahl der Rezidive führt.«[6]

Warum sind wir bei dieser bahnbrechenden Methode nicht führend? Die Doktoren Lopez, William und Miehlke geben folgende Erklärung: »Die USA haben in der Enzymforschung hauptsächlich deshalb einen Nachholbedarf, weil nach einem ›alten Dogma‹ ihre Bedeutung (die der Enzyme) heruntergespielt wurde und in der medizinischen Literatur der USA Verwirrendes und Widersprüchliches über ihre Bedeutung kursiert.«[7]

»Die Erfahrungen aus der europäischen Forschung haben in der wissenschaftlichen Welt großes Aufsehen erregt, obwohl sie in den Vereinigten Staaten und Lateinamerika kaum bekannt sind. Die Europäer sind der Meinung, daß mit diesem Wissen heute Millionen von Menschen geholfen werden kann, die seit Jahren an Schmerzen leiden, und daß damit auch vorbeugende Maßnahmen gegen Krankheiten und für ein längeres, gesünderes Leben möglich wären.«[8]

Enzyme und Gewichtsabnahme

Wir haben festgestellt, daß uns nach der Einnahme zusätzlicher Enzyme das Essen nicht wie Blei im Magen liegt. Vielmehr fühlen wir uns innerhalb kurzer Zeit nach dem Essen leicht, gesättigt und energiegeladen.

Während unseres *Fitonics*-Tests im Jahre 1993 berichteten viele Teilnehmer, daß sie sich nach einigen Wochen der Einnahme von Enzymen zunehmend wohler gefühlt hätten, so als ob ihr Körper reibungsloser funktionierte. Sicherlich besserten sich auch bei vielen die bestehenden Probleme mit der Ausscheidung generell und speziell die Verstopfung. Alle wirkten durch die lebendige Nahrung und die Enzymzusätze jünger, fröhlicher, strahlender und lebendiger. Manche berichteten auch, sie schluckten weniger rezeptfreie Medikamente als zuvor.

> *Dritter Grundsatz für natürliche Gesundheit und gesundes Abnehmen:*
>
> *Wir nehmen täglich Enzymzusätze zu jeder gekochten Mahlzeit ein, um unsere Verdauung zu verbessern und die Mahlzeiten optimal zu nutzen. Die regelmäßige Einnahme von Enzymzusätzen ist ein wesentlicher Faktor für unsere Gesundheit, unser Wohlbefinden und folglich für die Gewichtsabnahme.*

Einer unserer »Super-Erfolgreichen«, ein charmanter Italiener namens »Ralphie«, war so begeistert von den Enzymzusätzen und den enzymreichen Säften anstelle der von ihm so geliebten Pizza und anderen schweren Gerichten, daß er in nur 10 Wochen 17 Kilo abnahm! Trudy, eine 65jährige Frau, die Schwierigkeiten mit dem Gehen hatte, nahm 17 Kilo ab, war danach wieder auf den Beinen und trainierte fleißig. Sie fand eine neue Arbeitsstelle, und ihr ganzes Leben änderte sich!

■ WIE SIE ENZYME EFFEKTIV NUTZEN

Enzymzusätze zur Verbesserung der Verdauung werden in Apotheken und in Reformhäusern verkauft. Wählen Sie einen Breitband-Enzymzusatz, der zumindest Protease, Amylase und Lipase enthält. Nehmen Sie die empfohlene Dosis zu jeder gekochten Mahlzeit ein.

Ob Sie sofort eine Verbesserung in Ihrem Befinden feststellen oder nicht, ist weniger wichtig als die Gewißheit, daß Sie Ihren allgemeinen Gesundheitszustand verbessern, indem Sie die Verdauung durch Enzymzusätze unterstützen. Auf lange Sicht werden Sie eine so dramatische Veränderung in Ihrem Aussehen und Wohlbefinden feststellen, daß Sie alle, die Sie lieben, von der Bedeutung der Nahrungsenzyme überzeugen wollen.

Enzyme und eine gesunde Verdauung

Alle Verdauungsstörungen sind ein unnötiges Leiden. Sie gehen mit so vielen, weithin bekannten Symptomen einher, an denen niemand leiden müßte: Sodbrennen, Blähungen, Übelkeit, Völlegefühl, Aufstoßen, schlechter Atem und Körpergeruch, Kopfschmerzen, Magen- und Bauchschmerzen, Erschöpfung, Reizbarkeit, Depressionen, Schlaflosigkeit, Alpträume, Krämpfe, Verstopfung, Durchfall, Reizkolon, Divertikulose, Lebensmittelallergien, Arzneimittelsucht und geistige Beeinträchtigungen wie Gedächtnisstörungen und Konzentrationsmangel stehen alle in Zusammenhang mit unzureichender Verdauung. Die Hauptursache für eine schlechte Verdauung ist enzymarme, gekochte und behandelte Nahrung.

Sie fragen sich vielleicht, ob Sie Enzyme brauchen, wenn sie keine Probleme mit der Verdauung haben und hauptsächlich lebendige Nahrung zu sich nehmen. Unser Körper verbraucht Enzyme bei so vielen Prozessen, daß sich ein großer Enzymvorrat immer auszahlt, gleich was Sie essen. Während einer Erkrankung beispielsweise, bei extrem heißem oder kaltem Wetter oder bei besonderer körperlicher Anstrengung werden Enzyme schneller verbraucht. Und da unsere Nahrung denaturiert ist, brauchen Sie alle verfügbare Energie, um diesem Übel entgegenzuwirken.

Denken Sie immer daran:

- Energie ist die Essenz des Lebens.
- Enzyme sind notwendig, um Energie zu gewinnen.
- Enzyme sparen Ihrem Körper Energie.
- Effektiv verdaute Nahrung kann Ihrem Körper mehr Energie spenden.

Enzyme und Langlebigkeit

Wir haben bereits erwähnt, daß der Bestand an Enzymen in Ihrem Körper sich fortlaufend verringert, sobald Sie die erste Lebenshälfte überschritten haben, und Sie haben gesehen, daß ein niedriger Enzymbestand mit Alterung und chronischen Krankheiten in Verbindung gebracht wird. Aber das muß nicht sein. Erkenntnisse von Vertretern der natürlichen Gesundheitslehre deuten darauf hin, daß wir unseren Enzymvorrat durch Enzymzusätze und lebendige Nahrung wieder auffüllen und so unsere Lebenserwartung erhöhen können.

Wir sprechen hier von der Möglichkeit, unser menschliches Leben zu verlängern. Mit anderen Worten: Vor Ihnen könnten Jahre voller Gesundheit, Aktivität und Lebensqualität liegen. Vieles spricht dafür, daß dies möglich ist. Versuchstiere, die mit lebendiger Nahrung aufgezogen werden, haben eine fast 30 Prozent höhere Lebenserwartung als Tiere, die mit gekochter Nahrung aufgezogen werden. Wenn das auch für Menschen gilt, bedeutet dies, Sie könnten Ihre Lebensspanne um mindestens zwanzig (gesunde) Jahre verlängern!

Die Japaner, die die längste Lebenserwartung haben, essen ihren Fisch und ihre Meeresfrüchte roh. Sie kochen ihr Gemüse nur minimal und verwenden viel Tamari oder Sojasoße, Miso und andere Gewürze, die natürlich fermentiert sind. Bei dieser Fermentation entstehen aktive Enzyme, die dazu beitragen, die genossenen Speisen aufzuspalten.

Solche Sojaprodukte sind vielleicht die ältesten Enzymwirkstoffe der Welt, und sie werden in Asien seit Jahrtausenden wegen ihrer verdauungsfördernden Eigenschaften geschätzt.[9] Die

Abchasen haben ebenfalls eine überdurchschnittlich hohe Lebenserwartung, und ihre wichtigsten Grundnahrungsmittel sind enzymreiches, rohes Sauerkraut und enzymreicher, unbehandelter Joghurt.

Enzyme sind eindeutig eine wichtige Entdeckung. Und sie sind nicht der einzige Schatz, den Sie auf Ihrer Suche nach natürlicher Gesundheit finden. Eines der größten Geheimnisse von Top-Models und Filmstars ist...

6
Energiegewinn beim Essen: Die nächste Stufe der Lebensmittelkombination

> »Sollten Sie jemals einer vornehmen Londoner Abendgesellschaft mit Prinzessin Diana aufwarten, bieten Sie ihr auf keinen Fall Kaviarkräcker an. Die Prinzessin wie auch etliche andere Mitglieder der königlichen Familie (Fergie eingeschlossen, wie gemunkelt wird), Rockstars und andere Berühmtheiten, aber auch Heerscharen einfacher Engländer sind nämlich vom Hay-Fieber befallen. Bei dieser Diät, die von dem amerikanischen Arzt William Howard Hay Anfang unseres Jahrhunderts entwickelt wurde, dürfen unter anderem Eiweiß und Stärke nicht gleichzeitig verzehrt werden.«
>
> *Andrew Wilson, »The Diet that Works for Di«, in: Fitness (Januar/Februar, 1996)*

Wie Sie supersexy werden!

Sehen Sie sich Top-Models wie Karen Alexander und Claudia Schiffer an, Plattenstars wie Reba MacIntire und Cher, Fernsehstars wie Suzanne Sommers, Mary Hart und Candice Bergen oder Hollywoodgrößen wie Woody Harrelson, Gene Hackman und Ted Danson.

Sie alle sind sexy und sprühen vor Energie. Ihnen gemeinsam ist die Begeisterung für *Fit fürs Leben* und seine Empfehlungen zur Lebensmittelkombination.

Wenn Sie *Fit fürs Leben* noch nicht kennen, wissen Sie auch nicht, daß die dort empfohlene Art der Lebensmittelkombination von vielen Pionieren der natürlichen Gesundheitslehre vorweggenommen wurde, zum Beispiel von Dr. William Howard Hay, Dr. Norman Walker und Dr. Herbert Shelton. Sollten Sie *Fit fürs Leben* aber schon gelesen haben, dann wissen Sie vermutlich, welchen Wirbel das Buch ausgelöst hat.

Tatsächlich ist es *Fit fürs Leben* gelungen, mit der in Amerika vor über 60 Jahren entwickelten Idee der richtigen Lebensmittelkombination den Menschen in Amerika und vielen anderen Ländern der Welt erstmals den Weg zu einer kostenlosen Gewichtsabnahme und Gesundheitsvorsorge zu öffnen.

Die richtige Lebensmittelkombination ist ein einfaches Hilfsmittel für Leute, die abnehmen und gesünder leben wollen. Auf eine Formel gebracht, ist es konzentrierte Energieaufnahme, ein einfaches, natürliches System, das Ihren Körper wieder in Schwung bringt, Verstopfung verhindert und Ihnen die Kraft und das Selbstvertrauen schenkt, die Sie brauchen, um sich gesund und sexy zu fühlen.

Bah, Humbug?

Der Begründer der modernen Evolutionstheorie Charles Darwin war auch bekannt für seine taxonomischen Arbeiten, für die Klassifikation von Lebewesen. Einmal wollten seine Studenten ihm einen Streich spielen. Sie stellten aus den Körperteilen unterschiedlicher Insekten ein neues Insekt zusammen und legten es Darwin zur Begutachtung vor. Angesichts dieser »neuen« Spezies prägte Darwin den heute weitverbreiteten Begriff »Humbug«. (Aus englisch *hum* für Summen und *bug* für Wanze.)

Millionen Leser von *Fit fürs Leben* berichten begeistert von ihren Erfahrungen, Hunderttausende Briefe gehen in den Büros von *Fit fürs Leben* ein:

»Ich habe meine Magentabletten weggeworfen!«

»Ich habe soviel Gewicht verloren, und doch fehlt mir nichts.«

»Die Arthritis in meinem Knie ist weg. Gestern stieg ich eine Leiter hoch und reparierte mein Hausdach.«

»Ich kann es nicht glauben! Ich habe keine Verstopfung mehr!«

»Ich bin 89 Jahre alt. Ich hatte so schwere Arthritis, daß ich nicht einmal einen Füller halten konnte. Dieser Brief ist mein erster seit Jahren.«

»Meine Kopfschmerzen sind weg.«

»Ich hatte Größe 46; nun bin ich bei Größe 38. Mein Mann sagt, ich sei sogar noch attraktiver als zu unserer Zeit in der High-School.«

Die Leser verlieren ihre Pfunde wie die Bäume im Herbst ihre Blätter. Sie fühlen die grenzenlose Energie, die eine der Nebenwirkungen der Lebensmittelkombination ist. Viele konnten ihre beinahe lebenslange Abhängigkeit von Magentabletten und Abführmitteln beenden. Chiropraktiker, Masseure, Homöopathen und Naturärzte ebenso wie fortschrittlich denkende Ernährungsberater, Ärzte und Zahnärzte sind hellauf begeistert über die positiven Auswirkungen der Lebensmittelkombination auf die Gesundheit ihrer Patienten. Sie alle empfahlen *Fit fürs Leben* auch anderen Patienten.

Aber, Doktor, haben Sie es je versucht?

Es besteht ein großer Unterschied zwischen der erwiesenen Wahrheit und einer Lehrmeinung. Die meisten Schulmediziner, die sich nie mit der Lebensmittelkombination befaßt haben, werden Ihnen zwar sagen, daß es keine Rolle spielt, welche Kombinationen Sie essen. Dennoch wollen wir in diesem Kapitel noch einmal die Theorie der richtigen Lebensmittelkombination darlegen, ist sie doch ein Grundpfeiler der natürlichen Gesundheitslehre für den Gewinn von Energie und die Gewichtsabnahme.

Ebenso wie die medizinische Forschung in Amerika den Einfluß von Nahrungsenzymen auf die Gesundheit vernachlässigt hat, hat sie auch den Wert dieser enzymreichen, Krankheiten vorbeugenden Ernährungsweise ignoriert. Wir erwähnten einmal einem befreundeten Herzspezialisten gegenüber, daß eine Aufklärung über Methoden wie die richtige Lebensmittelkombination die Zahl der Patienten senken könnte, die wegen falscher Ernährungsgewohnheiten zu ihm kommen. Er entgegnete spontan: »Oh, aber das wollen wir doch gar nicht!« Wirklich? Herzkrankheiten sind vergleichbar mit einem Amokläufer, jeder zweite stirbt daran. Stand unser befreundeter Mediziner etwa für die unselige Haltung, das *Wohlbefinden* der Patienten weniger wichtig zu nehmen als das *Wohlhaben* der Ärzte?

Durch das Kombinieren von Lebensmitteln steigern wir unsere Energie, und das führt zu Gewichtsabnahme und Gesundheit. Deshalb halten wir die Methode für so wichtig, und deshalb formulieren wir sie in *Fitonics* neu. Wir hoffen, daß auch Sie sich von der Idee begeistern lassen.

Wenn Sie Ihre Ernährung systematisch nach den Prinzipien der richtigen Lebensmittelkombination umstellen, bringen Sie Ihre Verdauung wieder in Schwung und verhindern Verstopfung. Sie haben mehr Energie und bewahren notwendige Enzyme. Zahlreiche mehr oder weniger gut fundierte Gründe für und gegen die Lebensmittelkombination werden ins Feld geführt, entscheidend aber ist *der Erfolg in der Praxis.*

Denken Sie bitte an Charles Darwin, wenn wir Ihnen das Prinzip erläutern. Es ist »Humbug«, sich gegen etwas zu stellen, das funktioniert und den Menschen gut tut.

Wollen Sie mehr Energie? Wollen Sie ein paar Pfunde abnehmen? Wollen Sie sich schlank und sexy fühlen und in dem Bewußtsein leben, etwas für Ihre Gesundheit getan zu haben? Dann kombinieren Sie Ihre Nahrung in der richtigen Weise! Millionen Menschen sind der Beweis für den Erfolg. Und wenn Sie noch nicht dazugehören, nutzen Sie jetzt die Gelegenheit und wenden Sie das wertvolle Hilfsmittel selbst an.

Noch einmal: Abnehmen kostet Energie

Wir können es nicht oft genug betonen: Erfolgreiche Gewichtsabnahme hängt ab von ausreichender Energie. Energie ist der wichtigste Baustein in unserem System. Wir möchten, daß Sie unsere Methode ernst nehmen und für sich selbst nutzen. Die richtige Kombination von Lebensmitteln ist ein Teil dieser Methode; deshalb sprechen wir von einem Energiegewinn beim Essen.

In *Fit fürs Leben* wird immer wieder darauf hingewiesen, daß die Verdauung mehr Energie verbraucht als andere Körperfunktionen. Nach der bisherigen Lektüre werden Sie nicht daran zweifeln. Sie wissen auch, daß die Verdauung nicht nur besonders viel Energie verbraucht, sondern im Laufe eines Lebens auch 50 Prozent der körpereigenen Enzyme. Sie wollen jetzt alles tun, um dieses Mißverhältnis aufzulösen. Sollten Sie immer noch nicht überzeugt sein, lassen Sie sich vor Augen führen, welchen Preis Ihr Energiehaushalt für die Verdauung zahlen muß.

Was geschieht, wenn Sie ein üppiges Mahl einnehmen? Sie werden vermutlich müde. Das liegt daran, daß Ihr Körper einen großen Teil seiner Energie auf die Verdauungsarbeit verwendet. Ihr Körper verlangt nach einem Nickerchen, da er weniger Energie für andere lebenswichtige Vorgänge zur Verfügung hat. Wenn Sie sich hinlegen und eine Weile ausruhen, wird die Energie freigesetzt, die Ihr Körper braucht, um das Essen in Ihrem Magen aufzuspalten. Ein Spaziergang nach einer vernünftigen Essensmenge ist zwar gesünder, doch wenn wir zuviel essen, machen wir in der Regel ein Nickerchen.

Nehmen wir zum Beispiel das Weihnachtsessen, ein Paradebeispiel. Alle stehen bis oben vollgestopft vom Tisch auf und wollen sich nur noch ausruhen und warten, bis wieder Platz ist für ein paar Plätzchen.

Oder nehmen wir ein großes Geschäftsessen oder ein Essen mit Freunden. Sie haben viel mehr gegessen, als Sie eigentlich wollten und sehnen sich nach einem Nickerchen. Oder vielleicht eine zweite Tasse Kaffee?

Ein Hilfsmittel, kein Gesetz

Die richtige Lebensmittelkombination ist ein Hilfsmittel, das genauso zur Erhaltung Ihrer Gesundheit beiträgt wie zum Beispiel ein Gymnastikprogramm. Sie müssen sich nicht als Versager fühlen, wenn Sie diese Methode nicht ständig und konsequent anwenden. Sie ist keine Zwangsjacke, sondern ein erprobtes System, das Ihnen bei der richtigen Zusammenstellung Ihrer Mahlzeiten helfen soll, damit Sie nicht zunehmen und keine Magenbeschwerden bekommen. Es soll der Orientierung dienen und die Verdauung erleichtern. Dadurch muß der Körper weniger Energie für die Verdauung aufwenden und kann mehr körpereigene Enzyme erhalten.

Was kann daran schlecht sein? Eigentlich ist das der größte Gewinn, den Sie aus der Lebensmittelkombination schöpfen können.

Die Geschichte der Lebensmittelkombination

In der wissenschaftlichen Literatur zum Thema Lebensmittelkombination fällt der Name des russischen Physiologen Iwan Pawlow auf, der vor allem durch seine Arbeiten über die Konditionierung bekannt geworden ist. In der Schrift »Die Arbeit der Verdauungsdrüsen« berichtet er von seiner Entdeckung, daß Fleisch und Stärke unterschiedlich lange im Hundemagen bleiben, Stärke nämlich nur halb so lange wie Fleisch, das ungefähr nach vier Stunden weiterwandert.

Zu seiner Überraschung stellte Pawlow fest, daß eine aus Fleisch und Stärke bestehende Mahlzeit den Magen der Versuchstiere erst nach acht Stunden verließ! Das bedeutet, daß das typische belegte Brot, der Hamburger, der Hot Dog, ganz zu schweigen von warmen Mahlzeiten mit Fleisch und Kartoffeln, doppelt so lange brauchen, bis sie den Magen verlassen, als wenn wir Fleisch als Hauptgang bei einer Mahlzeit und Brot und/oder Kartoffeln bei der nächsten zu uns nehmen. Doppelt so lange kann den doppelten Verlust von Enzymen und Energie bedeuten.

Dr. Lionel Picton war der Herausgeber des fortschrittlichen *Chesire Medical Testament,* in dem 31 Ärzte übereinstimmend den Zusammenhang zwischen Vorbeugung gegen Krankheiten und richtiger Ernährung herstellten. Im Jahre 1931 schrieb Picton in einem Artikel, daß die verzögerte Verweildauer von Nahrung im Magen sich auch auf den übrigen Verdauungstrakt einschließlich des Dickdarms auswirke. »Diese überraschende Schlußfolgerung geht auf die Erkenntnis zurück, daß zusammengesetzte Nahrung wie zum Beispiel Fleisch plus Mehlprodukte eher zu Verstopfung führt als der Verzehr von Fleisch plus Salat beziehungsweise kohlenhydrathaltige Nahrung wie Brot mit Butter [kombiniert mit Suppe oder Gemüse, Anm. der Autoren] zu getrennten Mahlzeiten.«[1]

Der wichtigste Vorreiter auf dem Gebiet der Lebensmittelkombination war der amerikanische Arzt William Howard Hay, der 1866 in Hartstown, Pennsylvania geboren wurde. Hay schloß 1891 sein Medizinstudium an der Universität New York ab und praktizierte in den darauffolgenden 16 Jahren auf herkömmliche Weise. Anfang Vierzig bekam er gesundheitliche Probleme und mußte feststellen, daß »er über die Ursachen seines Leidens genausowenig wußte wie seine Berufskollegen«.[2] Sein Zustand verschlechterte sich, er litt unter Bluthochdruck und Herzerweiterung. Seine Kollegen gaben ihm nur noch wenig Zeit zu leben.

Hay resignierte jedoch nicht, sondern wandte sich der natürlichen Gesundheitslehre zu. Er nahm, wie er sich ausdrückte, nur noch »fundamentale« Nahrung zu sich und »aß nur noch Dinge, die seiner Meinung nach von der Natur für die menschliche Ernährung vorgesehen waren. Er nahm sie in naturbelassener Form zu sich und aß nie mehr, als zur Deckung des momentanen Bedarfs notwendig erschien.«[3]

Mit Hilfe der natürlichen Gesundheitslehre besiegte Hay seine Krankheit innerhalb von drei Monaten. Er hatte 46 Pfund abgenommen und fühlte sich gesünder als je zuvor. Er widmete sich jetzt Überlegungen, Krankheiten mit Hilfe der Ernährung zu behandeln, eine damals wie heute unkonventionelle therapeutische Methode. Er sprach offen davon, daß die Medizin falsche Wege gehe, »daß sie sich mit Symptomen herumschlage, anstatt die Ursachen zu bekämpfen. Als Beweis führte er seinen eigenen Fall an, den die besten Ärzte für unheilbar erklärt hatten.«[4]

Im Lauf der Jahre wurde Hay sich seiner Sache immer sicherer und behandelte immer mehr Menschen nach seiner Methode. Couragiert begegnete er den Anfeindungen seiner Kollegen. Immer wieder bewies er anhand konkreter Fälle, »daß der Körper lediglich widerspiegelt, was ihm täglich in Form von Essen und Trinken zugeführt wird«[5].

Hay versicherte wiederholt, daß seine Ernährungstherapie, die Haysche Trennkost, keine neue Erfindung sei, sondern *lediglich den natürlichen Heilungskräften den Weg ebne.*

Hays Hauptinteresse galt den schädlichen Säuren, die der Körper infolge der Zusammensetzung unvereinbarer Nahrungsmittel produziert. In den USA wird jährlich mit Milliardenaufwand für Mittel geworben, die gegen die Folgen dieser Säurewirkung helfen sollen. Die Werbung klärt aber im allgemeinen nicht darüber auf, wie einfach es wäre, die Säurebildung von vornherein zu verhindern.

Wie eine Übersäuerung vermieden wird

Wird Eiweiß – Fleisch, Geflügel, Fisch, Eier und Milchprodukte – gemeinsam mit Kohlenhydraten – Brot, Reis, Kartoffeln oder Teigwaren – aufgenommen, so wird die Verdauung beeinträchtigt; es kommt zu einer starken Übersäuerung des Magens. Zum besseren Verständnis dieser Vorgänge reichen einfache chemische Kenntnisse. Eiweiß wandelt sich im Körper zu Salzsäure um, und die basischen Eigenschaften des Ptyalins, des Speichelenzyms, lösen die Verdauung von Stärke aus. Ißt man große Mengen von Eiweiß und Stärke zur gleichen Zeit, wird die Wirkung der basischen und der säurehaltigen Verdauungssäfte deutlich verringert. Die Stärke kann dann durch das Zuviel an Säure, das Eiweiß durch das Zuwenig an Säure nicht verdaut werden.

Das Speichelenzym und die Salzsäure neutralisieren sich gegenseitig. Unvollständig verdautes Eiweiß geht in Fäulnis über, unvollständig verdaute Stärke fängt an zu gären, Fette werden unter diesen Bedingungen ranzig. Wir haben bereits erklärt, wie bedeutend Enzyme für die Verdauung sind. Somit können wir bei der enzymarmen gekochten Nahrung davon ausgehen, daß die meisten aus Eiweiß und Kohlenhydraten gemischten Mahlzeiten im Magen verderben, weil zu wenig Enzyme für die Vorverdauung vorhanden sind.

Die gesundheitsschädigende Folge dieser Reaktionen ist die Übersäuerung des Körpers. Im nächsten Kapitel erfahren Sie, warum Sie ab jetzt eine Übersäuerung möglichst vermeiden sollten.

Dr. Hay veröffentlichte das erste Buch zum Thema der richtigen Lebensmittelkombination in den 30er Jahren. Darin beschäftigte er sich mit der Übersäuerung und dem daraus folgenden Vitalitätsverlust aufgrund der bei uns üblichen, unverträglichen Zusammenstellung von Nahrungsmitteln. In seinem Buch beschreibt er die gesündeste Form des Obstverzehrs und die Zubereitung gesunder Nachspeisen. Vor allem aber warnt er davor, daß bei kontinuierlicher gleichzeitiger Aufnahme chemisch unverträglicher Nahrungsmittel, wie zum Beispiel Eiweiß und Stärke, die Toleranzschwelle für die schädlichen Folgen heraufgesetzt wird und damit die Auswirkungen auf unsere Gesundheit verschleiert werden, ähnlich wie bei Drogen oder Koffein. (Wir müssen immer mehr zu uns nehmen, um die gewünschte Wirkung zu erzielen.)

Nach jahrzehntelanger Forschung stellte William Howard Hay die für uns wohl wertvollste Verhaltensmaßregel zur Gesundheitsvorsorge auf: *Kohlenhydrate und Eiweiß sollen nicht zur selben Mahlzeit gegessen werden.* Auf den Alltag bezogen bedeutet dies, daß herkömmliche Gerichte wie Brot mit Wurst, Geflügel mit Nudeln, Fisch mit Reis möglichst vermieden werden sollen. Hay empfahl die Veränderung unserer Eßgewohnheiten in der Art, daß eiweiß- und kohlenhydrathaltige Gerichte jeweils zu getrennten Mahlzeiten verzehrt und mit viel Gemüse kombiniert werden, um unsere Gesundheits- und Gewichtsprobleme zu lösen.

An dieser Stelle tauchen immer wieder dieselben Fragen auf:

»Heißt das, daß ich verschiedene eiweißhaltige Lebensmittel zusammen essen kann, zum Beispiel erst Shrimps und dann Hähnchen, solange ich ausreichende Mengen Gemüse und Salat dazu esse?«

Oder: »Kann ich auch zwei verschiedene kohlenhydrathaltige Nahrungsmittel essen, solange ich genug Gemüse dazu esse?«

Die Antwort auf beide Fragen ist: »Ja.« Sie können zum Beispiel ein deftiges Steak mit Käse im Salat essen. Oder Sie essen Kartoffelbrei und Vollkornbrötchen, nur sollte dann auch reichlich Gemüse dabeisein.

Jedes Böhnchen gibt ein Tönchen

Die Empfehlung, Eiweiß und Stärke getrennt zu verzehren, ist der von Schulmedizinern und Ernährungsberatern am heftigsten angegriffene Teil unserer Theorie, die in *Fit fürs Leben* erstmals veröffentlicht wurde. Kritiker sagen, daß in den meisten natürlichen Nahrungsmitteln Eiweiß und Stärke bereits kombiniert vorhanden seien und daß der Natur wohl ein Fehler unterlaufen sein müßte, wenn diese Zusammenstellung unverträglich wäre.

Natürlich wissen wir, daß die Natur in den meisten Nahrungsmitteln Eiweiß und Kohlenhydrate kombiniert, allerdings dominiert immer einer der beiden Bestandteile. Auch Brot und Reis enthalten Eiweiß, jedoch in ganz unbedeutenden Mengen. Das einzige Eiweißprodukt, das bedeutende Mengen Kohlenhydrate enthält, ist Milch.

Wir beziehen uns in der Theorie der richtigen Lebensmittelkombination auf Nahrungsmittel mit einem hohen Eiweißgehalt von mindestens 20 Prozent, also Geflügel, Fleisch, Fisch, Käse und Milch. Entsprechend sind kohlenhydrathaltige Nahrungsmittel solche mit einem Kohlenhydratanteil von mindestens 20 Prozent, also Getreideprodukte, Kartoffeln und raffinierter Zucker.

In der Natur gibt es nur ein Nahrungsmittel, das Eiweiß und Kohlenhydrate zu etwa gleichen Teilen enthält, und gerade dieses Nahrungsmittel bestätigt das Prinzip der richtigen Lebensmittelkombination. Es handelt sich dabei um die Gruppe der Hülsenfrüchte, zu der Bohnen, Linsen und Erdnüsse zählen. Was geschieht, wenn Sie Hülsenfrüchte essen? Wahrscheinlich bekommen Sie Blähungen und fühlen sich unwohl, manchmal wird die Verdauung sogar schmerzhaft und bringt sich peinlich zu Gehör, womit unsere Theorie, daß Eiweiß und Stärke für den Verdauungstrakt unbekömmlich sind, bewiesen wäre.

Lebensmittelkombination nach Fitonics:
Bitte kein Purismus!

Hays Untersuchungen über die richtige Lebensmittelkombination haben in den vergangenen 60 Jahren eine Unzahl verwandter Theorien angeregt. Die Eiweiß-Stärke-Regel ist dabei immer beibehalten worden, die Art und Weise der wirksamsten Umsetzung variiert jedoch.

Wenn Sie die Eiweiß-Stärke-Regel beachten wollen, konzentrieren Sie sich bitte auf die Hauptbestandteile Ihres Essens, und überschätzen Sie nicht die Prise Parmesan am Salat. Oft hören wir Fragen wie:

»Was ist, wenn in meiner Suppe etwas Hühnerfleisch ist?«

»Schadet etwas Joghurt an der Salatsauce? Darf ich dann keine Kohlenhydrate mehr essen?«

»Darf ich meine Cornflakes mit Milch essen?«

Unsere Antwort auf diese Fragen lautet: Hüten Sie sich vor Purismus! Denken Sie daran: Es handelt sich um einen Weg, wie Sie Gewicht abnehmen und Energie gewinnen können. Es ist kein Gesetz, das niemand übertreten darf. Ein bißchen Käse auf den Nudeln, ein paar Stückchen Putenfleisch oder Schinken in der Suppe sind nicht das Problem. Mißverstehen Sie das aber nicht, Mengenangaben sind sehr relativ. Hier ist die Rede von kleinsten Mengen, nicht von ganzen Schöpflöffeln.

Das System der richtigen Lebensmittelkombination bezieht sich auf die Hauptbestandteile einer Mahlzeit, nicht auf Zutaten oder Gewürze.

Kleine Mengen Käse oder Joghurt dürfen Sie verwenden, Sie dürfen auch ein paar Gramm Fleisch oder Fisch zum Reis essen, solange die Mengen zu vernachlässigen sind und das Gemüse überwiegt. Sie dürfen auch ruhig zum Brathähnchen einen Salat mit ein paar Croutons essen. Ob Sie sie weglassen oder essen, spielt keine Rolle.

Was die Cornflakes mit Milch betrifft, gibt es einen sehr schmackhaften Ausweg: Ersetzen Sie die Kuhmilch durch Sojamilch, sie ist auch mit Vanillegeschmack erhältlich. Sojamilch enthält weniger Eiweiß und mehr Kohlenhydrate als Kuhmilch, verträgt sich also besser mit Getreideflocken.

Betrachten wir die asiatische oder die indische Küche, die seit Jahrhunderten viel weniger Eiweißprodukte verwendet als die westliche Küche. Dort werden in der Regel geringe Mengen Eiweiß mit Stärke und Gemüse kombiniert. Die Chinesen ergänzen ihre Reisgerichte mit kleinsten Stücken Schweinefleisch oder

Geflügel. Die Japaner essen zu ihren Nudelgerichten Gemüse und kleine Stückchen Trockenfisch. Die Inder fügen ihren Gerichten aus Getreide und Hülsenfrüchten geringe Mengen Milch zu, auch hier überwiegt das Gemüse. In allen diesen Kulturen wird Eiweiß, verglichen mit unseren Fleischportionen, in verschwindend geringen Mengen verzehrt.

Das Problem in den westlichen Ländern rührt daher, daß wir zu einer Mahlzeit ein halbes Pfund Fleisch oder Geflügel verzehren und dazu noch Kartoffeln und mehrere Scheiben Brot essen. Salat oder Gemüse wird höchstens als Beilage oder Garnierung gereicht. Das Prinzip der richtigen Lebensmittelkombination bezieht sich auf das Hauptgericht, nicht auf die Beilage. Gemüse und Salate müssen deshalb zum Hauptnahrungsmittel werden neben eiweißhaltiger beziehungsweise kohlenhydratreicher Nahrung. Unser Gemüseverzehr wird sich so mit Sicherheit deutlich erhöhen.

Kraftessen zu Mittag und abends das Schlummermahl

Wenn Sie als Fleischesser einen höheren Energiegewinn erzielen und gleichzeitig abnehmen wollen, dann kombinieren Sie das Fleisch mit Salat und Gemüse, so wird es am besten verdaut. Sie vermeiden damit gleichzeitig Übersäuerung und Verstopfung, eine häufige Begleiterscheinung des Fleischgenusses.

Das ist das von uns empfohlene Kraftessen zu Mittag. Wir haben es so genannt, weil Proteine tatsächlich *anregend* wirken und klares Denken fördern. Werden sie mit enzymreichen Salaten und vollwertigem Gemüse gegessen, so liefern sie die ideale geistige Energie für Ihre Arbeit am Nachmittag.

Hingegen regen Kohlenhydrate die Sekretion von Serotonin an, das macht Sie schläfrig. Deshalb empfehlen wir als Schlummermahl eine Mahlzeit aus Kohlenhydraten, die in Kombination mit gekochtem Gemüse am bekömmlichsten sind.

Mittags essen sie also die eine, abends die andere Kombination, so einfach ist das. Ein ideales Mittagessen wäre zum Beispiel eine große Portion Salat mit Eiersalat oder ein Chef-Salat mit Fleischstückchen. An einem kalten Tag können Sie einen Teller Gemüsesuppe oder eine Tasse heißen Tee hinzufügen. Ein ideales Abendessen ist Reis mit Gemüse, Suppe mit dicken Scheiben frischen Vollkornbrotes, oder Kartoffelpüree und Gemüse mit Soße.

Wir haben auch festgestellt, daß Milchprodukte in Kombination mit Stärke weitaus weniger belastend sind als Fleisch und Stärke. Die älteste vegetarische Küche hat *immer schon* Milchprodukte verwendet. Sie dürfen also durchaus ab und zu eine Pizza essen, vor allem Gemüsepizza. Verlangen Sie im Restaurant eine Extraportion Gemüse und einen fettarmen Käse.

Vegetarier, die ihren Eiweißbedarf hauptsächlich mit Tofu decken, dürfen Tofu, ein fermentiertes Eiweißprodukt aus Sojabohnen, gern mit Stärke kombinieren, vorausgesetzt, daß sie nicht unter starkem Energiemangel oder Übergewicht leiden. Und schon taucht die nächste Frage auf.

»Heißt das, daß ich nie mehr einen Hamburger und nie mehr Braten mit Kartoffelpüree essen darf?«

Denken Sie daran: Dies ist ein Hilfsmittel, kein Gesetz! Ihnen droht keine Strafe wegen Verstößen gegen diese Richtlinien! Sie sind hilfreich und wichtig für die Gewichtsabnahme und zum Energiegewinn. Natürlich können Sie auch künftig Weihnachten mit Freunden und Familie feiern. Wir tun das auch! Und Sie dürfen ab und zu einmal einen Hamburger essen. (Besser wäre vielleicht ein Gemüsebratling auf einem Vollkornbrötchen.) Am besten legen Sie dick Kopfsalat, Tomaten und Sprossen auf, wegen der Enzyme. Und Sie dürfen Fleischklößchen mit Spaghetti essen, dazu einen großen Salat. Wichtig ist, daß nicht wir Ihnen die Erlaubnis dazu erteilen, sondern daß Sie es selbst tun, wann immer Sie es für richtig halten.

Sie wissen, was Sie brauchen, und Sie wissen, was Sie tun müssen, um sich wohl zu fühlen. Niemand überwacht Ihren Speiseplan. *Sie allein sind dafür verantwortlich.* Wenn Sie einmal den Weg der natürlichen Gesundheit eingeschlagen haben, bestimmen Sie das Tempo. Nur vergessen Sie nicht, daß Sie an den Tagen, an denen Sie Ihr Essen richtig kombinieren, ein Pfund abnehmen und sich energiegeladen und sexy fühlen.

> *Vierter Grundsatz für natürliche*
> *Gesundheit und gesundes Abnehmen:*
>
> *Wollen Sie abnehmen und Energie*
> *gewinnen, meiden Sie die Kombination*
> *von Eiweiß und Kohlenhydraten. Essen*
> *Sie Proteine mit Salat und Gemüse zu*
> *Mittag (das Kraftessen) und Kohlenhydrate*
> *mit Gemüse und/oder Salat zu Abend*
> *(das Schlummermahl).*

Apropos Sex, wie steht es mit Nachspeisen?

Wir erhalten genauso viele Fragen zum Sex wie zu Nachspeisen. Hier die Antwort auf die erste Frage: Guter Geschlechtsverkehr verbraucht sehr viel Energie. Vergeuden Sie also nicht Ihre ganzen Energiereserven für die Verdauung. Verstopfung ist ebensowenig förderlich im Bett, lassen Sie sich also von unserem Ernährungsprogramm ins Bett helfen. Nun zu den Nachspeisen.

Hay hat uns auch hier eine Orientierung gegeben. Nachspeisen sind meist reich an Kohlenhydraten, sie sollten deshalb nur gegessen werden, wenn die übrige Mahlzeit aus Stärke und Gemüsen besteht. Zusammen mit einer vegetarischen Mahlzeit sind sie folglich durchaus bekömmlich. *Unbekömmlich ist dagegen die Kombination von kohlenhydrathaltiger Nachspeise und eiweißhaltigem Hauptgericht.*

Wenn Ihnen klar ist, daß Sie die Kombination von Eiweiß und Kohlenhydraten vermeiden sollten, werden Sie selbstverständlich auch nicht Eiweiß mit einer kohlenhydrathaltigen Nachspeise kombinieren. Nach einer einfachen Reis-Gemüse-Mahlzeit dürfen Sie also gerne einen Nachtisch essen. Eine meiner Lieblingsmahlzeiten am Abend ist eine heiße Gemüsesuppe mit Vollkornbrot und zum Nachtisch eine große Portion süßen Kartoffelauflauf.

Der richtige Verzehr enzymreichen Obstes

In *Fit fürs Leben* wurde der Verzehr von Obst ausführlich erklärt. Dort heißt es, daß Obst nach den Prinzipien der richtigen Lebensmittelkombination nur auf nüchternen Magen gegessen werden und nie mit einer anderen Speise kombiniert werden sollte. Dieser Grundsatz, den viele erfolgreich angewandt haben, wird durch den Umstand erklärt, daß Obst zu 90–95 Prozent aus Wasser besteht und *für den Körper eine Art reinigendes Bad darstellt, wenn es pur gegessen wird.* Wird Obst mit anderen Speisen zusammen verzehrt, so geht die reinigende Wirkung für den Verdauungstrakt verloren. Aus diesem Grund betonten wir, daß der beste Zeitpunkt für die Obstmahlzeit der Vormittag ist – der Magen ist zu diesem Zeitpunkt leer.

Diese Richtlinie muß jedoch auf den neuesten Forschungsstand gebracht werden. Obst ist der beste Enzymlieferant für den Körper. In den zehn Jahren seit der Veröffentlichung von *Fit fürs Leben* haben wir mehrere Möglichkeiten entdeckt, unseren täglichen Obstkonsum zu steigern. Wir profitieren damit von den Enzymen in den Früchten und beschleunigen die Verdauung schwerer Mahlzeiten. Die folgenden Ausführungen beruhen im wesentlichen auf der Forschungsarbeit von Dr. Hay und auf unseren eigenen Erfahrungen.

- Als erstes läßt sich Obst sehr gut mit rohem Gemüse kombinieren. Ein Obstsalat darf Avocados enthalten, und dazu kann ein großer Gemüsesalat mit einem Dressing ohne Öl gegessen werden. Insbesondere in der wärmeren Jahreszeit sollten Sie sich über die Bedeutung von Obst- und Gemüsemahlzeiten im klaren sein.
- Zum zweiten erleichtern bestimmte Früchte die Verdauung von Proteinen und andere die Verdauung von Kohlenhydraten. Dies ist geradezu ein Schlag ins Gesicht für die Ernährungsrichtlinien in *Fit fürs Leben*. Aber entweder aktualisieren wir unser Wissen über die Ernährung, oder wir bleiben auf dem alten Stand und halten an einer Idee fest, die möglicherweise nicht den Wendepunkt bildet, für den wir sie gehalten haben. Wir haben nun einen besseren Einblick in die Wirkungsweise von

Enzymen im Fornix oder Kardia. Mit den Enzymen in den rohen Früchten, die wir zu gekochten Mahlzeiten essen, unterstützen wir deren Verdauung.

Nach ausgiebigem Studium der Forschungsarbeit von Dr. Hay stimmen wir zu, daß die Zugabe von Obst zu richtig kombinierten Speisen sehr wohltuend ist.

Früchte zur Verdauung von Proteinen

Ananas	Grapefruit	Papaya
Apfel	Himbeere	Pfirsich
Aprikose	Kiwi	saure Pflaumen
Birne	Mandarine	Zitrone
Blaubeere	Nektarine	
Erdbeere	Orange	

Früchte zur Verdauung von Kohlenhydraten

Banane	Feige (frisch und	Pflaume (sehr süße)
Birne (sehr süße)	getrocknet)	Rosinen
Dattel	Mango	süße Trauben

Ein gutes Beispiel für den Einsatz von Obst bei der Verdauung von Proteinen wäre etwa: ein Brathähnchen, einen Salat mit einem Dressing aus Zitronensaft und einigen Scheiben frische Ananas, Kiwi und Orange. Die *Nouvelle Cuisine,* die sich inzwischen weltweit in Feinschmeckerrestaurants durchgesetzt hat, kombiniert elegant Früchte mit eiweißreichen Speisen: Gegrillter Fisch wird etwa mit frischen Obstscheiben garniert. Klassische Kombinationen von Obst und Proteinen sind ein Obstsalat mit Joghurt oder Obst und Käse. Um ein wenig Abwechslung zu haben, fügen wir grünem Salat gern geschnittene Erdbeeren, Orangen oder Himbeeren zu anstelle von Tomaten. Als Dessert nach einer Mahlzeit aus Eiweiß und Gemüse dürfen Sie gern eine Schale frische Erdbeeren mit etwas Joghurt essen. Lassen Sie das Biskuittörtchen mit dem vielen Zucker weg!

Ein geläufiges Beispiel für die Kombination von Kohlenhydraten mit Obst für eine bessere Verdauung sind Bananenscheiben und Rosinen mit einem Vollwertgetreide. Einen noch größeren Genuß erhalten Sie, wenn Sie Sojamilch darübergießen. Rosinen oder Korinthen zu Reis oder Couscous unterstützen ebenfalls die Verdauung.

Am liebsten essen wir Obst mit Kohlenhydraten auf unserem speziellen Erdnußbutter-Sandwich. Wir nehmen dazu eine Scheibe Mehrkornbrot, toasten sie leicht und garnieren sie mit Mandelbutter, Bananenscheiben und einem großen Berg Sprossen. (Gleich, was wir essen, wir fügen Sprossen hinzu, wann immer sie geschmacklich passen. Sie *sprießen* nämlich, *wachsen* noch, und bersten daher vor Lebensenergie – vor Enzymen!)

Sie werden bei der obigen Liste bemerkt haben, daß säuerliche Früchte sehr gut zu Proteinen passen, während süße Früchte Kohlenhydrate ideal ergänzen. Ihnen wird inzwischen vielleicht aufgefallen sein, daß Gemüse neutral ist. Gemüse paßt zu *allem*. Wenn Sie einen Karottensaft oder auch eine Karotte zu Ihrem Müsli genießen würden, wäre das phantastisch. Je mehr Enzyme, desto besser.

Wenn Sie Obst auf die beschriebene Weise zu sich nehmen, steigern Sie nicht nur Ihre Aufnahme von Enzymen, sondern Sie gestalten Ihre Mahlzeiten auch interessanter und schmackhafter. Die richtige Ernährung beeinflußt damit Ihre Lebensweise.

Aber Vorsicht!

Das eben Gesagte gilt mit einer Einschränkung. Wenn Sie Obst mit anderen Speisen kombinieren, achten Sie darauf, daß Sie es tatsächlich *zusammen mit* den anderen Speisen oder *unmittelbar danach* essen. Nur dann können sich die verschiedenen Bestandteile im Fornix vermengen, dem Teil des Magens, wo die Vorverdauung stattfindet. Die enzymatische Wirkung von Obst fördert die Verdauung von Eiweißen und Kohlenhydraten. Essen Sie das Obst erst ein oder zwei Stunden nach einer warmen Mahlzeit, kommt es mit Speisen in Berührung, die schon weiter verdaut sind, und das kann Verdauungsprobleme zur Folge haben. Der Verdauungsprozeß und die Sekretion von Magensäure und Enzymen, die im unteren Teil des Magens stattfinden, werden gestört.

Mit anderen Worten, denken Sie an Pawlow, wenn Sie Verdauungsprobleme und eine mögliche Gewichtszunahme vermeiden wollen. Pawlow hat nachgewiesen, daß Fleisch nach vier Stunden und Kohlenhydrate nach zweieinhalb Stunden den Magen verlassen. Warten Sie also nach einem Kraftessen vier Stunden, bevor Sie Obst zu sich nehmen, und nach einem Schlummermahl oder einer anderen Mahlzeit mit Kohlenhydraten zweieinhalb Stunden. Essen Sie aber Fleisch und Kohlenhydrate zusammen, so werden Sie vermutlich acht Stunden lang keine Lust auf Obst verspüren. Wenn Sie also gelegentlich zum Frühstück Eier mit Speck und Brot dazu essen, so wäre das ideale Abendessen die versäumte Obstmahlzeit am Morgen, aber wenigstens acht Stunden später! Sie sehen, wie es funktioniert? Ein Versuch lohnt sich.

Apfelstrudel wie bei Mutter

In *Fit fürs Leben* wird vor dem Verzehr von gekochtem Obst gewarnt mit der Begründung, daß gekochtes Obst den Körper übersäuere. Diese Regel ging auf die natürliche Gesundheitslehre zurück, die im Laufe der Jahre immer konsequenter eine strenge Rohkostdiät propagierte. Unser Ansatz ist weniger eng und fußt auf ernährungswissenschaftlichen Erkenntnissen aus den letzten zehn Jahren. Deshalb müssen wir in *Fitonics* unsere Aussage zum gekochten Obst revidieren.

Enzymreiches, frisches Obst ist sicherlich eines der wertvollsten Nahrungsmittel, ebenso wie frisches Gemüse. Gekochtes Obst ist aber mindestens so wertvoll wie gekochtes Gemüse. Die Säuren, die eingemachte Ananas oder Grapefruit, ein Bratapfel oder Birnenkompott Ihrem Körper zuführen, sind mit Sicherheit weniger schädlich als die Auswirkungen, die durch den Verzehr von womöglich fettem Fleisch hervorgerufen werden, durch Koffein im Kaffee oder durch Zucker, dem jeglicher Nährwert fehlt. Gekochtes Obst bereichert Ihren Speiseplan.

Da beim Kochen von Obst die Enzyme verlorengehen, achten wir stets darauf, sie über Enzymzusätze zu ergänzen, und essen reichlich frisches Gemüse zur selben Mahlzeit. Kombinieren Sie zum Beispiel eine große Salatplatte mit einer Bananen-Dattel-Speise oder mit einem Bratapfel mit Joghurtcreme. Beides sind traditionelle und gesunde Süßspeisen, die eine Atmosphäre von Liebe und Behaglichkeit in Ihr Heim bringen. Essen Sie lieber einmal einen Vollkornpudding oder einen Bratapfel zuviel als einen Schokoriegel.

Abwechslung tut gut

Wer sich bisher streng an die Regel in *Fit fürs Leben* gehalten hat, Obst nie mit anderen Lebensmitteln zu kombinieren, ist womöglich für neue Anregungen dankbar. Probieren Sie die Rezepte aus. Die großzügigere Anwendung von Obst in Ihrem Speiseplan wird Ihr Essen noch köstlicher machen und außerdem Ihre Verdauung anregen.

Kein Allheilmittel, aber es hilft

Verdauungsanregende Enzyme mildern nach unserer Erkenntnis den Verlust von Energie und lindern die Verdauungsprobleme, die auftreten, wenn die Nahrungsmittel nicht richtig kombiniert sind. Mit Hilfe der Enzymzusätze kann die Vorverdauung im Magenmund etwaige Verdauungsprobleme beseitigen.

Bei all den wohltuenden Eigenschaften sollten wir aber die Wirkungsweise der Verdauungsenzyme nicht überschätzen und unserem Körper nicht mehr als nötig zumuten. Letztendlich müssen wir die Folgen tragen. Auf einen kilometerlangen Marsch nehmen Sie ja auch nicht mehr Gepäck mit als unbedingt nötig. Wenn Sie Eiweiß und Kohlenhydrate in Ihrem Magen vermischen, verlieren Sie wertvolle Energie. Das läßt sich vermeiden, indem Sie lernen, richtig zu essen, zumindest weitgehend. Bei mindestens 70 Prozent der Mahlzeiten achten wir auf eine verträgliche Kombination von Eiweiß und Kohlenhydraten.

Was Sie sich alles anhören müssen...

Bestimmte Einwände gegen die Lebensmittelkombination werden Sie sich unweigerlich anhören müssen, wenn Sie anfangen, abzunehmen und mehr Energie zu gewinnen.

Manche Ärzte und Ernährungsberater sagen: »Unsinn. Der Magen verträgt jede Nahrungszusammenstellung, genau wie der Magen einer Ratte. Wir sind Allesfresser.«

Wenn Sie eine solche Abfuhr erfahren, denken Sie daran, daß die Theorie der richtigen Lebensmittelkombination Ihnen lediglich ein Hilfsmittel an die Hand gibt und daß die Wirkung von der Art der Anwendung abhängt, vergleichbar mit bestimmten Medikamenten und ihren erwünschten Nebenwirkungen. Die Anhänger der natürlichen Gesundheitslehre stellen die Medikamentengläubigkeit der Schulmedizin ebenso in Frage wie die Schulmedizin unsere Theorien. Ein altes hebräisches Sprichwort sagt: »Der Körper ist der Tempel des Geistes.« Wenn wir unseren Körper als einen Tempel betrachten, behandeln wir ihn mit dem nötigen Respekt und erhalten ihn so gesund wie möglich.

Wenn die Theorie der richtigen Lebensmittelkombination kritisiert wird, überprüfen Sie doch einmal an sich selbst, ob sie funktioniert, ob Sie sich wohler fühlen. Wenn ja, dann scheren Sie sich einfach nicht um das, was ein paar alte Schulmediziner mit ernährungswissenschaftlich überholten Vorstellungen sagen. Wenn unser System bei Ihnen anschlägt, nutzen Sie es als Möglichkeit der Gesundheitsvorsorge.

Unsere Kritiker sagen, der Magen werde mit allem fertig, aber wie sieht die Realität aus?

Dr. Hays Forschungen über die Kombination von Lebensmitteln und *Fit fürs Leben* haben das Dasein vieler Menschen zum Positiven verändert. Unbeirrt von den heftigen Angriffen konservativer Kollegen gelang es Hay, viele für »hoffnungslos« erklärte Fälle zu heilen. Er war seiner Zeit weit voraus, seine Kritiker dagegen verharrten immer noch in der Meinung, Ernährung und Gesundheit hätten nichts miteinander zu tun.

Heute sind wir klüger, und würde Hay noch leben und praktizieren, so würde seine Botschaft sicher von Millionen von Menschen gehört werden. Zu seinen Lebzeiten jedoch wurde seine Theorie verspottet und von den Kollegen, die einer verkrusteten Schulmedizin anhingen, heftig bekämpft.[6] (Trotz des gewaltigen Erfolgs wurde auch das Programm *Fit fürs Leben* wegen des Prinzips der Trennkost heftig von der American Medical Association und der American Dietetic Association angegriffen.)

Bezeichnenderweise wurden Hays Ideen in anderen Ländern wohlwollend aufgenommen, besonders in England, wo aufgeklärte Ärzte bis zum heutigen Tag mit dem Prinzip der richtigen Lebensmittelkombination Erfolge erzielen, wenn andere Methoden versagt haben. Von *Fit fürs Leben* wurden ebenso in fortschrittlichen Ländern wie Schweden, Deutschland, Israel und Australien bezogen auf die Einwohnerzahl mehr Exemplare verkauft als in den Vereinigten Staaten.

In den USA werden fünf Milliarden Dollar für Abführmittel ausgegeben.[7] Die Pharmaindustrie kämpft hart um Marktanteile für ihre gängigen Produkte. Die Verdauungsprobleme der Amerikaner sind ein regelrechter Wirtschaftsfaktor geworden. Das ist der beste Beweis dafür, daß unsere Mägen doch nicht alles verkraften, was wir ihnen zumuten.

Neuere Untersuchungen haben ergeben, daß einige Mittel gegen Magensäure Magenbluten hervorrufen können. Andere wiederum begünstigen Nierensteine oder haben schädliche Nebenwirkungen für Menschen mit Nierenproblemen.[8]

Unzählige Menschen haben ein Nierenleiden im Anfangsstadium, ohne es zu wissen. Die Behandlung von Symptomen anstatt aktiver Gesundheitsvorsorge ist absurd und verkennt Ursache und Wirkung. Warum müssen wir uns unbedingt so ernähren, daß wir Magenschmerzen bekommen, müde sind und zunehmen?

Sehen heißt glauben

Eine lückenlose Beweisführung, daß unsere Theorie immer und überall und für jeden das Richtige ist, können wir Ihnen genausowenig bieten wie eine entsprechende Dokumentation, daß Aspirin oder irgendein anderes Mittel immer und für jeden Menschen gut ist.

Natürlich können Sie entgegnen, daß Sie in der Vergangenheit Hamburger, Fischbrötchen oder Pizza mit Käse gegessen und sich trotzdem wohlgefühlt haben. Das muß Sie nicht wundern, denn der Körper besitzt eine erstaunliche Anpassungsfähigkeit. Manchmal waren Sie aber schlapp, der Magen hat gedrückt, und am nächsten Tag hatten Sie Verstopfung.

Die vergeudete Energie wird nicht als akutes Unwohlsein empfunden. Nach und nach aber zeigen sich Symptome wie Gewichtszunahme, Verstopfung und eine allgemeine Anfälligkeit für Erkältungen, Kopf- und Gliederschmerzen, Seh- und Hörschwäche und andere ernstzunehmende Leiden. Die grundlegende Frage ist, ob Sie Energie vergeuden oder bewahren. Alles, was Ihren Körper aus dem Gleichgewicht bringt, ist Energieverschwendung.

Wir fordern Sie lediglich auf, es einmal mit der richtigen Lebensmittelkombination zu versuchen. Wie Millionen Anhänger von *Fit fürs Leben* werden auch Sie merken, daß Ihnen das richtige *Kombinieren von Lebensmitteln Energie spendet.*

Wenn Sie unter Übergewicht, Magendrücken, Verstopfung oder Energiemangel leiden, wenden Sie unsere Methode an. Versuchen Sie diesen Weg. Sie können damit Ihren Enzymvorrat aufbessern. Gönnen Sie sich ein Obst-Tonikum, ein Kraftessen oder ein Schlummermahl. Beginnen Sie schon bei der nächsten Mahlzeit. Sie werden bald schlank und rank aussehen, sich sexy fühlen und vor Energie sprühen. Helfen Sie Ihrem Körper bei einer seiner schwierigsten Aufgaben!

7
Homöostase: Das Säure-Basen-Gleichgewicht

> Dr. Theodore A. Baroody junior, der mehrere Gesundheitsbücher geschrieben und sich intensiv mit spirituellen Fragen beschäftigt hat, hat aus seiner persönlichen Erfahrung als Arzt die Erkenntnis gewonnen, daß die Vergeistigung des Menschen Ausdruck im Körperlichen findet: Der Körper wird leichter und verändert sich physiologisch zum Basischen hin.
>
> *Dr. Gabriel Cousens, Conscious Eating (Bewußt Essen).*

Der Begriff Homöostase kommt aus dem Griechischen und bezeichnet die Fähigkeit des Körpers, sein normales Gleichgewicht durch physiologische Regelungsprozesse zu erhalten. Das Gleichgewicht des Blutes ist dabei von besonderer Bedeutung. In der Fachwelt ist allgemein anerkannt, daß zur Erhaltung der Gesundheit das Blut eher basisch als sauer sein sollte.

Der für die Gesundheit zuträglichste pH-Wert des Blutes liegt zwischen 7,35 und 7,45. Ferner weiß man, daß eine Abweichung des pH-Wertes nach oben oder unten dramatische, unter Umständen sogar tödliche Folgen haben kann.

Der bekannte Ernährungswissenschaftler Dr. Paavo Airola meinte sogar, daß die Azidose, die Übersäuerung des Blutes, die Hauptursache für Krankheiten aller Art sei. Er nahm an, daß der Körper sein physiologisches Gleichgewicht, die Homöostase, bewahre, indem überschüssige Säure in Geweben und Gelenken abgelagert würde, was der Arthritis Vorschub leiste.

Die Übersäuerung des Körpers zeigt sich an zahlreichen Symptomen. Dr. Paul Bragg schreibt in seinem Buch *Wunder des Fastens:* »Für Kopfschmerzen und Verdauungsbeschwerden bis zu Pickeln, Erkältungen und anderen Leiden kann die Übersäuerung verantwortlich gemacht werden. Die Symptome können sehr vielfältig sein. Sie variieren von ... Schwindelgefühlen, Sehstörungen, schlechtem Mundgeschmack, körperlicher Müdigkeit, bis zu geistigen Hemmungen ... graubelegte Zunge, aufbrausendes Temperament, Hitzewallungen im Gesicht.«[1]

Unserer Meinung nach sind dunkle Augenringe ein deutliches Symptom für Übersäuerung. Der übersäuerte Körper muß einen schweren Kampf austragen und unendlich viel Energie einsetzen, um sein basisches Gleichgewicht zu erlangen. Die gleiche Energie könnte genutzt werden, um etliche Pfunde loszuwerden.

Die natürliche Gesundheitslehre geht davon aus, daß die Übersäuerung des Blutes ein Zeichen für die Übersäuerung aller anderen Körperflüssigkeiten und Gewebe ist. Der Magen bildet dabei eine Ausnahme, da die Magenschleimhaut eigens für die Verarbeitung saurer Umgebungen ausgestattet ist. Bricht die schützende Funktion der Schleimhaut aufgrund extremer Übersäuerung zusammen, entstehen Magengeschwüre. Eine weitere Ausnahme ist der Urin, der entweder basisch oder sauer sein kann, je nachdem wie der Körper gerade seine Homöostase regelt.

Der tiefere Grund für Übergewicht

Dr. William Howard Hay propagierte nicht nur die Theorie der richtigen Lebensmittelkombination, sondern klärte seine Patienten auch darüber auf, daß Ursachen jedes Leidens ein unausgeglichener Stoffwechsel und der Verlust des physiologischen Gleichgewichts seien. Dieser Verlust werde hervorgerufen durch die sauren Endprodukte von Verdauung und Stoffwechsel, die der Körper in so großen Mengen nicht mehr selber ausscheiden könne, wodurch, so Hay, eine Art Selbstvergiftung in Gang gesetzt würde.[2] Dies führe zu Übersäuerung und in der Folge zu einer

Minderung der körpereigenen Basen und zu einer dramatischen Verschlechterung der Gesundheit.

Fünf Hauptursachen eines unausgeglichenen Säurehaushalts

Bei seinen Forschungen und bei der therapeutischen Arbeit erkannte Hay fünf Hauptursachen für einen unausgeglichenen Säurehaushalt:

1. falsche Lebensmittelkombination, im wesentlichen die Vermischung von Proteinen und Kohlenhydraten
2. Verstopfung
3. übermäßiger Verzehr von Fleisch
4. übermäßiger Verzehr von raffinierten Kohlenhydraten, z. B. Weißmehl und Zucker
5. falsche Aufnahme von Obst und Gemüse

Die ätzende Wirkung von Säure ist allgemein bekannt. Ein paar Tropfen auf der Haut schmerzen und können Narben hinterlassen. Im Körperinneren kann Säure auf Dauer denselben Effekt haben. Das Gewebe altert, die Haut wird runzelig, Schmerzen und Blähungen treten auf, weil der Körper versucht, die säurebedingte Zerstörung der inneren Organe durch Wassereinlagerung zu verhindern.

Die einzige Ausnahme bildet wie gesagt der Magen, dessen Schleimhaut für die Verarbeitung von Säure eingerichtet ist. Sie haben vielleicht auch schon einmal unter einem »gastroösophagealen Reflux«, dem sauren Aufstoßen, gelitten, wenn Magensäure in die Speiseröhre aufsteigt und ein Brennen verursacht. Eine gewisse Menge von Säure im Magen ist durchaus normal. Wenn sich aufgrund Ihrer Ernährungsweise jedoch übermäßig viel Säure bildet, ist die Magenschleimhaut überfordert und Sie bekommen Schmerzen und Verdauungsstörungen.

Wissen heißt frei von Schmerzen sein

Der Körper ist mit einem Chemielabor vergleichbar, das ununterbrochen an der Aufrechterhaltung der Homöostase arbeitet. Wird das Blut zu sauer, muß der Körper seine basischen Reserven aktivieren – die Mineralien Kalzium, Kalium, Natrium, Eisen und Magnesium –, um die Säure zu neutralisieren. Sind die körpereigenen Basen durch Übersäuerung erschöpft, wird der gesamte Organismus geschwächt, und Sie leiden unter Azidose.

Wird das eisenhaltige Hämoglobin zur Neutralisierung der Säure verbraucht, leiden Sie unter Müdigkeit. Kalzium ist ein Mineral, das beruhigend und schlaffördernd wirkt, Kalziummangel führt zu Unruhe und Schlaflosigkeit. Werden den Nerven die basischen Reserven entzogen, sind Gehirnfunktionen und das Bewußtsein betroffen. (Vielleicht läßt sich daraus eine Verbindung zur Zunahme depressiver Erkrankungen herstellen.)

Es ist allgemein anerkannt, daß durch den Abbau basischer Reserven die Knochen geschädigt werden. Wir sind mit zahlreichen Ärzten und Verfechtern der natürlichen Gesundheitslehre der Meinung, daß der Abbau von Kalzium in Knochen zum Zwecke der Neutralisierung von Säure zu Osteoporose, zum Schwund von Knochengewebe führt. Da die Azidose sich rasch ausbreitet, ergänzt ein Mineral-Tonikum auf pflanzlicher Basis täglich die Mineralstoffe, die Ihrem Körper fortlaufend entzogen werden.

Betrachten wir die Zellen unseres Körpers, dann sehen wir, daß in ihnen ein ausgeklügeltes basisches Milieu herrscht, welches von der ausreichenden Versorgung durch basische Salze abhängt. Schon bei geringer Übersäuerung des Blutes müssen die Zellen ihre Mineralstoffe opfern. Sie werden sauer und leistungsunfähig, weil im sauren Milieu die Enzymfunktionen nicht ablaufen können. Ohne funktionierende Enzyme brechen die interzellulären Stoffwechselleistungen jedoch zusammen. Sie wissen inzwischen genug über Enzyme, um zu ermessen, wie folgenschwer das ist. Die Zellen sind wie individuelle Bausteine, von deren Gesundheit Ihre Gesundheit abhängt.

Gängige Symptome der Azidose werden oft falsch gedeutet: Müdigkeit, Muskelsteifheit, Rückenschmerzen, Reizbarkeit, Verspannungen im Nacken- und Schulterbereich, Arthritis und Osteoporose, Bauchschmerzen, Übelkeit, Erbrechen, Schmerzen in der Brust, Gastritis, Magengeschwüre und Verstopfung. Krebszellen gedeihen im sauren Milieu, wogegen normale Zellen sich zurückbilden.

Wie sich Übersäuerung vermeiden läßt

Tiefes Atmen beruhigt und entspannt. Aus diesem Grund wird es bei Meditationen, bei LaMaze-Programmen und für die natürliche Geburt eingesetzt. Aus dem gleichen Grund wird Sie die Krankengymnastin beim Behandeln schmerzender Muskeln auffordern, tief zu atmen. *Tiefes Atmen trägt zu einem ausgeglichenen Stoffwechselhaushalt bei, weil beim Atmen saures Kohlendioxid ausgeschieden und Ihr Körper basischer wird.*

Beim tiefen Einatmen nehmen Sie mehr Sauerstoff auf und stoßen deshalb zwangsläufig auch größere Mengen Kohlendioxid aus. Nicht nur tiefes Atmen dient der Erhaltung der Homöostase, sondern auch Ruhe, positives Denken, frische Luft und körperliche Bewegung.

Trotzdem wird es Sie nicht verwundern, daß der Zustand Ihres Blutes entscheidend von Ihrer Ernährungsweise abhängt. Die Lebensmittel, die Sie essen, sind entweder säure- oder basenbildend.

Leider ist die Ernährung bei uns überwiegend säurebildend. Sie besteht vorwiegend aus Fleisch, Fisch, pasteurisierten Milchprodukten, süßen Getränken, raffiniertem Getreide und Zucker – alles säurebildende Produkte. Die meisten Konservierungsstoffe und Zusatzstoffe sind säurebildend, ebenso Alkohol, Kaffee, Tee, Rauschgifte, Bonbons, Schokolade, gekochtes oder unreifes Obst, handelsüblicher Essig und Tabak. Auch Erdnüsse, eine Hülsenfrucht, und Erdnußbutter sind säurebildend. Wenn wir an die Wurzeln unserer Probleme vordringen, werden wir immer wieder auf die oben genannten Nahrungsmittel stoßen.

Das heißt nicht, daß wir auf alle diese Nahrungsmittel verzichten müssen. Aber wir müssen lernen, säure- und basenbildende Lebensmittel im richtigen Verhältnis zu uns zu nehmen. Wenn wir wissen, welche Nahrungsmittel die durch die Ernährungsweise entstehenden Säuren neutralisieren können und wenn wir unserem Körper diese Nahrungsmittel in großen Mengen zuführen, verhindern wir die krankhafte Übersäuerung des Blutes und sind auf dem besten Weg zu einer natürlichen, gesunden Lebensweise.

Wenn Sie Ihre Eßgewohnheiten in diesem Sinn umstellen, nehmen Sie automatisch auch hauptsächlich solche Nahrungsmittel zu sich, die wichtige Enzyme enthalten: Fast alle ungekochten Gemüse und ungekochten, reifen Früchte sind Lebensmittel mit einem Überschuß an Basen. Dazu zählen vor allem die Melone, aber auch sogenannte »saure« Sorten, wie Zitrusfrüchte, Ananas und Tomaten, die, roh verzehrt, durch den Verdauungsprozeß basenbildend wirken.

Alle frisch gepreßten Obst- und Gemüsesäfte sind basisch, zum Beispiel Karotten- und Wassermelonensaft oder Saft aus grünem Gemüse. Sollten Sie einen Entsafter auf den Speicher geräumt haben, so holen Sie ihn am besten wieder herunter und nutzen ihn. Oder gehen Sie regelmäßig in eine Saftbar.

Auch Sprossen, Honig, Kräutertees, unbehandelte Mandeln und Mandelbutter, Tofu, Miso und Algen sind basenbildend.

Enzympräparate auf pflanzlicher Basis sind ebenso basisch wie die überaus nährstoffreichen Algen- und Pflanzenpulver, die Sie Ihrem morgendlichen Stärkungsgetränk beifügen sollten. Der von den Naturheilkundlern Dr. Ann Wigmore und Victor Kulvinskas eingeführte Weizengrassaft ist stark basisch.

Da Getreide und Hülsenfrüchte in unserer modernen Ernährung eine immer größere Rolle spielen, sollten wir wissen, wie sie sich in die Säure-Basen-Gleichung einfügen. Die zwei gängigsten Bohnensorten, die Limabohne und die Asukibohne, sind sogenannte basenüberschüssige Lebensmittel, alle anderen Bohnensorten sind von Natur aus sauer. Auch sämtliche Getreidesorten sind sauer, mit Ausnahme des Buchweizens und der Hirse. *Läßt man aber Bohnen und Getreidekörner im Wasser keimen, werden sie alle basisch und können als Rohkost im Salat verzehrt werden.*

Die Keimung entspricht einer Art Vorverdauung. Dasselbe gilt übrigens auch für Nüsse und Samen. Durch das Wässern werden die Enzymhemmer entfernt, die normalerweise die Getreidekörner, Samen, Nüsse und Hülsenfrüchte umgeben. Dasselbe geschieht beim Gärtnern. Für die Keimung benötigen die Samen Feuchtigkeit, ist die Keimung einmal eingeleitet, entsteht schließlich ein basenbildendes Produkt. Das Wässern bewirkt auch die Umwandlung von Fett in Fettsäuren, von Eiweiß in Aminosäuren und von Kohlenhydraten in Zucker, sobald die Enzymreaktionen in Gang gesetzt sind. Diese Form der Vorverdauung erleichtert Ihrem Körper die Arbeit der Verdauung.

Und so wenden Sie diese Methode richtig an:

- Wässern Sie alle rohen Nüsse oder Samen 30 Minuten lang, bevor Sie sie essen.
- Weichen Sie Getreide 30 Minuten ein, bevor Sie es kochen. Schütten Sie das Wasser weg, und nehmen Sie zum Kochen frisches Wasser.
- Weichen Sie Bohnen über Nacht ein, bevor Sie sie kochen, oder wenden Sie eine schnellere Einweichmethode an: Kochen Sie die Bohnen eine Minute, und lassen Sie den Topf danach eine Stunde bedeckt stehen. Schütten Sie das Einweichwasser weg, nehmen Sie frisches Wasser zum Kochen.
- Wässern Sie alle Samen, Körner und Hülsenfrüchte, die Sie keimen lassen wollen, wenigstens eine Stunde lang, bevor Sie das Wasser ableeren und sie an einem dunklen Ort keimen lassen.

Alle Nahrungsmittel haben saure und alkalische Bestandteile. Ob sich diese Bestandteile im Körper säure- oder basenbildend auswirken, hängt davon ab, was in dem jeweiligen Nahrungsmittel in höherer Konzentration vorhanden ist. Da wir jedoch wissen, welche Lebensmittel Säuren oder Basen bilden, können wir unser Säure-Basen-Gleichgewicht kontrollieren und haben damit ein weiteres Mittel, um uns gesund zu erhalten.

Stellen Sie Ihren Speiseplan um

Nach Dr. Hay sollten Sie Ihre Ernährung so umstellen, daß die basischen Körperreserven laufend ersetzt werden. Physiologen wissen sehr wohl, daß wir viermal soviel basenbildende Nahrung wie säurebildende Nahrung zu uns nehmen müssen, um den ständigen Abbau basischer Reserven auszugleichen. Das bedeutet, daß ungefähr 75 Prozent unserer Nahrung alkalisch sein sollten.

Jethro Kloss schreibt in seinem 1939 veröffentlichten und bis heute lieferbaren naturheilkundlichen Standardwerk *Back to Eden* (Zurück nach Eden), daß »75–85 Prozent unserer täglichen Nahrung aus basenüberschüssigen Lebensmitteln bestehen sollten. Wenn Sie krank sind, sollten Sie mindestens 90 Prozent basenbildende Nahrung zu sich nehmen.«[3] Der Erfolg von *Fit fürs Leben* ist darauf zurückzuführen, daß in dem Programm eine Diät mit 80 Prozent basenbildenden Lebensmitteln empfohlen wird.

Fitonics beugt der Azidose vor

Lassen Sie sich von solchen Zahlen nicht einschüchtern. Es ist viel leichter, als Sie denken. In *Fit fürs Leben* haben wir gelernt, daß wir zum Frühstück nur frisches Obst essen sollen. *Fitonics* basiert auf demselben Prinzip und empfiehlt ebenfalls die Obstmahlzeit am Morgen, wir geben aber ein stark basisches, nährstoffreiches Tonikum hinzu.

Bei einem guten Frühstück haben wir bereits 30 Prozent unserer täglichen Ration basischer Lebensmittel zu uns genommen, kaum daß der Tag begonnen hat.

Für alle, die *Fit fürs Leben* nicht gelesen haben, sei noch einmal gesagt, daß die morgendliche Obstmahlzeit die tägliche natürliche Ausscheidungsphase zwischen 4.00 und 12.00 Uhr fördert. In dieser Zeit bringt der Körper die meiste Energie auf, um sich von Säuren und überflüssigen Pfunden zu befreien.[4] Verzichten Sie auf das Obst und essen lieber saure Nahrung wie Speck, Eier oder Getreideflocken, behindern Sie Ihren Körper bei der Erhaltung seiner Homöostase. Sie führen ihm dadurch noch mehr Säure zu und verhindern die Gewichtsabnahme.

Allein das Obstfrühstück aus *Fit fürs Leben* zeigte so hervorragende Ergebnisse, daß es Millionen Anhänger gefunden hat. Wer sich dem Prinzip des Obstfrühstücks verschrieben hat, fühlt sich bald gesünder und schöner.

Haben Sie sich einmal an diese frische, basische Morgenmahlzeit gewöhnt, werden Sie kaum wieder davon abzubringen sein, so wie Sie nur ungern auf Ihr morgendliches Duschen verzichten wollen, mit dem Sie sich jeden Tag äußerlich reinigen. Die Obstmahlzeit am Morgen ist wie eine innere Dusche, die Sie von innen reinigt und frisch und jung erhält. Die innere Reinheit strahlt nach außen.

Wenn Sie täglich mehr Salate und Sprossen essen (zum Beispiel einen Salat als mittägliches Kraftessen), haben Sie schon 45 Prozent der täglichen Menge basischen Essens zu sich genommen. Fügen Sie dem Kopfsalat möglichst viel rohes Gemüse und Sprossen hinzu: geraspelte rote Bete, Karotten, fein geschnittenen Rotkohl, Sellerie, Fenchel und anderes rohes Gemüse. Weitere Basen bringen Knoblauch und Zwiebeln. Trinken Sie nun noch reichlich frischgepreßten Fruchtsaft, insbesondere reinigende Gemüsesäfte und ab und an ein Tonikum zu Mittag oder Abend. Ersetzen Sie so oft wie möglich stimulierende Getränke wie Kaffee oder Schwarztee durch Kräutertee, dann sind Sie schon bei 55–60 Prozent.

Wenn Sie dann zum Abendessen Ihr Mahl aus Vollkornkost, Hülsenfrüchten oder anderen eiweißhaltigen Lebensmitteln mit reichlich Gemüse ergänzen, haben Sie 75 Prozent erreicht.

> *Fünfter Grundsatz für natürliche Gesundheit und gesundes Abnehmen:*
>
> *Wir gönnen uns so oft wie möglich einen Rohkosttag, damit unser Körper basisch bleibt. Wir essen lediglich rohe, ungekochte Nahrungsmittel. Im Winter befriedigt eine Gemüsebrühe oder gekochtes Gemüse das Bedürfnis nach einer warmen Mahlzeit und führt zu einem vergleichbaren Ergebnis.*

Basische Ernährung und Gewichtsverlust

Wir möchten Sie nicht mit Zahlen erschlagen, sondern Ihnen nur vor Augen führen, wie leicht es ist, Azidose zu vermeiden und sich gesund und schön zu fühlen. Kein Zufall, daß dies auch der beste Weg zum Abnehmen ist. Die in *Fitonics* vorgestellten Rezepte in Verbindung mit den Ratschlägen in *Bodytonics* und *Mindtonics* werden Sie bei der Basenbildung im Körper unterstützen.

Eine besonders wirksame Methode zur Gewichtsreduktion, zur Verbesserung unseres Enzymhaushalts und zur Entsäuerung des Körpers ist ein gelegentlicher Rohkosttag, ein Tag mit rein basenbildender Nahrung. Nach ein paar Rohkosttagen sehen Sie um Jahre jünger aus, Sie sind ausgeruht und sprühen vor Energie und Kreativität.

Ein Rohkosttag bietet sich besonders vor der warmen Jahreszeit an, sozusagen als innerer Frühjahrsputz. Im Sommer kühlt die basische Nahrung den Körper und schmilzt die hitzeerzeugenden Fette weg, so daß wir die sommerlichen Temperaturen besser ertragen können. Denselben Effekt hat ein Safttag im Sommer, wenn wir den Körper mit dem köstlich süßen Saft der Wassermelone durchspülen.

Gewöhnen Sie sich süchtig machende Säuren ab

Die Azidose kann auch Ursache für die Abhängigkeit von Suchtmitteln sein. Tabak und Kaffee sind säurebildende Produkte.

Da Tabak und Kaffee Ihren Körper ständig übersäuern, kommen Sie von der Sucht nach Zigaretten und Kaffee nicht los. Um sich davon zu befreien, müssen Sie auf eine basenbildende Ernährung achten.[5]

Sich das Rauchen abzugewöhnen ist besonders schwer. Dennoch haben es Millionen Menschen geschafft. Unser Freund Frank ist ein Paradebeispiel:

FRANK

Frank ist ein 71 Jahre junger Ire aus Brooklyn, mit einer ungewöhnlichen Lebenslust und voller Menschenliebe. Sage und schreibe 63 Jahre lang, bis zum 4. Januar 1996, rauchte er drei Schachteln Zigaretten täglich.

Als wir ihn 1995 kennenlernten, lebte er bereits erfolgreich nach den Prinzipien von Fit fürs Leben *und war begierig darauf,* Fitonics *kennenzulernen. Mit Hilfe der richtigen Lebensmittelkombination und dem Obstfrühstück hatte er bereits 25 Pfund abgenommen. Wir erzählten ihm von der Wirkungsweise der Enzyme und ermunterten ihn, noch mehr Obst und Gemüse zu essen.*

Drei Wochen lang nahm Frank basenbildende pflanzliche Enzyme zu sich und verzichtete auf säurebildende Nahrungsmittel wie Zucker und Weißmehl, dann rief er uns an, um uns mitzuteilen, daß er das Rauchen aufgeben wolle. Wir trafen uns mit ihm, sagten ihm, wie wichtig es sei, täglich stark basenbildenden Karottensaft zu trinken. Wir brachten ihm Bodytonics *bei und ergänzten das speziell für Raucher und Übergewichtige entwickelte* Mindtonics-Programm *(in Kapitel 10 dieses Buches).*

Enzyme, Rohkost, Atemübungen, eine veränderte Lebenseinstellung und Ruhe trugen dazu bei, die Übersäuerung seines Körpers so zu verringern, daß er mit dem Rauchen aufhören konnte. Im Alter von 71 Jahren gab Frank diese lebenslange Gewohnheit auf und wurde ein aktiver Verfechter der natürlichen Gesundheitslehre.

Darf ich mir einen Drink genehmigen?

Diese Frage wird immer wieder gestellt. Sie können noch so genau suchen, bei den Pionieren der natürlichen Gesundheitslehre werden Sie keine Ermunterung zum Alkoholkonsum finden.

Dr. Norman Walker hat 12 Bücher zur Naturheilkunde geschrieben und ist bei guter Gesundheit 106 Jahre alt geworden. In seinem Buch *Become Younger* (Auch Sie können jünger werden) heißt es: Alkohol »wirkt als ein Lösungsmittel für Bestandteile des Körpers, die sich lediglich in Alkohol auflösen und schwer zu bilden sind. Alkohol zersetzt langsam, aber sicher das Gewebe der Nieren. Er beeinträchtigt die Nerven, die eng mit dem Gehirn zusammenhängen, und er führt häufig zu einem Aussetzen der Sinneswahrnehmung, zu Konzentrations- und Bewegungsstörungen...«[6]

Die Ärztin Linda Ojeda schreibt in ihrem Buch *Menopause Without Medicine* (Wechseljahre ohne Medikamente): »Alkohol beeinträchtigt die Fähigkeit des Körpers, einige B-Vitamine aufzunehmen und vernichtet beträchtliche Mengen Magnesium, Kalium und Zink.«[7]

Dem ist noch hinzuzufügen, daß Alkohol wegen seiner stark säurebildenden Wirkung das Säure-Basen-Gleichgewicht Ihres Blutes zerstört. Da Alkohol auch beruhigend auf das zentrale Nervensystem wirkt, kann er die Verweildauer der Speisen im Verdauungstrakt verlängern. Die Frage ist daher, *wieviel Sie trinken,* wenn Sie schon Alkoholisches trinken müssen.

Die folgenden Ausführungen von Dr. Ojeda beantworten diese Frage unserer Ansicht nach eindeutig:

»Franzosen überleben die Amerikaner um etwa 2,5 Jahre und erleiden 40 Prozent weniger Herzanfälle – obwohl das Rauchen dort ein landesweites Freizeitvergnügen ist und die Ernährung vor Fett nur so trieft... Mehrere Studien haben ergeben, daß *maßvolle* Mengen Alkohol (ein oder zwei Glas am Tag) Herzkrankheiten vorbeugen können. Alkohol unterstützt das Herz offenbar dadurch, daß er den Anteil an High-Density-Lipoproteiden (›gutes Cholesterin‹) steigert, das Blut verdünnt und den Gehalt an Fibrinogen senkt, einem potentiellen Auslöser von Herzkrankheiten. Europäische Forscher haben herausgefunden, daß Rotwein phenolische Bestandteile enthält mit stark antioxidierenden Eigenschaften, welche die Oxidation der Low-Density-Lipoproteiden (›schlechtes Cholesterin‹) begrenzt.«

Dr. Ojeda wirft die Frage auf: »Bewahrt der Wein die Franzosen vor Herzanfällen, oder leben sie länger, weil sie mehr frisches Obst und Gemüse essen als Amerikaner, weil sie sich mehr Zeit beim Essen lassen und mehr mit Olivenöl kochen anstelle von Butter? Anders ausgedrückt, liegt es daran, daß ihr *ganzer Lebensstil* weniger Streß verursacht als der typisch amerikanische Lebensstil? Wird in den Schlagzeilen ein Nahrungsmittel oder eine

Substanz als ›Allheilmittel‹ angepriesen, dann ist es wichtig, sich vor Augen zu führen, daß es von vielen Faktoren abhängt, ob sich jemand gesund oder krank fühlt.«

Wir können Dr. Ojeda nur zustimmen, wenn sie die Betonung auf *maßvollen* Alkoholkonsum legt. Ein weiterer Punkt sind die hohen Ansprüche der Franzosen an die Qualität des Essens; sie essen weit weniger Junk food, Konserven und Zucker als die Amerikaner.

Die Auswirkungen von Alkohol auf den Körper dürfen nicht unterschätzt werden. Mehr als drei Glas täglich können

- Ihren Blutdruck steigern,
- den Rückfluß des Blutes zum Herzen mindern,
- Herzrhythmusstörungen verursachen,
- den Anteil der Triglyzeride im Blut steigern,
- den Herzmuskel irreparabel schädigen,
- Ihr Blut übersäuern,
- zu Schlaflosigkeit, Gewichtszunahme und nervlicher Anspannung führen aufgrund einer schlechten Verdauung und einer Verlangsamung des Ausscheidungsprozesses,
- das Risiko von Brustkrebs erhöhen,
- die Leber schädigen.

Diese ganzen Informationen stimmen mit den Richtlinien der natürlichen Gesundheit überein, den Alkoholkonsum so gering wie möglich zu halten und verstärkt Wasser und frische Säfte zu trinken. Wenn Sie abnehmen wollen, denken Sie daran, daß Alkohol *keine* Nährstoffe enthält, nur nutzlose Kalorien! Und denken Sie daran, daß ein höherer Anteil an Triglyzeriden zur Folge hat, daß mehr Fett an Ihrer Taille, Hüfte und an Ihren Schenkeln eingelagert wird.

Wie können Sie aber eine gesellige Atmosphäre genießen, wenn Alkohol für Sie wie für die meisten Menschen zur Entspannung, zu einem guten Essen, zum Spaß am Sport und an Festtagen dazugehört?

- Reduzieren Sie Ihren Alkoholkonsum, statt ganz zu verzichten. Für Ihr Wohlbefinden beschränken Sie sich, je nach Größe und Geschlecht, auf *ein Glas pro Tag*. In Europa und China ist es alte Tradition, daß täglich ein Glas von einer reinen, hochwertigen Spirituose sogar gut für die Gesundheit ist. Dazu gehören ein guter Whisky, ein edler Wein oder ein gutes Bier.
- Trinken Sie gern Rotwein, dann machen Sie es wie die Franzosen bei ihren Kindern: Verdünnen Sie ihn. Bestellen Sie ein Glas Rotwein und gießen Sie etwas davon in Ihr Mineralwasser.
- Geben Sie lieber nur ein halbes Glas Bourbon anstelle eines ganzen in Ihr Sodawasser.
- Verschieben Sie den Alkoholkonsum aufs Wochenende.
- Meiden Sie Mischgetränke mit Sirup und Zucker mit besonders originellen Namen.
- Trinken Sie dazu reines Wasser, das mit Zitronen oder Limonen an Enzymen angereichert wurde.

Viele hochbetagte Menschen sagen, sie seien dank einem Gläschen Wein am Tag kerngesund bis ins hohe Alter geblieben. Übermäßiger Alkoholkonsum verlängert aber keinesfalls das Leben, aus den erwähnten Gründen. Und wenn Sie unter Herz-, Leber- oder Nierenbeschwerden leiden und Ihr Arzt Ihnen zur Abstinenz geraten hat, dann sollten Sie unbedingt auf ihn hören!

Beachten Sie auch stets, daß Alkohol *dehydrierend wirkt*, also dem Körper Wasser entzieht. Vermutlich haben Sie dies bereits selbst gemerkt, wenn Sie nach einem Gelage mit einem trockenen Mund und ausgetrockneter Kehle aufwachten. Achten Sie also immer darauf, daß Sie ausreichend Wasser trinken, wenn Sie Alkohol zu sich nehmen.

Wenn auch Sie Anhänger der natürlichen Gesundheitslehre werden wollen, sollten Sie unbedingt wissen, daß eines der heimtückischsten säurebildenden Lebensmittel in unserer Ernährung der Zucker ist.

8
Zucker

»Für frisches Obst schrieb ich den Song,
Wegen Obst leb' ich schon so lang,
Frisches Obst ist das beste Essen auf der Welt.«

Procol Harum

Menschen haben von Natur aus einen süßen Gaumen. Die Muttermilch ist süß. Jahrhundertelang war Obst unser natürlicher Süßstoff. Vor gut zweihundert Jahren hat sich dies zu unserem Nachteil hin geändert. Damals wurde unser Speiseplan durch die Raffinierung von Zucker völlig umgekrempelt.

Vermutlich wissen Sie, was jetzt kommt: Raffinierter Zucker macht dick. Aber vielleicht wissen Sie nicht, daß derselbe Zucker in Verbindung mit Fett, Kohlenhydraten oder Eiweiß ein besonders starker Dickmacher ist.

Wenn wir von Zucker sprechen, meinen wir den aus Zuckerrohr und Zuckerrüben gewonnenen, raffinierten Zucker, zum Beispiel weißen Streuzucker, Puderzucker, braunen Zucker. Der Pro-Kopf-Verbrauch von Zucker liegt in den USA bei über 56 Kilo.[1]

Womöglich wollte man Ihnen einmal weismachen, daß Sie dick werden, wenn Sie zu viele Kalorien aufnehmen, und daß Sie beliebig viel Zucker essen können, vorausgesetzt die Gesamtmenge der Kalorien bleibt gering. Auf dieses Märchen setzt die Lebensmittelindustrie, die fettarme oder fettfreie Produkte auf den Markt bringt, in denen das natürliche Fett durch unnatürliche Zuckerstoffe ersetzt ist wie zum Beispiel in Milchprodukten. Wenn Sie so einen Unfug glauben, glauben Sie womöglich auch, daß Schierling gut für Sie ist, solange nur die Kalorienzahl stimmt.

Nahezu alle Produkte, die Sie im Supermarkt kaufen können, enthalten versteckten Zucker als sogenannten billigen Füllstoff, ein wahrlich zutreffender Begriff, der deutlich macht, daß wir für wertloses Zeug auch noch zahlen müssen.

Der heimliche Killer

William Dufty warnt uns in seinem wegweisenden Werk *Sugar Blues* vor dem übermächtigen wirtschaftlichen Interesse der Zuckerindustrie. »Die Zuckerindustrie investiert hinter den Kulissen Millionen von Dollars in die wissenschaftliche Forschung, um die Menschen glauben zu machen, Zucker sei eine harmlose Nascherei.«[2]

Es ist erwiesen, daß Zucker Hauptursache für Karies und für das Übergewicht vieler Menschen ist. Außerdem wurde gezeigt, daß eine zuckerfreie Ernährung Krankheitssymptome wie Lähmungen oder weitverbreitete Krankheiten wie Diabetes, Krebs und Herzleiden heilen kann.[3]

Die medizinische Forschung scheint die Wahrheit über Zucker geradezu zu unterdrücken. Als Beispiel wollen wir den »Kampf« gegen Karies mit Hilfe von Fluoriden nennen, der nichts anderes ist als ein geschicktes Ablenkungsmanöver. Wir reichern unser Wasser mit einem gewinnbringenden, potentiell krebserregenden[4] industriellen Nebenprodukt an, um Karies zu vermeiden, anstatt den Zucker aus unserem Essen und aus den meist gesüßten, weiterverarbeiteten Lebensmitteln zu entfernen.

Was Dufty weiter über den heuchlerischen Mumpitz berichtet, klingt alles andere als süß. »Im 20. Jahrhundert hat Diabetes deutlich zugenommen. In den USA gibt es keine Statistik über das Verhältnis von Zuckerkonsum und Todesfällen durch Diabetes in früheren Zeiten. In Dänemark jedoch existiert eine solche Statistik, sie findet bei amerikanischen Medizinhistorikern aber kaum Erwähnung, ebenso wie selten ein Zusammenhang zwischen Zuckerkonsum und Diabetes hergestellt wird.«[5]
Dufty kommt unweigerlich zu dem Schluß: »Da der Zuckerkon-

sum rasant steigt, erhöht sich auch die Zahl tödlicher Erkrankungen unaufhaltsam.«[6]

■ »Wissenschaftler der Loma-Linda-Universität verabreichten in einer kleinen Versuchsreihe den Versuchspersonen jeweils 100 Gramm Zucker, was 3 Dosen Limonade entspricht. Dann beobachteten sie, wie die für das Immunsystem wichtige Aktivität der Neutrophile sich um circa 45 Prozent verringerte. Nach fünf Stunden lag der Wert immer noch weit unter dem Durchschnitt.«
Fitness, Januar/Februar 1996

Interessanterweise hat sich das Auftreten von Diabetes seit 1983 um 50 Prozent erhöht, seit 1958 sogar verdreifacht. In den USA litten 1983 elf Millionen Menschen unter dieser Krankheit, heute sind es bereits sechzehn Millionen. Diese entmutigende Erhebung bezieht sich auf Diabetes vom Typ II *(Diabetes mellitus),* der bis zu 95 Prozent aller Fälle ausmacht und mittels Diät behandelt beziehungsweise verhindert werden kann.[7] Diese Form des Diabetes ist oft mit Übergewicht verbunden und kann zu Erblindung und zu vorzeitigem Tod führen.

Unserer Meinung nach besteht ein Zusammenhang zwischen dem Anstieg dieser Krankheit und dem zunehmenden Zuckerverbrauch beziehungsweise der Verbreitung der Light-Lebensmittel, die häufig Zucker als Ersatzstoff für Fett enthalten. Eine Unmenge gängiger Junk-food-Produkte, die in den fünfziger Jahren noch gar nicht auf dem Markt waren, enthalten Zuckerzusätze, und auch vielen anderen Lebensmitteln wird unnötigerweise Zucker beigegeben. Allein in den vergangenen fünf Jahren haben die US-Amerikaner mehr Süßigkeiten konsumiert als jemals zuvor in ihrer Geschichte, nämlich durchschnittlich 9,5 Kilo pro Kopf und Jahr.[8]

Die Ärzte Paul und Patricia Bragg, Vorreiter der natürlichen Gesundheitslehre, erwähnen in mehreren Büchern den Anthropologen Dr. Robert McCracken. Aufgrund seiner Forschungen kam McCracken zu dem Schluß, daß die natürliche Nahrung der Menschen ursprünglich Obst, Gemüse und Fleisch gewesen sei. Der Verzehr von Getreide begann erst vor etwa 10 000 Jahren; seit lediglich 200 Jahren konsumieren wir raffinierten Zucker.

McCracken war der Überzeugung, daß die Menschen früher gesünder gelebt hätten als heute.

Im raffinierten Zucker sah er die Hauptursache für manche Typen von Diabetes, für Herzerkrankungen, Schlaganfälle, Schizophrenie, Alkoholismus und sogar für einige Arten von Krebs.[9] McCracken schrieb, es gebe Naturvölker, die viel mehr gesättigte Fette mit der Nahrung aufnähmen als die Amerikaner, aber keinen raffinierten Zucker konsumierten. Der Cholesterinspiegel dieser Menschen sei normal, und die bei uns üblichen Krankheiten seien kaum bekannt.

Was geschieht eigentlich, wenn Sie Zucker essen?

Wir dürfen nicht mehr alles bedenkenlos schlucken. Durch die neuen Erkenntnisse können wir unsere Ernährungsgewohnheiten ändern. Die schädlichen Auswirkungen des Zuckers sollten jedem Kind in der Schule beigebracht werden. Im folgenden erfahren Sie, was in Ihrem Körper passiert, wenn Sie Zucker essen.

Das größte Problem für den Körper bei der Aufnahme raffinierten Zuckers ist die schnelle Absorption. Zucker dringt ohne vorherige Verdauung durch die Magenwand, er regt die Sekretion großer Mengen des mächtigen Hormons Insulin in der Bauchspeicheldrüse an und bringt den Stoffwechselhaushalt aus dem Gleichgewicht.

Sobald Zucker in den Blutkreislauf gelangt, schüttet die Bauchspeicheldrüse Insulin aus, um ihm den Weg durch die Zellmembran ins Gewebe zu ermöglichen, wo der Zucker als Kraftstoff dient. Das klingt harmlos, aber Sie werden gleich verstehen, warum es alles andere als harmlos ist.

Wie Sie wissen, ist die Bauchspeicheldrüse hauptsächlich für die Erzeugung von Enzymen zuständig. In einem früheren Kapitel haben wir darauf aufmerksam gemacht, daß die Bauchspeicheldrüse bei den meisten Amerikanern wegen Überbeanspruchung stark vergrößert ist. Abgesehen von der ständigen Leistung der Bauchspeicheldrüse bei der Enzymproduktion (1,5 Liter pro Tag), liegt die Vergrößerung an den großen Zuckermengen, auf die sie täglich reagieren muß.

Wir verbrauchen durchschnittlich 150 Gramm Zucker pro Tag. Das entspricht ungefähr einer halben Tasse Zucker. Viele Menschen nehmen aber noch viel mehr zu sich.

Sie werden sich kaum vorstellen können, eine halbe Tasse Zucker oder mehr löffelweise zu essen. Millionen von Menschen tun dies aber tatsächlich Tag für Tag, weil sie Zucker als versteckten Nahrungsmittelzusatz konsumieren.

Störung der Gehirntätigkeit

Die paradoxe Folge der durch die Zuckerzufuhr erhöhten Insulinproduktion ist die Senkung des Blutzuckerspiegels, was wiederum Einfluß auf das Gehirn hat. Dieses überaus empfindliche Organ befindet sich in einem sensiblen biochemischen Gleichgewicht, hier spielen sich ganze 25 Prozent der Stoffwechselaktivität eines Erwachsenen ab. Sinkt der Blutzuckerspiegel durch die oben beschriebene rasche Absorption des raffinierten Zuckers, arbeitet das Gehirn nicht mehr richtig, es gerät sozusagen aus der Balance.[10]

Denken Sie einmal an die kleinen Kinder in Supermärkten, auf Flughäfen oder in Einkaufszentren, die, rotznäsig und tränenüberströmt, herzerweichend jammern. Denken Sie an die genervten Eltern, die nicht wissen, daß der Zucker in den Frühstücksflocken oder im Cola oder Pepsi am Vormittag ihre Kleinen aus der Balance gebracht hat.

Die Wirkung des Zuckers aufs Gehirn bereitet nicht nur kleinen Kindern und ihren Eltern Probleme, nachweislich wird auch das Verhalten von Jugendlichen erheblich beeinflußt.

Verschiedene Untersuchungen haben ergeben, daß gewalttätige Jugendliche durch eine Veränderung ihrer Ernährung, nämlich den Verzicht auf hochraffinierten weißen Zucker und Fast-food-Nahrung, deutlich friedlicher würden. Steven Schoenthaler veröffentlichte eine empirische Untersuchung an 267 Versuchspersonen im *Journal of Biosocial Research*. Die Versuchspersonen konsumierten *jährlich durchschnittlich 135 Kilogramm Zucker,* im Gegensatz zu den 56 Kilogramm, die der Durchschnittsamerikaner verzehrt. Als der Zuckerkonsum gesenkt und der Verzehr von Obst und Gemüse erhöht wurde, verringerten sich antisoziale Verhaltensweisen aller Art um 48 Prozent, einschließlich Gewaltkriminalität, Diebstahl und Ausreißen. Das Ergebnis zeigte sich bei allen Altersgruppen und Rassen.[11]

EMILY

Emily ist ein hübsches, hochintelligentes Mädchen von sieben Jahren. Im Jahre 1994 nahm sie an einem Fitonics-*Kurs teil. Sie war eine schlechte Esserin, und ihre liebevollen Eltern versuchten immer, sie mit der Aussicht auf Nachtisch, Eis oder Kekse zum Essen zu verführen. Erst dann zeigte Emily Interesse am Essen. Aber hinterher war sie oft mißgestimmt, manchmal hatte sie Wutausbrüche, die für sie eigentlich untypisch waren.*

Eines Tages schlugen wir ihr vor, eine Zeitlang ganz auf Zucker zu verzichten. »Warum?« fragte sie neugierig.

»Weil wir meinen, daß es dir dann besser geht«, antworteten wir.

Emily akzeptierte unseren Vorschlag ohne weiteres. Sie ist ein ausgesprochen kluges Mädchen, und sie vertraute uns.

»Okay«, sagte sie. »Ich versuch's mal. Aber darf ich denn nie wieder Zucker essen?«

»Doch«, antworteten wir. »Du darfst einmal im Monat oder zu besonderen Gelegenheiten, zum Beispiel bei einem Kinderfest, etwas Süßes essen.«

Ihre Eltern berichteten uns, daß Emily schon am nächsten Tag verkündete, sie wolle keinen Zucker mehr essen. Sie erzählte jetzt immer häufiger, wie unwohl sich manche Klassenkameraden fühlten, nachdem sie Süßigkeiten in der Schule gegessen hätten. Selbst auf Kinderfesten blieb sie standhaft bei ihrem Entschluß. Sie fragte ihre Eltern sogar, in welchen Lebensmitteln Zucker versteckt sei, und als sie erfuhr, daß die Hamburger von MacDonald's Zucker enthalten, aß sie auch keinen Big Mac mehr.

Bei Halloween hatte Emily bereits sechs Wochen lang zuckerfrei gelebt. Nach einigem Hin und Her beschloß sie, daß dies die besondere Gelegenheit sein sollte, an der eine Ausnahme erlaubt war. Sie aß vier Stückchen von ihren Leckereien, und kaum eine Stunde später fühlte sie sich miserabel.

»Ich werde nie mehr Zucker essen«, sagte sie zu ihrem Vater. »Ich finde es scheußlich, wie ich mich hinterher fühle.«

Vielleicht machte die spezifische chemische Zusammensetzung ihres Körpers Emily besonders empfindlich gegenüber Zucker. Wir sind aber der Ansicht, daß *jeder* von der Einschränkung des Zuckerkonsums profitiert. Sie werden erstaunt sein über das neue emotionale Gleichgewicht, das Wohlbefinden und den Gewichtsverlust, die sich mit Sicherheit einstellen werden.

■ An der Harvard Medical School hat man festgestellt, daß eine systematische Schädigung des Gehirns durch die kontinuierliche Verabreichung von Zucker bei Mäusen eine rasche Gewichtszunahme zur Folge hat. Aus einschlägigen Veröffentlichungen geht hervor, daß übermäßiger Verzehr von raffiniertem Zucker auch beim Menschen Schädigungen der Hypophyse und des Gehirns verursacht, ähnlich wie bei der Versuchsreihe mit den Mäusen.

Dr. Edward Howell, *Enzyme Nutrition*

Das Gehirn ist das Kontrollsystem für den gesamten Körper, durch den Verzehr von Zucker wird ihm sozusagen Treibstoff entzogen. Dieser Mangel führt zu Verwirrung, Gereiztheit, Ruhelosigkeit und Müdigkeit – Symptome, die uns aus den Schilderungen von Grundschullehrern bekannt sind und die wir auch aus den unkontrollierten Ausbrüchen und der Reizbarkeit uns nahestehender Menschen kennen.

Sie wundern sich vielleicht über die Behauptung, Zucker mache müde, obgleich wir zunächst einen Energieschub erleben, wenn Zucker in die Blutbahn gerät. Darauf gibt es eine einfache Antwort: Zucker erhöht den Serotoninspiegel. Serotonin ist ein Hormon, das die Entspannung der Muskeln und Schläfrigkeit bewirkt. Aus diesem Grund kommt es häufig vor, daß das Bedürfnis nach Süßigkeiten in Streßsituationen steigt, sie sollen beruhigen und benebeln, damit wir den Streß besser ertragen können.

Der Körper verausgabt sich

Sobald das Insulin reagiert hat und das Blut vom Zucker gereinigt ist, läuft der Körper sozusagen im Leerlauf, weil der Zucker keinerlei Nährstoffe enthält. Sämtliche Vitamine, Mineralstoffe und Kohlenhydrate sind durch den Raffinierungsprozeß verlorengegangen. Wenn sich der Zucker einmal im Stoffwechselsystem befindet, entsteht ein Hungergefühl, das mit einem bohrenden Verlangen nach immer mehr Zucker, Keksen, Schokoriegeln einhergeht, denn Zucker macht süchtig.

Streichen Sie Zucker aus Ihrer Ernährung, und Sie werden abnehmen und Ihr Gewicht halten

Warum das so ist, läßt sich an drei Stoffwechselvorgängen zeigen, die bei der übermäßigen Zufuhr von Zucker und der damit zusammenhängenden Ausschüttung von Insulin in der Bauchspeicheldrüse ausgelöst werden:

- Insulin leitet den Zucker zur Verbrennung in die Zellen.
- Was nicht verbrannt werden kann, wird in Glykogen verwandelt, ein anderes Wort für das Zuckerreservoir in Muskeln und Leber.
- Und schließlich verwandelt die Bauchspeicheldrüse den verbleibenden Zucker in Triglyceride um. Hinter dem chemischen Begriff verbirgt sich etwa: »Wird demnächst als Fett auf Hüften und Bauch angesetzt.«

Zu Beginn dieses Kapitels haben wir gesagt, daß Zucker in Verbindung mit Fett, Kohlenhydraten oder Eiweiß dick macht. Kohlenhydrate, Fette und Eiweiß werden im Körper in Zuckermoleküle, freie Fettsäuren und Aminosäuren umgewandelt und dem Blutkreislauf zugeführt. Was passiert dabei?

Der Zucker wird sehr schnell absorbiert und verarbeitet. Das Blut wird also mit Zucker gesättigt, ein kurzfristiger Energieschub ist die Folge. Nun muß sich der Körper mühsam an die Verarbeitung des aufgenommenen Eiweißes, der Fette und der Kohlenhydrate machen. Dem Körper bleibt nichts anderes übrig, als diese Nährstoffe in körpereigenes Fett umzuwandeln. Denken Sie immer daran:

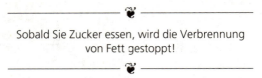

> Sobald Sie Zucker essen, wird die Verbrennung
> von Fett gestoppt!

Woran liegt das? Die jähe Insulinreaktion ist ein Schutzmechanismus des Körpers, um sich vor der Vergiftung durch Zucker zu schützen. Zuviel Blutzucker ist sehr gefährlich, wie jeder Diabetiker weiß. Ein zu hoher Blutzuckerspiegel kann zur Dehydrierung der Zellen und schlimmstenfalls zu Bewußtlosigkeit und Tod führen. Dagegen schützt uns das Insulin, es sorgt dafür, daß der Zucker auch wirklich verbrannt wird. Sie sollten jedoch nicht Zucker verbrennen, wenn Sie eigentlich Fett verbrennen wollen!

Wir haben Sie hoffentlich davon überzeugen können, daß Sie sich vor Zucker in acht nehmen müssen. Nun folgt die Krönung:

Raffinierter Zucker fördert Verstopfung

Die Energie, die Zucker dem Körper abverlangt, muß von irgendwoher kommen. In einem früheren Kapitel haben wir bereits ausgeführt, daß der Körper sich zusätzlich benötigte Energie aus den Ausscheidungsprozessen besorgt. Hinzu kommt, daß raffinierter Zucker keine Ballaststoffe enthält – und ohne Ballaststoffe können Nahrungsmittel nur mühsam durch den Verdauungstrakt befördert werden. Gewöhnlich wird raffinierter Zucker zusammen mit anderer ballaststoffarmer Nahrung gegessen, zum Beispiel mit Weißmehl, somit hat der Körper die doppelte Last zu schleppen.

Zum Beweis dafür können Sie nach folgender Anleitung vorgehen und drei Tage lang so weit als möglich auf Lebensmittel mit raffiniertem Zucker verzichten. Stillen Sie Ihr Verlangen nach Süßigkeiten, indem Sie gezielt Mahlzeiten mit natürlichem Fruchtzucker zu sich nehmen:

- Ein reichhaltiges Obstfrühstück, zu dem auch Datteln oder andere Trockenfrüchte gehören (siehe auch die Müsli-Rezepte im Rezeptteil).
- Ein Obstimbiß am Vormittag.
- Vor dem Mittagessen ein großes Glas süßen Karottensaft oder frischgepreßten Obstsaft. (Der stark basische Saft trägt zur Neutralisierung der Säuren im Körper bei, die das Verlangen nach süßer Nahrung, wie zum Beispiel Zucker, fördern.)
- Kleine Mengen Trockenfrüchte ohne Schwefel wie Bananen, Feigen, Rosinen oder Datteln. (Geschwefelte Früchte sind sauer und können Magenschmerzen hervorrufen.)
- Vor dem Abendessen eine halbe Netz- oder Honigmelone oder eine Grapefruit.
- Vor dem Schlafengehen eine Banane.

Bereits nach drei Tagen werden Sie die positiven Auswirkungen des Fruchtzuckers spüren. Der Ausscheidungsprozeß wird mit Sicherheit erleichtert. Außerdem werden Sie feststellen, daß Sie sich energiegeladen und ausgeglichen fühlen.

Essen Sie zum Abschluß des Tests abends einen großen, zuckerhaltigen Nachtisch. Was passiert am nächsten Morgen? Nicht viel, zumindest was den Stuhlgang angeht. Vielleicht fühlen Sie sich auch unausgeglichen, weil Sie schlecht geschlafen haben. Oder Sie wachen mit einem Hungergefühl auf, weil der Zucker dem Körper grundlegende basische Nährstoffe entzogen hat, die rasch ersetzt werden müssen.

■ Zucker kann das Immunsystem schwächen. Dr. Joseph Pizzorno, Präsident der Naturheilkunde-Universität Bastyr meint, daß bereits 100 Gramm Zucker in einer Mahlzeit, das entspricht 2 Schokoriegeln zu 70 Gramm und 1 Dose Limonade, das Immunsystem über einen Zeitraum von 6 Stunden blockieren.
Self, Januar 1996

Wenn Sie eine Naschkatze sind, dann machen Sie es wie wir. Sie müssen sich für Ihre Gelüste nicht entschuldigen, denn Sie haben sie ererbt. Unsere primitiven Vorfahren, die Jäger und Sammler, ernährten sich vorwiegend von süßen Pflanzen und fettem Fleisch.

Das war nötig, um für karge Zeiten ausreichende Nahrungs- und Energiereserven zu speichern. Ihr Süßigkeitsbedarf wurde jedoch ausschließlich durch Früchte und Pflanzen gedeckt. Damals gab es keine Bäume, auf denen Schokoriegel wuchsen.

Gesunde Ersatzstoffe für raffinierten Zucker

Das natürliche Verlangen nach Süßem ist durch den Verzehr von raffiniertem Zucker pervertiert worden. Das läßt sich jedoch korrigieren. Was ist Ihnen wichtiger, natürlich schlank und gesund zu sein oder ein Schokoriegel?

Die Natur bietet mit ihrer Fülle an Früchten ein reiches Angebot natürlicher Süßigkeiten, die nicht dick machen, sondern beim Abnehmen helfen.

Darüber hinaus bieten die Naturkosthersteller heute viele gesunde, vollwertige Süßstoffe, wie zum Beispiel nicht erhitzten Honig[12], Obstdicksaft, reinen Ahornsirup, Melasse aus braunem Reis oder Sorghumhirse und Dattelzucker.

Es gibt zahlreiche unraffinierte Süßstoffe wie Dattelzucker, Reiszucker und Zuckerrohrsirup, mit denen sich ohne weiteres der weiße Zucker in allen Rezepten ersetzen läßt. Gelegentlich hat das Endprodukt dann eine leicht goldene, natürlichere Farbe, doch die Konsistenz wird nicht beeinträchtigt.

Gesundheitsbewußte Eltern wählen heute oft natürliche Süßstoffe aus frisch geschnittenem, biologisch angebautem Zuckerrohr. Ein interessantes neues Produkt ist ein in den USA unter dem Handelsnamen Sucanat vertriebenes Vollrohrzuckerprodukt. (In Deutschland wird es unter verschiedenen Handelsnamen geführt.) Durch Pressung des Zuckerrohrs wird Pflanzensaft gewonnen, konzentriert und durch Trocknung kristallisiert, so daß es dem braunen Zucker ähnelt. Es enthält wichtige Mineralien wie Kalzium, Eisen, Magnesium, Phosphor und Kalium, die Vitamine A, C, B_1, B_2, B_6 und die Spurenelemente Chrom, Kupfer und Zink. All diese Nährstoffe sind im Zuckerrohr enthalten und gehen durch den Raffinierungsprozeß verloren.

Wir verwenden beim Backen am liebsten Dattelzucker wegen der Festigkeit, die er dem Teig verleiht, und Sucanat.

- Bringen Sie Ihr Immunsystem auf Touren! Halten Sie sich bei Süßigkeiten zurück, und legen Sie bei Obst und Gemüse zu!

Fitness, Januar/Februar 1996

Wem das noch nicht reicht...

Dr. Nancy Appleton, Autorin des Buches *Lick The Sugar Habit* (Wie Sie vom Zucker loskommen) nennt 59 Gründe, warum Zucker unsere Gesundheit ruiniert. Für jeden Grund führt sie Referenzen aus medizinischen Fachzeitschriften, Büchern und anderen Veröffentlichungen an.

59 GRÜNDE, WESHALB ZUCKER IHRE GESUNDHEIT RUINIERT

1. Er kann das Immunsystem schwächen,
2. schwächt die Wirkung von Mineralstoffen im Körper ab,
3. kann bei Kindern Hyperaktivität, Angst, Konzentrationsstörungen und Reizbarkeit hervorrufen,
4. verursacht einen deutlichen Anstieg der Triglyceride,
5. schwächt die körpereigene Abwehr gegen bakterielle Infektionen,
6. kann Nierenschäden verursachen,
7. verringert die High-Density-Lipoproteide,
8. führt zu Chrommangel,
9. fördert Krebserkrankungen der Brust, der Eierstöcke, des Darms, der Prostata und des Mastdarms,
10. erhöht den Glukose- und Insulinspiegel,
11. führt zu Kupfermangel,
12. behindert die Absorption von Kalzium und Magnesium,
13. schwächt die Sehkraft,
14. erhöht den Spiegel des Neurotransmitters Serotonin,
15. kann Hypoglykämie, das heißt die Verminderung des Blutzuckers, verursachen,
16. kann zur Übersäuerung des Magens führen,
17. kann bei Kindern den Adrenalinspiegel erhöhen,

18. verursacht häufig Verdauungsinsuffizienz bei Patienten, die unter chronischen Darmerkrankungen leiden,
19. beschleunigt den Alterungsprozeß,
20. kann zu Alkoholismus führen,
21. macht die Zähne kaputt,
22. fördert Fettleibigkeit,
23. erhöht das Risiko für Morbus Crohn und Dünndarmerkrankungen,
24. kann bei Patienten mit einem Geschwür im Magen oder Zwölffingerdarm zu Zellveränderungen führen,
25. kann Arthritis verursachen,
26. kann Asthma verursachen,
27. kann zu Pilzerkrankungen führen,
28. kann Gallensteine hervorrufen,
29. fördert Herzerkrankungen,
30. kann Blinddarmentzündung verursachen,
31. kann Multiple Sklerose verursachen,
32. kann Hämorrhoiden verursachen,
33. kann Krampfadern verursachen,
34. kann bei Frauen, die die Pille nehmen, die Glukose-Insulin-Reaktion erhöhen,
35. kann zu Parodontose führen,
36. erhöht das Risiko, an Osteoporose zu erkranken,
37. trägt zur Übersäuerung des Speichels bei,
38. kann die Insulintoleranz senken,
39. kann die Glukosetoleranz senken,
40. kann zum Abbau des Wachstumshormons beitragen,
41. kann den Cholesterinspiegel erhöhen,
42. kann den systolischen Blutdruck erhöhen,
43. kann bei Kindern Benommenheit und Antriebslosigkeit auslösen,
44. kann Migräne verursachen,
45. kann die Absorption von Eiweiß behindern,
46. kann Lebensmittelallergien auslösen,
47. kann zur Erkrankung an Diabetes beitragen,
48. kann zu Schwangerschaftsvergiftung führen,
49. kann bei Kindern Ekzemerkrankungen fördern,
50. kann zu Kreislauferkrankungen führen,

51. kann die Struktur der DNA verändern,
52. kann die Struktur von Eiweiß verändern,
53. kann die Struktur des Collagen verändern und so zur Alterung der Haut beitragen,
54. kann grauen Star verursachen,
55. kann zu Emphysemen führen,
56. kann Arteriosklerose verursachen,
57. kann zur Erhöhung des Low-Density-Lipoproteids beitragen,
58. kann die Bildung von Freien Radikalen im Blutkreislauf fördern.
59. *Zucker verringert die Funktionsfähigkeit der Enzyme.*[13]

Wir sind auf Ihrer Seite!

Fitonics wurde entwickelt, um Sie vom Zucker abzubringen. Wir sind auf Ihrer Seite! Natürlich dürfen Sie gelegentlich ein bißchen Zucker essen. Schließlich gibt es immer noch Geburtstage zu feiern. Und manchmal wird es sich nicht vermeiden lassen, im Supermarkt Lebensmittel mit verstecktem Zucker zu kaufen.

Im großen und ganzen aber können Sie mit Ihren alten Eßgewohnheiten brechen, wenn Sie Ihr Zuckerverlangen mit all den köstlichen Fruchsaftgetränken, dem Obstfrühstück, getrockneten Früchten, dem Obstteller zu Mittag oder der abendlichen Obstmahlzeit stillen. Die Früchte decken unseren Bedarf nach Süßem auf natürliche Weise, so wie wir es in grauer Vorzeit getan haben.

Seien Sie aber auf der Hut. Fallen Sie nicht auf »überzuckerte« Werbesprüche herein. Die Lebensmittelindustrie ist nicht auf Ihrer Seite. Denken Sie daran, daß Zucker zu den billigsten Füllstoffen gehört, daß er das Verlangen steigert und deshalb überall eingesetzt wird. Sogar im Ketchup! Unsere Kinder werden schon im Morgenprogramm gezielt mit Produkten umworben, die drei Teelöffel Zucker oder mehr pro Portion enthalten. Der neue Trend, nahezu alle Frühstücksflocken zu »frosten«, das heißt zu überzuckern, ist ein weiteres erschreckendes Beispiel dafür, daß die Lebensmittelindustrie ausschließlich den Profit und nicht die Gesundheit im Auge hat.[14]

Die Anzahl übergewichtiger Kinder in den USA hat sich seit den sechziger Jahren verdoppelt. Im November 1995 waren 6,7 Millionen Kinder zwischen 6 und 17 Jahren übergewichtig. Der Reichtum eines Landes sind seine Kinder. Erschreckende 11 Prozent leiden in Amerika bereits an der Krankheit Übergewicht, dabei wollen wir unsere Kinder doch gesund ernähren und versorgen – gar nicht so leicht, wenn man bedenkt, daß 91 Prozent der Lebensmittel, die im Kinderfernsehen angepriesen werden, besonders fett-, zucker- und salzhaltig sind.[15]

Bravo! Na endlich!

Endlich bietet ein Hersteller von Getreideprodukten ein wirklich wohlschmeckendes, vollwertiges und zuckerfreies Gericht an: fein geschroteten Weizen mit Kleie. Geben Sie ein paar Rosinen und Bananen dazu, gießen Sie Sojamilch darüber, und Sie haben eine vorzügliche, gesunde Mahlzeit, morgens, mittags oder abends.

Während in zahllosen medizinischen Veröffentlichungen darauf hingewiesen wird, wie wichtig ballaststoffreiche Ernährung zur Verhinderung von Übergewicht und Verstopfung und damit von Krebs- und Herzerkrankungen ist, setzen die Hersteller von Getreideflocken immer noch ausschließlich auf den süßen Geschmack und reichern ihre Produkte eher mit dickmachendem Zucker als mit schlankmachendem, ballaststoffreichem Vollkorn an.

Getreide ist ein sehr ballaststoffreiches Nahrungsmittel, und viele von uns würden es begrüßen, wenn die Lebensmittelindustrie sich endlich dazu durchringen könnte, wohlschmeckende, aber zuckerfreie Getreideflocken mit hohem Ballaststoffanteil auf den Markt zu bringen. Selbst die jetzt schon als »reich an Ballaststoffen« beworbenen Produkte enthalten in Wahrheit höchstens ein oder zwei Gramm Kleie pro Portion. Ein wirklich ballaststoffreiches Getreideprodukt müßte mindestens fünf bis zehn Gramm Kleie pro Portion enthalten!

■ Das Geheimnis des Abnehmens besteht darin, die größtmögliche Befriedigung aus der kleinstmöglichen Kalorienmenge zu schöpfen. Besonders nahrhafte Früchte wie Äpfel und Orangen sind besonders sättigend. Kartoffel und Vollkorn füllen am besten, auch Fisch füllt besser als Steak. Fettreiche Nahrung füllt am schlechtesten, man muß viel davon essen, weil sich kein Sättigungsgefühl einstellt. Und dabei enthalten schon kleine Mengen sehr viel Kalorien.

Environmental Nutrition, Februar 1996

Erst wenn Sie vom Zucker losgekommen sind, werden Sie merken, wie sehr dieser Stoff Körper und Seele schadet. Versuchen Sie es mit natürlichen alternativen Süßstoffen. Genießen Sie ein erfülltes, gesundes Leben, essen Sie vollwertige, nahrhafte Speisen, und meiden Sie Schwindelprodukte wie Aspartam und Olestra.

9
Aspartam und Olestra: Zwei Mogelpackungen

Die erste Mogelpackung enthält einen Stoff, der wie Zucker aussieht, angeblich wie Zucker schmeckt, obwohl er 180- bis 200mal süßer als Zucker ist, und sich sogar wie Zucker anfühlt. Der Stoff wurde in den Labors des amerikanischen Pharmakonzerns B.D. Searle entwickelt und ursprünglich als unbedenklicher, kalorienloser Zuckerersatz vermarktet, der so natürlich sei wie ein Glas Milch und eine Banane, gerade so als sei er aus einer Frucht gewonnen oder stamme von einem Tier.

Diese Werbekampagne zieht selbst heute nach Jahren noch. In Deutschland ist der Süßstoff unter den Namen Assugrin, NutraSweet und Canderel im Handel und wird Tag für Tag von Tausenden von Menschen konsumiert, die meinen, sie täten sich damit etwas Gutes.

Aspartam und Softdrinks

Die Lebensmittelindustrie und die Pharmaindustrie lieben den Süßstoff Aspartam geradezu. Er ist in ungezählten Lebensmitteln enthalten, sei es Cola oder Kaffee, Frühstücksflocken oder Vitamintabletten. Er fehlt in kaum einem Fertiggericht und ist gerade bei der Herstellung von Erfrischungsgetränken besonders verbreitet. Mit der Menge an Aspartam, die in den USA jährlich geschluckt wird, könnte man ganze Flüsse und Seen füllen.

Es muß an der völligen Verkümmerung unserer Überlebensinstinkte liegen, daß ein ganzes Volk auf die pseudowissenschaftliche Propaganda hereinfällt, daß wir mit Hilfe eines künstlich hergestellten chemischen Mittels angeblich unseren Geschmackssinn für Süßes überlisten können, ohne ernsthafte gesundheitliche Schäden zu riskieren. Alle kaufen dieses Mittel.

Als Aspartam unter dem Namen Nutra-Sweet in Amerika erstmals auf den Markt kam, stieg der Konsum von Diätgetränken um das Sechsfache an. Im Jahre 1985 schluckten die US-Amerikaner ungefähr 360 Millionen Liter mit Aspartam gesüßte Getränke, mittlerweile dürften es doppelt soviel sein.

Diese Entwicklung ist kein Zufall, denn Aspartam macht süchtig, ähnlich wie Zucker, und außerdem macht Aspartam durstig. Das erklärt auch, warum man von einem Diätgetränk nie genug hat, sondern immer mehr trinken möchte.

Aspartam – ein gefährlicher Mythos

Die »bittere« Wahrheit aber ist, daß Aspartam eben kein Naturprodukt ist, das aus Bananen oder Milch gewonnen wird, sondern ein ganz und gar synthetisch erzeugter, chemischer Ersatzstoff aus dem Laboratorium. Es gibt ungezählte Untersuchungen, vermutlich alle von der Pharmaindustrie finanziert, nach denen »keine Erkenntnisse über schädliche Nebenwirkungen von Aspartam« vorliegen. Wie erklärt es sich dann, daß dieses chemische Erzeugnis die längste Beschwerdeliste aufweist, die jemals bei der FDA, der US-Lebensmittelbehörde, eingereicht wurde?

Die Antwort geht aus der Beschaffenheit von Aspartam und seiner Wirkungsweise im menschlichen Organismus hervor. Aspartam ist zwar aus drei in der Natur vorkommenden Bausteinen zusammengesetzt, diese Kombination der drei Bausteine gibt es aber in der Natur nicht. Beim Verzehr von Aspartam nimmt man die zwei Aminosäuren Phenylalanin und Asparaginsäure sowie Methanol (Methylalkohol) zu sich. Sie werden wohl einsehen, daß es ganz und gar nicht natürlich ist, sein Verlangen nach Süßem auf diese Weise zu befriedigen.

Die drei genannten Komponenten geraten nach dem Verzehr sofort in den Blutkreislauf. Methanol, ein tödliches Gift, das so gut wie nie in freier Form vorkommt, wird als erstes abgespalten. Es kann schwere Gewebeschäden verursachen. Methanolvergiftungen können Kopfschmerzen, Gliedertaubheit, Schwindel, Depressionen, Augenflimmern, Übelkeit und Magenschmerzen verursachen. In hohen Dosen kann Methanol die Netzhaut bis hin zur Erblindung schädigen.

Vor allem Schwangere werden von vielen Ärzten vor dem Verzehr von Aspartam gewarnt, weil ein hoher Methanolspiegel die Ausbildung der Augen beim Fötus behindern kann. Ferner wird ein Zusammenhang hergestellt zwischen einem hohen Konsum von Aspartam in der Schwangerschaft und einem verminderten Intelligenzquotienten bei Kindern. Welches Produkt mit Aspartam warnt vor solchen Auswirkungen?

Methanol ist unter anderem deshalb so giftig, weil unser Körper nicht das entsprechende Enzym zur Entgiftung besitzt. Die Zeit bis zur Ausscheidung von Methanol ist fünfmal länger als bei dem in Bier, Schnaps oder Wein enthaltenen Äthylalkohol. Wird Aspartam auf über 30 Grad Celsius erhitzt, was bei Lagerung oder Transport leicht passieren kann, sogar wenn Sie entsprechende Getränke in Ihrer Garage aufbewahren, zerfällt der Stoff – Methanol wird freigesetzt.[1]

Das bedeutet, daß Sie reines Gift zu sich nehmen, wenn Sie mit einem Diätgetränk Ihren Durst löschen wollen. Ihr Körper muß den Stoff vor der Ausscheidung einem Umwandlungsprozeß unterziehen, bei dem große Mengen Energie vergeudet werden. In einer Phase dieses Prozesses wird Methanol in Formaldehyd umgewandelt, eine Chemikalie, die unter anderem zum Konservieren von Leichen benutzt wird.

Das sollte für uns ein Wink mit dem Zaunpfahl sein. Warum sollten wir unserem Körper etwas zuführen, was Formaldehyd bilden kann? Ein Drittelliter eines Diätgetränks mit Aspartam enthält ungefähr 10 mg Nutra-Sweet. Wer viel Diätgetränke trinkt, kommt so leicht auf 100 mg Nutra-Sweet am Tag – das Dreizehnfache des von der US-Umweltschutzbehörde empfohlenen Grenzwertes.

Die Gefahr ist nicht zu unterschätzen

Obwohl die relative Konzentration von Phenylalanin und Asparaginsäure in Aspartam zehnmal höher ist als in natürlichen Nahrungsmitteln, wird in den Informationsbroschüren der Industrie behauptet, der Körper verarbeite diese zwei Aminosäuren gerade so, als stammten sie aus Obst, Gemüse, Milch oder Fleisch. Ebensogut könnte man behaupten, Smog habe dieselbe wohltuende Wirkung auf die Lungen wie die Luft in einem riesigen Waldgebiet.

Der Arzt Dr. H. J. Roberts hat die Wirkungsweise von Aspartam erforscht und sagt, die über natürliche Nahrungsmittel aufgenommenen Aminosäuren würden verdaut und dem Blutkreislauf allmählich zugeführt, wobei sie von anderen Aminosäuren gepuffert und ausbalanciert würden. Werde Aspartam aber über Getränke eingenommen, dann werde der Körper plötzlich von großen Mengen Phenylalanin und Asparaginsäure überschwemmt, die ungehindert bis ins Gehirn vordringen und dort »nachhaltige Störungen« auslösen könnten.

Dr. Roberts ist ein bemerkenswerter Arzt. Er hat über 200 Artikel und Beiträge in medizinischen Fachzeitschriften veröffentlicht und 5 Bücher geschrieben. In seinem jüngsten Buch, *Aspartame (Nutrasweet). Is it safe?* (Aspartam [Nutra-Sweet]. Ist es unbedenklich?) schreibt er: »Aspartam ist latent gefährlich und kann zahlreiche körperliche und geistige Symptome verursachen, die meist nicht erkannt oder als Krankheit fehlgedeutet werden.«

Roberts hat kurz nach der Einführung von Aspartam auf dem Markt eine Reihe von Krankheitssymptomen registriert, die schwer zu diagnostizieren und zu behandeln sind. Dazu gehören Kopfschmerzen, Schwindel, Gleichgewichtsstörungen, Verwirrtheit, Gedächtnisverlust, verminderte Sehkraft, schwere Depression, ausgeprägte Reizbarkeit, schwere Angstzustände, extreme Müdigkeit, deutliche Persönlichkeitsveränderungen, Herzklopfen, Herzjagen, Sensibilitätsstörungen der Haut, Krämpfe, Übelkeit, schwere Schlaflosigkeit, Ohrensausen, Durchfall, Harndrang verbunden mit Brennen, übermäßiger Durst, schwere Sprachstörungen und starke Gelenkschmerzen.

Das Problem ist, daß jeder Arzt mit den Symptomen, die Dr. Roberts mit Aspartam in Verbindung bringt, konfrontiert ist und sie unwissentlich als die eine oder andere Krankheit diagnostiziert. Das Symptom wird dann mit pharmazeutischen Mitteln behandelt, die oft zusätzliche Nebenwirkungen auf den Patienten, also auf Sie, haben.

Wir sehen darin eine krasse Ungerechtigkeit: Viele Stoffe, die ohne Ihr Wissen der Nahrung zugesetzt werden, tragen maßgeblich zu den schweren Erkrankungen bei, von denen unsere Gesellschaft heimgesucht ist. Viele Ärzte und Vertreter der natürlichen Gesundheitslehre haben sich 1981, als Aspartam von der US-Lebensmittelbehörde freigegeben wurde, gegen diesen Stoff ausgesprochen. Der damals verantwortliche Ausschußvorsitzende soll bewußt die Warnungen eines Untersuchungsausschusses der Bundesregierung ignoriert haben, der sich gegen die Zulassung ausgesprochen hatte. In dessen Bericht war die Rede davon, daß Aspartam womöglich Gehirntumore verursacht.

Die Gegner von Aspartam

Einer der Wissenschaftler der Lebensmittelbehörde FDA, die die Freigabe von Aspartam ablehnten, Dr. Robert Condon, schrieb 1981 in einem regierungsinternen Dokument: »Ich kann die Meinung nicht teilen, daß Aspartam im Hinblick auf die Gefahr von Gehirntumoren unbedenklich ist.«[2] Auch andere Wissenschaftler, zum Beispiel Dr. Richard Wurtman, Professor für Neuroendokrinologie am Massachusetts Institute of Technology (MIT), bezweifelten die Unschädlichkeit des neuen Süßstoffs.

Daraufhin setzte die FDA einen öffentlichen Untersuchungsausschuß ein, der 100 Testergebnisse überprüfen sollte, die die Firma Searle der Behörde Ende der siebziger Jahre vorgelegt hatte. Dieser von dem MIT-Professor für Psychologie und Hirnforschung Walle Nauta geleitete Untersuchungsausschuß sprach sich *gegen* die Freigabe von Nutra-Sweet aus. Auch diese Entscheidung wurde von der Lebensmittelbehörde *zurückgewiesen*.

Wie konnte so etwas geschehen? Welche Interessensgruppe hatte sich hier durchsetzen können? Sicherlich keine, die für Ihr Wohlergehen und die Gesundheit Ihrer Lieben eintritt.

Lassen Sie sich nicht täuschen

Wenn Sie Produkte mit Aspartam essen, um abzunehmen, dann sägen Sie an dem Ast, auf dem Sie sitzen. Gewöhnlich hinterläßt eine Mahlzeit mit Kohlenhydraten ein Gefühl der Sättigung. Das liegt zum Teil an der Ausschüttung von Serotonin, wie im letzten Kapitel ausgeführt wurde.

Aspartam dagegen ist eine Mogelpackung! Es kommt in der Verkleidung eines Kohlenhydrates daher, hat in Wirklichkeit aber den gegenteiligen Effekt. Wenn Sie dem Essen Aspartam zufügen, es in einem Diätgetränk, im Tee oder Kaffee trinken oder wenn Sie ein von der Industrie mit Aspartam angereichertes Fertigprodukt essen, kommt die Serotoninproduktion im Gehirn zum Stillstand. Sie empfinden keine Sättigung und möchten immer weiteressen.

Und da Sie der Lebensmittelindustrie glauben, daß kalorienarme Nahrung zur Gewichtsabnahme führt, greifen Sie wieder nach Lebensmitteln, die mit Aspartam gesüßt sind. Sie befinden sich in einem Teufelskreis: Sie überschwemmen Ihren Körper mit dem giftigen Methanol, setzen sich dabei den genannten Nebenwirkungen aus und kämpfen mit Ihrem Übergewicht, dem mit noch soviel kalorienreduzierter Nahrung nicht beizukommen ist.

> *Sechster Grundsatz für natürliche*
> *Gesundheit und gesundes Abnehmen:*
>
> *Überlegen Sie es sich genau, bevor Sie*
> *Zucker oder künstliche Ersatzstoffe*
> *verwenden.*

Vertrauen Sie dem gesunden Menschenverstand!

Nun zur zweiten Mogelpackung: Olestra ist eine Schwindelsubstanz, die überallhin, nur nicht in Ihren Körper gehört. (In Deutschland ist dieser Fettersatzstoff nicht zugelassen, andere Fettersatzstoffe sind aber auch hier in fettfrei gerösteten Erdnüssen und ähnlichem Knabbergebäck enthalten. Anm. der Redaktion.)

Die wichtigsten Verbraucherorganisationen und Gesundheitsinitiativen der USA haben sich gegen die Freigabe von Olestra ausgesprochen. Nach umfangreichen klinischen Versuchen an Menschen und Tieren und Tausenden von Forschungsberichten kommen Fachleute zu dem Schluß, daß es keine Garantie dafür gibt, daß dieser unverdauliche Fettersatz nicht doch zu gravierenden Gesundheitsschäden führt.

Dr. Sheldon Margen, ehemals Professor für Ernährungslehre an der Universität von Kalifornien in Berkeley und Chefredakteur des Berkeley *Wellness Letter,* schreibt, daß »die physikalische Beschaffenheit von Olestra faktisch identisch ist mit der von Erdöl und Vaseline«[3]. Erdöl, so Dr. Margen, hat eine abführende Wirkung. Von einer dauerhaften Einnahme wird abgeraten, »weil es andere Nährstoffe schädigt, die abführende Wirkung abhängig machen kann, und wegen weiterer schädigender Nebenwirkungen«[4].

Untersuchungen von fettfreien, mit Erdöl hergestellten Keksen haben ergeben, daß häufig Gasbildung, Blähungen, Durchfall und Darminkontinenz als Nebenwirkungen auftraten. Dr. Margen: »Es gibt deutliche Hinweise, daß Olestra potentiell gesundheitsschädlich ist.«[5] Darminkontinenz, Sie haben richtig gelesen! Ein neues Wunderlebensmittel, welches Darminkontinenz hervorruft, kann vom Ernährungsstandpunkt aus wohl nicht halten, was es verspricht.

»Ich bin der Meinung, so etwas gehört nicht in unsere Nahrung«, sagt Joan Gussow, Ernährungswissenschaftlerin an der Columbia University. »Unserem Trinkwasser würden wir sicherlich nichts zusetzen, was diese Nebenwirkungen hat.«[6]

Ähnlich äußert sich Michael Jacobson, Leiter des Center for Science in the Public Interest: »Es ist hirnrissig, der Nahrung eine Substanz zuzusetzen, die die Menschen krank macht.« Jacobson vermutet, daß die Freigabe von Olestra eine Epidemie von Durchfallerkrankungen, Krämpfen und Darmerkrankungen zur Folge haben würde.[7]

Dr. Meir Stampfer, Professor für Epidemiologie an der Universität Harvard, hebt die schädlichen Auswirkungen von Olestra auf jene wichtigen Nährstoffe im Körper hervor, die das Krebsrisiko mindern können. Er sagt, es wäre »entsetzlich«, wenn Olestra für die Lebensmittelproduktion in Amerika zugelassen würde. Wir sind ganz seiner Meinung.

Dr. Henry Blackburn, Professor für Öffentliche Gesundheit an der Universität von Minnesota, schreibt, Olestra entspreche nicht den Kriterien der FDA hinsichtlich der Sicherheit vor schädlichen Nebenwirkungen.[8] Wie war es dann möglich, daß Olestra zugelassen wurde?

Kann ein Fettersatz tatsächlich beim Abnehmen helfen? Wir wissen bereits, daß Zuckerersatzstoffe keinerlei Gewichtsreduktion bewirken. Seit der Einführung von Nutra-Sweet im Jahre 1981 hat Übergewicht in den USA statistisch sogar noch zugenommen. Dr. Michael Hamilton, Direktor des Duke University Diet and Fitness Centers sagt, daß »Nutra-Sweet als der große Retter für Übergewichtige angepriesen wurde. Untersuchungen haben jedoch ergeben, daß Personen, die sich mit Nutra-Sweet-Lebensmitteln ernähren, zu anderen Lebensmitteln greifen, um den Kalorienverlust wettzumachen.«

Wenn Sie also Chips oder Kekse mit Fettersatzstoffen essen, sollten Sie eines bedenken: Diese Speisen sind fettfrei, aber nicht frei von Kalorien! Mittlerweile ist allgemein bekannt, daß Personen, die fettfreie Lebensmittel essen, dazu tendieren, mehr zu essen. Ihr fettfreier Imbiß könnte leicht zu einer Kalorienbombe werden.

Noch einmal: Trotz des Protestes vieler Wissenschaftler und vieler sachlicher Gegenargumente hat die FDA ein Produkt zugelassen, »von dem niemand sicher weiß, ob es nicht eine Gefahr für die öffentliche Gesundheit darstellt«[9]. Warum? Vielleicht wegen der 200 Millionen Dollar, die der Lebmittelkonzern Proctor and Gamble für die Entwicklung von Olestra ausgegeben hat? Es wird Sie interessieren, daß die FDA keine finanziellen Mittel für eigene Untersuchungen zur Verfügung hat, sondern auf die von Proctor and Gamble finanzierten Untersuchungen angewiesen ist.

Eine der gründlichsten Untersuchungen dauerte 39 Wochen und wurde an Schweinen durchgeführt. Dr. Walter Willett, Leiter der Ernährungswissenschaftlichen Abteilung der Harvard University School of Public Health sagte darüber treffend: »Die wollen meinen Kindern etwas geben, was sie an Schweinen erprobt haben.«[10]

Wenn Sie sich jetzt vorkommen wie Alice im Wunderland, sind Sie vermutlich reif für *Mindtonics*.

Teil Zwei

Der mentale Durchbruch

10
Mindtonics:
Optimistisch denken …
und noch viel mehr

Optimismus

Sprich von Glück. Die Welt ist schon traurig genug
Ohne Dein Leid. Kein Weg ist nur hart,
Sieh Dich um, wo es sanft und glatt ist,
Und sprich davon, damit das müde Ohr
Der Erde Ruhe findet, das so geplagt ist
Von der ewigen Klage aus Mißmut, Kummer, Schmerz.

Sprich von Vertrauen. Die Welt ist besser dran,
Wenn Du nicht dauernd nagenden Zweifel verbreitest.
Wenn Du Gott vertraust, einem Menschen oder Dir selbst,
Dann sag es. Wenn nicht, dann hülle all Deine Gedanken
In den Mantel des Schweigens, bis das Vertrauen kommt.
Niemand wird sich beklagen, daß Deine Lippen
   stumm bleiben.

Sprich von Gesundheit. Das öde ewig-gleiche Lied
Von Krankheit und Tod ist schal und abgedroschen.
Du wirst niemanden bezaubern noch interessieren,
   noch erfreuen,
Wenn Du immer nur diese eine Saite anschlägst.
Sag, daß es Dir gutgeht, daß alles in Ordnung ist.
Gott wird Deine Worte hören und dafür sorgen,
   daß sie wahr werden.

Ella Wheeler Wilcox

Ist Ihnen bewußt, was für eine ungeheuer wichtige Rolle der Geist in jedem Aspekt Ihres Lebens spielt, in Ihren Beziehungen, Ihrer Arbeit, Ihrer Ernährung, Gesundheit und spirituellen Entwicklung? Was Sie denken, wird in Ihrem Leben Realität. Ihre Gedanken schaffen die Welt. Sie werden sein, was Sie denken.

Alles ist eine Frage der Einstellung, auch Ihr Gesundheitszustand. Wenn Ihre Gedanken auf Gesundheit gerichtet sind, wird die Gesundheit zu Ihnen kommen.

Ihr Geist kann Ihr größtes Kapital sein, aber auch Ihr schlimmster Alptraum – es kommt darauf an, wie Sie sich um ihn kümmern. Ich sage, »sich um ihn kümmern«, denn in einer Hinsicht ist der Geist wie ein Kind, das Sie sorgfältig großziehen müssen, damit es möglichst viel aus seinem Leben machen kann. In anderer Hinsicht ähnelt der Geist einer mächtigen Fee, die Ihnen zu Diensten ist und drei Wünsche erfüllt oder Sie sicher durch dämonische Regionen geleitet.

Vielleicht haben Sie in der Vergangenheit versucht abzunehmen. Vielleicht haben Sie versucht, gesünder zu leben. Ist es schiefgegangen, weil die Diät nicht funktioniert hat, oder lag es an Ihrem Denken? Vielleicht haben Sie tausendmal den Vorsatz gefaßt, mehr Lebensfreude zu empfinden und glücklicher zu sein. Hat Ihr Geist mitgemacht? Möglicherweise führten negative Gedanken dazu, daß Sie Entscheidungen trafen, die Ihrer Gesundheit schadeten. Fassen Sie nicht, ehe Sie zur Tat schreiten, erst einmal im Geist den Entschluß, dieses oder jenes zu tun?

Wie oft wendet sich Ihr Geist gegen Sie? Sie wollen gesund leben. Sie wollen abnehmen. Sie wollen sich besser ernähren. Und dann sehen Sie, daß Sie Ihrem eigenen Ziel zuwiderhandeln. Vielleicht sind Sie so hungrig, daß Sie einfach irgend etwas essen und Ihre Vorsätze für gesunde Ernährung ignorieren. Ihr Geist sagt Ihnen, daß Sie hungrig sind. Oder er sagt Ihnen, daß Sie morgen mit der gesunden Ernährung anfangen können. Oder Sie sagen sich, daß die Nahrung sowieso so viele giftige Zusatzstoffe enthält, daß es gar keinen Zweck hat, es mit gesunder Ernährung zu versuchen. Auch dieser Gedanke bringt Sie Ihrem Ziel, gesünder zu leben, nicht näher.

MARILYN

Als kleines Kind war ich der »Sonnenschein« in meiner Familie. Ich hatte tiefe Grübchen in den Wangen wie meine Großmutter Ida, die Mutter meiner Mutter, und, so wurde erzählt, wie Ida sei ich der Inbegriff von Liebe, Lachen und guter Laune gewesen. Meine Großeltern, Onkel und Tanten bezeichneten das kleine Gesicht mit den übergroßen Grübchen immer mit dem jüdischen Kosewort punim, und wenn Freunde der Familie zu Besuch kamen, nahmen sie mich auf den Schoß.

Die älteren Kinder in der Nachbarschaft spielten mit mir, als wäre ich ihre Puppe. Offensichtlich saß ich, als ich noch ganz klein war – ich kann mich nicht daran erinnern und kenne die Geschichte nur aus Erzählungen – oft auf der Treppe vor unserem Haus. Ich wartete darauf, daß jemand vorbeiging, und rief dann mit einer so angenehmen, freundlichen, zarten Kinderstimme »Hallo«, daß jeder überrascht aufblickte. Wenn ich heute in alten Fotoalben blättere, sehe ich auf meinem Gesicht die reine unschuldige Freude, die jeder von uns mitbringt, wenn er die Welt betritt.

Wann und wie verlieren wir sie? Wie viele kleine Mißhandlungen, wie viele Fallen und Enttäuschungen muß ein Mensch erleben, bis die Liebe und das Glück seiner Kindertage endgültig zerstört sind? Familienfotos, die mich in den mittleren Lebensjahren zeigen, vermitteln einen vollkommen anderen Eindruck. Trotz ungeheurer Anstrengungen gelang es mir in meinem Erwachsenenleben nicht, meine Träume zu verwirklichen. Ich suchte Liebe und fand nur Ablehnung. Zwar hatte ich im Beruf Erfolg und wurde berühmt, aber mein Privatleben kennzeichneten Schmerz und Enttäuschung.

Ich machte mir bittere Vorwürfe, weil meine erste Ehe gescheitert war und meine beiden älteren Kinder sehr unter der Scheidung litten. Von dem Augenblick an, da mir klar war, daß ich eines

Tages Mutter sein würde, dachte ich nur daran, daß ich meinen Kindern all die Sicherheit geben wollte, die ich als Kind erlebt hatte. Die Scheidung brannte sich als ein unauslöschliches Mal der Demütigung in meine Seele ein.

Fest entschlossen, daß mir eine solche Niederlage nicht noch einmal widerfahren sollte, bemühte ich mich, in meiner zweiten Ehe ein sicheres, glückliches Heim zu schaffen trotz der überdeutlichen inneren Warnzeichen und der tiefen inneren Verletzungen, die ich mir und meinen Kindern praktisch von dem Tag an zufügte, an dem ich das Jawort gab. Es war schrecklich für mich, Jahr um Jahr zu erleben, wie meine Kinder in einer Atmosphäre von Druck und Anspannung anstatt von Liebe heranwuchsen und wie es nur nach außen hin so aussah, als hätten sie ein stabiles Zuhause. Die Anstrengungen, die ich auf mich nahm, um für meine Kinder ein Gegengewicht zu der ungesunden Atmosphäre in meiner Ehe zu schaffen, zehrten buchstäblich meine Lebenskraft auf.

Im Jahr 1980 wandte ich mich der östlichen Lebensweisheit und Meditation zu, weil ich hoffte, ich würde dort Hilfe für die Bewältigung meiner Lebensprobleme finden. Ich stand morgens um vier Uhr auf und meditierte bis um sechs. Fast jeden Morgen ging ich in einen Aschram in der Nähe unseres Hauses und sang das stundenlange Morgengebet mit. Sooft ich konnte, kehrte ich am Abend noch einmal in den Aschram zurück, um zu singen und zu meditieren.

Jahrelang betete ich, daß die unglückliche Atmosphäre, in der ich lebte, sich in irgendeiner Form auflösen würde, daß alles gut werden und ich die strahlende, glückliche Zeit meiner frühen Kindertage wiederfinden würde. Ich setzte all meine Kraft dafür ein, diesen Traum Wirklichkeit werden zu lassen. Jedes Quentchen Energie, das ich hatte, floß in diese Aufgabe, und sogar mehr als ich hatte.

Der Gedanke war mir unerträglich, daß eine zweite schmerzhafte Scheidung die einzige Lösung sein könnte. Mein Leben war im Aufruhr. Ich unternahm so große spirituelle Anstrengungen, bemühte mich mit soviel physischer, mentaler und emotionaler Hingabe um das Leben, das ich, wie ich glaubte, gewählt hatte, und dennoch fühlte ich mich in einer Sackgasse. Und genau deshalb spürte ich tief im Innern nur noch Kummer über meine Ehe, Ent-

täuschung und die Furcht, daß all dies womöglich niemals enden würde.

Im Jahr 1992 hörte ich von Dr. Schnells Wochenend-Intensivkursen, Hypno-Meditations-Seminaren unter dem Motto »Der Osten trifft den Westen«. Ich nahm an einem solchen Seminar teil, und Mindtonics *überzeugte mich auf der Stelle. Dr. Schnell sagte einmal zu den Teilnehmern: »Ihr lebt in einem Gefängnis, das ihr euch selbst gebaut habt.« Seine Worte trafen mich mitten ins Herz. Als er davon sprach, daß Gedanken das Tor zum Glück aufstoßen oder es fest verschlossen halten können, bekam mein selbstzerstörerischer Panzer den ersten Riß.*

Ich begriff, daß es in meiner Macht lag, meine Welt so zu sehen, wie ich sie sehen wollte. Ich hatte es in der Hand, mein Leben anders zu gestalten. Das klingt nach banalen Lebensweisheiten, aber für Menschen, die dabei sind, in ihrem Unglück und ihrer Unsicherheit zu ertrinken, können solche Sätze zum richtigen Zeitpunkt lebensrettend sein. Für mich war es glücklicherweise der richtige Zeitpunkt. Ich begriff allmählich, daß ich die Macht hatte, jeden *Gedanken zu denken, den ich denken wollte, und daß ich, wenn ich mein Leben verändern wollte, bei meinem Denken anfangen mußte.*

Mindtonics *vermittelte mir eine neue Sichtweise. Sobald ich begonnen hatte, das Programm in die Praxis umzusetzen, mied ich Regionen, in denen ich mich selbst meiner Kraft beraubte, mich selbst schädigte (oder heimtückischer Schädigung durch andere ausgesetzt war), wo Angst, Einsamkeit und Verzweiflung herrschten. Natürlich kamen mir Gedanken in den Sinn, die Ärger, Unzulänglichkeit und Defizite ausdrückten, aber in meinem geistigen »Garten« konnten sie immer seltener Wurzeln schlagen. Ich erkannte sie sofort als Unkraut und zupfte sie heraus, um Platz zu schaffen für die heilenden geistigen Schößlinge, die ich einen nach dem anderen pflanzte.*

Ich erlernte das Prinzip »Nimm fünf«, eine »Grundhaltung von Dankbarkeit«, die meine geistige Verfassung vollkommen veränderte. Von nun an war das Glas nicht mehr halb leer, sondern übervoll. Jeden Tag begann ich damit, mein persönliches mentales Programm aufzustellen, das berücksichtigte, daß ich von Natur aus ein fröhlicher Mensch bin. Ich machte am eigenen Leib die

Erfahrung, daß ich mich selbst auf Glück und Erfolg programmieren mußte, weil mich sonst die Welt um mich herum auf Unglück und Depression programmieren würde. Ich lernte die »Selbstansprache«, eine Methode, mir die Leitlinie für jeden Tag vorzugeben, und das bei jedem Blick in den Spiegel zu wiederholen.

Das sind nur zwei der Techniken von Mindtonics, *die ich nutzte, um mein Leben auf eine ganz neue Ebene zu heben. Die Tatsache, daß ich in der Lage war, meine Welt mental zu gestalten, begeisterte mich so sehr, daß ich bei fast jedem Menschen in meiner Umgebung registrierte, wie sich das Fehlen dieser Fähigkeit auswirkte. Nach meiner Erfahrung versetzte mich* Mindtonics *in die Lage, einen sehr wichtigen, sehr notwendigen Entwicklungsschritt zu tun.*

Mentale Überlastung

Niemals zuvor in der Geschichte der Menschheit hat sich eine so riesige, kontinuierliche Informationsflut über den Geist unserer Spezies ergossen. Diese Überfütterung mit mentaler Nahrung verursacht *mentale Verdauungsbeschwerden* – der Hauptgrund dafür, daß wir in einer vergifteten Gesellschaft leben. Mentale Verdauungsprobleme führen zu Gedanken der folgenden Art:

»Ich kann nicht mehr.«

»Das übersteigt meine Kraft.«

»Ich bin überlastet.«

Solche Gedanken wiederum führen zu bestimmten Verhaltensweisen: Wir essen eine Familienportion Eis, eine ganze Schachtel Pralinen oder trinken die ganze Flasche Wein, damit wir uns »besser fühlen«. Wahrscheinlich sind solche Gedanken der Hauptgrund für den Griff zur Zigarette. Sie können auch zur Folge haben, daß wir unsere Bemühungen um eine gesunde Lebensweise aufgeben.

Sokrates, der erste abendländische Guru, wird in der Kulturgeschichte als einer unserer größten Philosophen gewürdigt, weil er uns Ratschläge erteilte, wie wir unseren Geist nutzen können, um besser zu leben. Manche behaupten allerdings, seine Ehefrau Xanthippe sei die wahre Quelle seiner Weisheit gewesen.

Ob nun Sokrates oder Xanthippe, die Lehre lautet: »Das ungeprüft geführte Leben ist es nicht wert, gelebt zu werden.« Mit anderen Worten: Wir müssen darüber nachdenken, wie wir leben. Würden Sokrates und Xanthippe heute noch leben, dann würden sie uns vielleicht auch sagen, daß unser Leben besser wird, wenn wir unsere Gedanken ändern.

Machen Sie den ersten Schritt zur geistigen Gesundheit

Es sagt sich so leicht, wir sollten innehalten, unser Leben betrachten und die Verantwortung für unsere Gedanken übernehmen. Tatsächlich ist das ziemlich schwierig. Erstens ist es durch die mentale Überfütterung und die daher rührenden mentalen Verdauungsprobleme sehr schwer geworden, den Geist in konstruktiver Weise zu nutzen. Weiter wissen wir gar nicht, wie wir unseren Geist konstruktiv nutzen können, weil wir in unserer Kultur die Arbeitsweise des Geistes nicht lernen.

Vom Kindergarten bis zur Universität benutzen wir unseren Geist als ein Gefäß zum Sammeln von Informationen und stopfen wahllos nutzlose Zahlen und Fakten hinein. Die wichtigste Information indes, die Information nämlich, wie er funktioniert, welchen Gebrauch wir von ihm machen können, wird uns vorenthalten. Es ist so, als würde man uns die Schlüssel zu einem Auto geben ohne jegliche Unterweisung, wie man ein Auto fährt. Für die Gesundheit der gesamten Bevölkerung hat das verheerende Auswirkungen gehabt. Wir wissen überhaupt nicht, wie wir mit unvermeidlichen Sorgen und Enttäuschungen fertig werden können. Die Folge ist, daß die Suizidrate seit 25 Jahren kontinuierlich ansteigt, vor allem bei Jugendlichen. Und jede Krankheit, die wir mit großem medizinischem Aufwand anzugehen versuchen, von Übergewicht bis Bluthochdruck, hat eine gewichtige mentale Komponente.

Überlegen Sie einmal: Wie soll denn jemand in der Lage sein herauszufinden, welche Nahrungsmittel und welche körperlichen Übungen gut für ihn sind, wenn er sich beständig so fühlt, als ob er »an die Decke gehen« oder »aus der Haut fahren« müßte oder wenn er meint, er werde »zerbrechen, auseinanderfallen«, wenn er sich in einem der vielen schrecklichen Zustände befindet, die wir mit solchen Begriffen bezeichnen? Können wir denn zusehen, wie es immer schlimmer wird?

Blicken wir doch der Realität ins Auge: Die meisten erwachsenen Amerikaner haben keine Vorstellung, wie sie ihren Geist nutzen können, um Gesundheit, Glück und Frieden im Leben zu erreichen. Zu diesem grundsätzlichen Defizit kommt die epidemische Ausbreitung von Krankheiten und Gewalttätigkeit hinzu, von mordenden Banden, Männern, die ihre Frauen prügeln, von Kindesmißbrauch und kaputten Familien. Mit einem Wort, die Depression in unserem Land ist allgegenwärtig.

Mindtonics

Das *Mindtonics*-Programm ist das »Benutzerhandbuch« für Ihren Geist. Die Grundlage ist aktives Denken. Beim aktiven Denken bestimmen Sie die Richtung. Passives Denken wird ganz und gar von der Umgebung und äußeren Einflüssen gelenkt.

Wir raten Ihnen, das *Mindtonics*-Programm mindestens 30 Tage lang zu befolgen. Nach unseren Beobachtungen dauert es mindestens so lange, bis die wohltuenden Wirkungen dieser neuen Lebensweise spürbar werden.

Vor dem Handeln steht immer ein Gedanke

Daß Denken vor dem Handeln kommt, ist eine wissenschaftlich bewiesene Tatsache. Haben Sie den einen oder anderen der folgenden Sätze auch schon einmal zu sich gesagt?

- »Es ist nun einmal so, in meiner Familie sind alle übergewichtig.« (Dabei holen Sie sich die nächste Flasche Bier.)
- »Heute hat doch jeder Depressionen.« (Dabei schlucken Sie eine Pille.)
- »Mich mag sowieso niemand.« (Dabei gießen Sie sich noch einen Schnaps ein.)

- »Ich bin auch nicht mehr der Jüngste.« (Dabei betreten Sie den Aufzug.)
- »Ich halte den Druck nicht mehr aus.« (Dabei zünden Sie sich die nächste Zigarette an.)
- »Ich schaffe es nicht, mich richtig zu ernähren und mich fit zu halten, nicht bei meinem Terminkalender.« (Dabei lassen Sie sich mit einer Flasche Bier und einer Tüte Kartoffelchips auf's Sofa fallen).

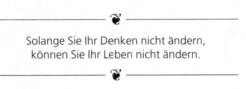

Solange Sie Ihr Denken nicht ändern,
können Sie Ihr Leben nicht ändern.

Es ist ganz egal, was Sie essen und welche Drogen Sie nehmen. Solange Sie nicht Ihre Gedanken kritisch betrachten und die selbstzerstörerischen in konstruktive verwandeln, werden Sie das Ziel, glücklicher und gesünder zu leben, nicht erreichen. Sind Sie bereit zu erfahren, wie Sie Ihre Gedanken verändern können?

Der erste Schritt heißt: Hören Sie hin, achten Sie auf Ihre Gedanken und fragen Sie sich, ob sie Sie weiterbringen. Wenn nicht – ändern Sie Ihre Gedanken.

Ihr persönlicher Kanal

Wenn Sie nicht selbst ein positives Programm für Ihren Geist aufstellen, wird Ihr Geist von äußeren Einflüssen programmiert. Zum Beispiel kann es sein, daß schlechtes Wetter Sie trübselig macht. Dann sagen Sie vielleicht:

»Noch einen Schneesturm halte ich nicht aus.«

»Schon wieder Regen? Wenn nicht bald die Sonne scheint, werde ich verrückt.«

Sie könnten aber auch sagen: »Vom Wetter laß' ich mir meine gute Laune nicht vermiesen.«

Eine abfällige Bemerkung von einem Kollegen kann Ihnen die ganze Woche verderben. Wenn Ihr Chef Sie übergeht, können Sie möglicherweise abends nicht einschlafen, weil Sie sich beständig fragen, was Sie wohl falsch gemacht haben. Geldsorgen können zur Folge haben, daß Sie es gar nicht bemerken, wenn Ihr Kind nach einem Erfolgserlebnis in der Schule freudestrahlend nach Hause kommt. Solche und ähnliche Situationen werden Ihr geistiges Programm prägen, *wenn* Sie nicht selbst die Kontrolle übernehmen und jeden Tag ein paar Minuten darauf verwenden, sich selbst zu programmieren.

Betrachten Sie die Sache einmal so: Ihr Geist ist ein Werkzeug, ein mentales Hilfsmittel, so wie Ihre Arme und Beine physische Werkzeuge sind. Es würde Ihnen doch gewiß nicht gefallen, wenn Sie keine Kontrolle mehr über Ihr Bein oder Ihren Arm hätten. Warum akzeptieren Sie es dann bei Ihrem Geist? Wenn Ihr Geist einen bestimmten Gedanken »einstellt«, gewissermaßen eine negative Frequenz, dann heißt das doch nicht, daß dies der einzige Gedanke ist, der es wert ist, gedacht zu werden.

Nehmen Sie einen Augenblick lang an, Ihr Geist wäre so etwas wie ein Fernsehgerät im Kopf, das den ganzen Tag läuft und automatisch von einem Kanal zum anderen umschaltet. Sie können beschließen, nun sei es an der Zeit, daß Sie *selbst* die Kanäle einstellen. Anstatt sich die immer gleichen Seifenopern anzusehen mit Titeln wie »Die tun mir weh, sie sind schuld« oder »Warum ich ein Versager bin«, können Sie in Ihren geistigen Fernsehsender neue Programme einspielen, in denen es um Dinge geht, die Sie gut können, um Glück und Erfolg. Sie können Ihr mentales Programm auf Glauben, Vertrauen und Dankbarkeit ausrichten, und das wird Sie mit dem friedvollen, harmonischen, liebevollen Zustand Ihrer Seele in Verbindung bringen. Glück ist der natürliche Zustand der Seele.

Wie Radfahrenlernen

Unsere faszinierende, schnellebige Zeit führt uns vor Augen, daß wir die Verantwortung übernehmen müssen, individuell und kollektiv, und das höhere Ziel ansteuern müssen, das geistiger Frieden heißt und uns Kraft und Glück bescheren wird.

Neue Fertigkeiten erlernen wir, indem wir sie tagtäglich üben. Als Kind haben Sie laufen, Fahrrad fahren und lesen gelernt – eins nach dem anderen, Schritt für Schritt. Wenn Sie etwas beherrschten, wurde es selbstverständlicher Teil Ihres Alltags. Erwachsene lernen genauso. Schritt für Schritt werden Sie lernen, Ihre Gedanken vollständig zu kontrollieren. Oder wie es in dem bereits zitierten spanischen Sprichwort heißt: »*Poco a poco, se va lejos.*« (Schritt für Schritt kommt man meilenweit.)

Wenn Sie die folgenden einfachen Übungen täglich ausführen, werden sie nach und nach in Ihren Fundus mentaler Programme eingehen und allmählich manche destruktiven, negativen Programme verdrängen, die Ihr Geist jetzt noch automatisch abspielt.

Das Ziel ist, den Geist zu reinigen, überholte, schädliche Programme hinauszuwerfen, die Sie der Verwirklichung Ihrer Träume nicht näherbringen. Es ist Zeit, »Hausputz« zu machen und das alte Gerümpel wegzuwerfen, das nur im Weg ist und beim Bemühen um Stärke, Glück und Gesundheit nicht weiterhilft.

Und hier ist der Schlüssel. Glückliche Gedanken verdrängen trübsinnige. (Und es gibt *immer* etwas, über das Sie sich freuen können!) Zuversichtliche Gedanken verdrängen kleingläubige. Positive Gedanken verdrängen das Gefühl der Wertlosigkeit und geringer Selbstachtung. Fangen wir an!

Nimm fünf

Der große amerikanische Philosoph Henry David Thoreau hatte es sich zur Gewohnheit gemacht, in den ersten fünf Minuten nach dem Aufwachen darüber nachzudenken, was richtig war in seinem Leben. Damit gab er gewissermaßen die Melodie für den gesamten Tag vor. Wir machen es genauso, und Sie sollen es auch versuchen.

Fragen Sie sich: Was ist gut? Was funktioniert in meinem Leben? Worüber kann ich glücklich sein? Zählen Sie die kleinen Segnungen auf, die Sie als selbstverständlich hinnehmen, und die großen, die Sie oft nicht genug würdigen. Haben Sie ein Dach über dem Kopf? Ein Auto? Einen Arbeitsplatz? Kinder? Genug zu essen?

Durchforsten Sie Ihren Geist. Wenn Sie das nicht tun, quälen Sie sich womöglich mit einer negativen Einstellung aus dem Bett und schleppen sich durch einen Tag, der von Stunde zu Stunde schlimmer wird, weil Sie es zugelassen haben, daß er roboterhaft, automatisch begann. Eine gute Möglichkeit, die »Nimm-fünf«-Übung abzuschließen, ist ein laut gesprochenes »Danke!« für alles, was in Ihrer Welt in Ordnung ist.

Die Dankbarkeit, die Sie als erstes am Morgen ausdrücken, wird Ihre Haltung den ganzen Tag über bestimmen. Wenn Sie später auch nur für einen Moment das Gefühl haben, daß etwas fehlt oder nicht gut ist, werden Sie den Kontakt zu dem reichlichen Guten wiederherstellen können, und Sie werden Ihre Denkrichtung verändern.

Selbstansprache

Nach der Übung »Nimm fünf« führen Sie ein kurzes Gespräch mit sich selbst, bevor Sie mit anderen sprechen. Stellen Sie sich vor einen Spiegel. Und jetzt sprechen Sie zu sich. Sagen Sie laut: »Das wird ein herrlicher Tag!« Fügen Sie mit innerer Überzeugung hinzu: »Jede Herausforderung ist für mich eine Gelegenheit, stark und optimistisch zu sein.«

Wandeln Sie das Programm für Ihre Verhältnisse ab und wiederholen Sie es einige Male. Beobachten Sie sich sorgfältig, während Sie die Sätze aussprechen. Glauben Sie daran. Programmieren Sie Liebe, Glück, Erfolg und Begeisterung. (Sonst laufen Sie Gefahr, daß andere Sie auf Ärger, Kummer, Mißerfolg und Langeweile programmieren.)

Probieren Sie neue Wörter und Sätze aus, um frischen Wind in Ihre Gedanken zu bringen. Benutzen Sie in Ihrer Selbstansprache die Adjektive »dynamisch, faszinierend, sagenhaft, phantastisch, wunderbar, aufregend«. Oder wiederholen Sie einen Satz, den Sie sonst nicht oft über die Lippen bringen, etwa den folgenden: »Heute wird ein großartiger Tag für mich. Der Tag meines Lebens.«

Das Echo Ihrer Selbstansprache am Morgen wird den ganzen Tag über nachhallen und bewirken, daß Sie auf der richtigen Spur bleiben. Wenn Sie in die alte Gewohnheit zurückfallen und ein negatives Programm ablaufen lassen, werden Sie es registrieren und umschalten können.

Dr. Norman Vincent Peale schreibt: »Untersuchungen verschiedener Psychologen, darunter Richard Lazarus und Shelley Taylor von der University of California und Jonathan Brown von der Southern Methodist University, haben gezeigt, daß strahlender Optimismus oder, wie sie sagen, ›positive Illusionen‹ (wobei Menschen mehr an ihre Stärken und Erfolge denken als an ihre Schwächen und Mißerfolge) ein Gefühl des Wohlergehens, des Glücks und die Fähigkeit zu guter, produktiver Arbeit fördern. Menschen, die in der gegenteiligen Weise denken, scheinen hingegen öfter zu seelischen Problemen wie Depressionen zu neigen.«[1]

Kommen Sie groß heraus!

Als Kinder haben wir alle »So-tun-als-ob« gespielt. Das kennen wir. Die damalige Verwandlung, nach der wir uns stark fühlten, wenn wir behaupteten, wir seien Zorro oder die Königin von England, ist für uns heute als Erwachsene genauso wichtig.

Vorgeben, jemand zu sein? Wie kann uns das helfen? Heißt das nicht, eine falsche Persönlichkeit zu erschaffen? Denken wir an William James, den Psychologieprofessor aus Harvard: Er lehrte, daß alles Handeln dem Denken folgt. Wenn Sie begeistert sein wollen, müssen Sie begeistert handeln. Wenn Sie glücklich sein wollen, müssen Sie zuerst glücklich handeln.

Wir wissen nicht, wie Sie darüber denken, aber wir wollen über das Leben begeistert sein. Wir wissen, daß Sie auch die Depression in Ihrem Geist loswerden können, genauso wie die überflüssigen Pfunde Ihres Körpers. Führen wir uns nicht selbst an der Nase herum. Groß herauskommen heißt, daß Sie sich von Ihrer besten Seite zeigen. Wenn Sie für das Vorstellungsgespräch für einen neuen Arbeitsplatz ein Lächeln auf Ihr Gesicht zaubern können, dann können Sie abends auch bei Ihrer Familie, Ihren Freunden und Kollegen lächeln.

Legen Sie so lange Optimismus an den Tag, bis dieses Gefühl feste Wurzeln geschlagen hat. Jetzt sind Sie wirklich stark und optimistisch, was auch kommen mag. Es wird ein hervorragender Tag für Sie! Wenn Sie an Ihre Programmierung glauben, wird das Programm Realität. Es wird zu Ihrem Wesen. Ähnlich geht es Ihnen, wenn Sie sich an einem neuen Arbeitsplatz einrichten: Am Anfang müssen Sie sich besonders anstrengen, aber bald gefällt es Ihnen, und Sie fühlen sich ganz zu Hause.

Schauspieler lernen immer wieder neue Rollen. Sie schlüpfen in die Haut von tragischen Helden, Heiligen und Verbrechern, indem sie die Rolle immer wieder proben, so lange, bis sie ihnen in Fleisch und Blut übergegangen ist. »Die ganze Welt ist eine Bühne« – und Sie lernen Ihre neue Rolle.

Verlassen Sie eingefahrene Bahnen!

Sie können über sich selbst bestimmen. Wenn die Bahn, in der Sie sich bewegen, die richtige wäre, würden Sie sich keine Gedanken über Ihr Gewicht und Ihre Gesundheit machen und Sie würden nicht grundsätzlich etwas ändern wollen.

Probieren Sie einmal folgendes aus: Stellen Sie sich hin, sacken Sie in sich zusammen, schauen Sie zu Boden, runzeln Sie Augenbrauen und Stirn. Und jetzt überlegen Sie, wie diese Haltung sich anfühlt. Nun heben Sie den Kopf hoch, schauen Sie zum Himmel, straffen Sie die Schultern. Atmen Sie einmal tief ein, halten Sie den Atem an, atmen Sie langsam aus und dann – lächeln! Wie fühlt sich das an? Wenn Sie an Ihrer Haltung arbeiten, aufrecht daherkommen, tief atmen und lächeln, haben negative Gedanken und ein pessimistisches Programm keine Chance.

Lynn Andrews schreibt in ihrem Buch *Medicine Woman* (Medizinfrau): »Die Lebenskraft sickert durch die Öffnungen aus Ihnen heraus, die Sie durch eine Sucht entstehen lassen. Am schlimmsten sind emotionale Süchte wie die Sucht nach Traurigkeit, nach Chaos, nach dem Gefühl, nicht gut genug zu sein.«

Mindtonics ist besonders wichtig für alle, die von einer negativen Gewohnheit loskommen wollen wie dem Rauchen oder dem exzessiven Genuß von Süßigkeiten. Wenn Sie rauchen, werden Sie mit der rechten oder linken Hand die Zigarette zum Mund führen. Sie werden eine charakteristische Haltung einnehmen, die mit einer bestimmten Einstellung einhergeht: »Es ist Zeit, daß ich mir etwas Gutes tue und mir eine Zigarette gönne.«

Wenn Sie den Drang nach einer Zigarette verspüren, sollten Sie folgendes tun:

- Als erstes stehen Sie auf. Stellen Sie sich fest mit beiden Beinen auf den Boden.
- Dann blicken Sie auf, fühlen Sie sich stark und voller Selbstvertrauen.
- Atmen Sie aus, reinigen Sie Ihre Lungen, übernehmen Sie die Verantwortung.
- Wenn Sie Rechtshänder sind, führen sie Ihre linke Hand zum Mund, so als hielten Sie eine Zigarette.
- Machen Sie ganz bewußt einen tiefen Atemzug, atmen Sie eine Lunge voll frischer Luft ein, halten Sie die Luft fünf Sekunden lang an, und atmen Sie dann langsam aus.
- Fühlen Sie Ihre Stärke und sagen Sie sich: »Ich bin Nichtraucher. Ich habe die Sache im Griff. Ich habe eine unglaubliche Willenskraft.«

Genauso können Sie vorgehen, wenn Sie einen starken Drang nach Süßigkeiten verspüren. Hungergefühl ist ein erstes Anzeichen für Austrocknung. Greifen Sie mit der Hand, mit der Sie normalerweise *nicht* nach einem Keks oder Gebäckstück greifen, nach einem Glas Wasser. Spülen Sie mit dem Wasser Ihren Körper, anstatt ihn mit Gebäck zu verstopfen. Stellen Sie sich in Ihrer ganzen Größe hin. Handeln Sie in Ihrer ganzen Größe. Seien Sie groß. Spüren Sie die Stärke und Gesundheit, die Sie in Ihrem Körper aufbauen. Gehen Sie ein Stück mit positiven Gedanken.

Sie tragen die Verantwortung für Ihren Geist und für Ihren Körper. Und Sie wollen gesund leben. Denken Sie immer daran: Vor jeder Handlung steht ein Gedanke. Sie überwinden Ihre Sucht, wenn Sie Ihre Gedanken verändern.

Führen Sie Buch

Das ist die denkbar einfachste Übung und ein konkreter Weg, wie Sie mit Ihren Stärken, mit Ihren guten Eigenschaften, mit den Seiten, die Sie mehr betonen wollen, vertrauter werden und wie diese leichter in Ihnen Fuß fassen. Tragen Sie immer einen kleinen Notizblock bei sich, und jedesmal, wenn Ihnen eine Eigenschaft durch den Kopf geht, die Sie an sich gut finden und bewundern, schreiben Sie sie auf.

Was mögen Sie an sich? Haben Sie eine schöne Handschrift, sind Sie sehr ordentlich, können Sie gut nähen? Bringen Sie Ihre Kinder liebevoll ins Bett, helfen Sie anderen, wenn sie in Not sind? Lesen Sie viel und bemühen sich beständig, Ihren Horizont zu erweitern? Gehen Sie regelmäßig zum Frisör, rufen Sie Ihre Eltern einmal in der Woche an? Unterstützen Sie andere dabei, daß sie ihre Gesundheitsziele erreichen? Denken Sie an all die kleinen und großen Dinge.

Diese Übung sollten Sie auf keinen Fall auslassen oder auch nur unterschätzen! Viele von uns sind so damit beschäftigt, darüber nachzudenken, was falsch an ihnen ist, daß sie gar nicht dazu kommen, die guten Eigenschaften wahrzunehmen. Wann fühlen Sie sich besser, nach einer Beleidigung oder nach einem Kompliment? Wenn Sie aktiv alles zusammentragen, was an Ihnen in Ordnung ist, werden Sie allmählich Ihr Bild von sich selbst und Ihr mentales Programm verändern.

Sinken Sie nicht unter Null

Es gibt drei emotionale Zustände:

1. *den positiven Zustand:* konstruktiv, vergnügt, wohlig, optimistisch, nachsichtig, enthusiastisch, freudig und glücklich;
2. *den neutralen Zustand oder das Niveau null:* emotionslos, produktiv, aufmerksam, ruhig, wach, entspannt;
3. *den negativen Zustand:* deprimiert, hilflos, entmutigt, elend, angespannt, pessimistisch, ärgerlich, verängstigt, vorwurfsvoll.

Idealerweise sollten Sie sich bemühen, in den beiden ersten Zuständen zu bleiben und nicht unter das Niveau null zu sinken, denn ein positiver oder neutraler Gefühlszustand ist der Gesundheit am meisten förderlich.

Dr. Martin Seligman schreibt dazu: »Wissenschaftler haben das Immunsystem von hilflosen Ratten untersucht. Sie stellten fest, daß die Erfahrung von unvermeidlichem Schock [bei dem Experiment wurden die Ratten Elektroschocks ausgesetzt, denen eine Gruppe der Tiere entgehen konnte, die andere nicht] das Immunsystem schwächt. Die T-Lymphozyten im Blut hilfloser Ratten vermehren sich dann nicht mehr so schnell, wenn sie auf die spezifischen Eindringlinge stoßen, die sie zerstören sollen... Diese Feststellungen sind sehr bedeutsam: Sie zeigen, daß erlernte Hilflosigkeit nicht nur auf der Verhaltensebene schwächt, sondern bis zur Ebene der Zellen reicht und das Immunsystem passiv werden läßt...

Fassen wir also unser erstes Argument in einem Satz zusammen: Optimismus kann Ihre Gesundheit im Laufe Ihres Lebens beeinflussen, indem er die Entstehung von Hilflosigkeit verhindert und dadurch das Immunsystem gut in Form hält. Zweitens fördert Optimismus möglicherweise auch dadurch die Gesundheit, daß er zu einer gesunden Lebensweise motiviert. Ein pessimistischer Mensch wird eher glauben, daß eine Krankheit dauerhaft ist, alles zerstört und persönlich verschuldet ist. Er ist überzeugt, daß er nichts gegen seine Krankheit unternehmen kann. Ein solcher Mensch wird nicht so leicht das Rauchen aufgeben, ... Diät halten, für Bewegung sorgen.«[2]

Als Beleg verweist Dr. Seligman auf eine über 35 Jahre hinweg durchgeführte Langzeituntersuchung an rund 100 Harvard-Absolventen. Es zeigte sich, daß Pessimisten seltener als Optimisten das Rauchen aufgeben konnten und häufiger krank wurden.

Wenn Sie noch weitere Beweise dafür suchen, daß Ihr Gefühlszustand Auswirkungen auf Ihren Gesundheitszustand hat, halten Sie sich das Ergebnis einer bahnbrechenden englischen Studie vor Augen: 69 Frauen mit Brustkrebs wurden 5 Jahre lang beobachtet. Die Frauen, die überlebten, boten ihrer Krankheit kämpferisch die Stirn, während die Frauen, die im Verlauf dieser 5 Jahre starben, sich ohnmächtig und hilflos ihrer Krankheit auslieferten.[3]

Selbst in den dunkelsten Augenblicken...

Viele Erkenntnisse, wie der Mensch seinen Geist kontrollieren und nutzen kann, verdanken wir dem schlimmsten Alptraum der Menschheitsgeschichte: den Konzentrationslagern. Dr. Viktor Frankl, Autor des Buches *Man's Search for Meaning* (deutsch erschienen unter dem Titel: *Trotzdem Ja zum Leben sagen. Ein Psychologe erlebt das Konzentrationslager),* sammelte in der Zeit seiner Gefangenschaft in einem Konzentrationslager der Nazis phantastische Einsichten über das Funktionieren des Geistes.

Frankl fiel auf, daß die Häftlinge, die ihren Geist dazu nutzten, eine Bedeutung zu konstruieren, anstatt in Hoffnungslosigkeit zu versinken, die Entbehrungen viel besser aushielten und, wenn sie der Hölle entkommen waren, ihr Leben besser wieder in den Griff bekamen.

Corrie Ten Boom, ein christlicher Autor, bemerkte weiterhin, daß die Häftlinge, die beteten und auf ein gutes Ende hofften, das Leben im Konzentrationslager besser ertrugen. Wenn der Geist in einem Konzentrationslager eine so große Rolle spielt, können wir uns vorstellen, wie hilfreich er im Alltagsleben zu sein vermag.

William James, der berühmte Psychologe aus Harvard, sagte, daß wir nur zehn Prozent unserer geistigen Kapazität nutzen. Die Folge davon ist, daß wir die meiste Zeit automatisch, unbewußt-gewohnheitsmäßig handeln. Der russische Philosoph Georges Gurdjieff meinte, die meisten Menschen würden ihr ganzes Leben in einem zombieartigen Zustand verbringen, den er »Schlaf« nannte. Wie ist es bei Ihnen? Haben Sie auf Autopilot geschaltet, sind Sie am Steuer eingeschlafen?

> *Siebter Grundsatz für natürliche*
> *Gesundheit und gesundes Abnehmen:*
>
> *Um gesund und glücklich zu werden*
> *und zu bleiben, bemühen wir uns*
> *regelmäßig gleich nach dem Aufstehen*
> *darum, die Stimmung für den Tag*
> *vorzugeben.*

Jetzt im Augenblick schlafen Sie wahrscheinlich nicht, denn Gurdjieff meinte weiter, oft sei es schon ausreichend, über diesen »Schlaf«-Zustand aufgeklärt zu werden, damit man zumindest vorübergehend aufwache. Aber es ist anstrengend, wach zu bleiben. Er nannte das Wachwerden »sich seiner selbst erinnern«.

Wenn Sie diese Worte lesen, werden Sie hoffentlich wach werden und wenigstens zeitweilig die Kontrolle über Ihren Geist übernehmen. Aber die Versuchung, wieder »einzuschlafen«, ist so groß, daß Sie ein tägliches Übungsprogramm wie *Mindtonics* absolvieren müssen, um »wach« zu bleiben. Der Geist ist ungeheuer trickreich. Heftiger als jeder andere Teil des Körpers widersetzt er sich Disziplinierungsversuchen. Sie benötigen Beharrlichkeit und Selbstdisziplin, sonst verlieren Sie den Kampf gegen die Trägheit.

Es genügt nicht, daß Sie diese Seiten lesen und das Programm kennen, Sie müssen es täglich anwenden, damit es allmählich Früchte tragen kann. Wir empfehlen Ihnen nachdrücklich, es 30 Tage lang zu praktizieren. Mit Hilfe von *Mindtonics* können Sie wirklich Ihr Leben verändern. Dies sind nur ein paar Übungen für den Anfang.

Wir führen diese und viele andere Übungen jeden Tag unseres Lebens aus, um auf dem Höhepunkt von Glück, Schaffenskraft, geistiger und körperlicher Gesundheit zu bleiben. Wenn Sie erleben, wie Sie von Tag zu Tag gesünder werden, wie die Kilos schwinden und Sie vor Energie förmlich bersten, wissen Sie, daß *Mindtonics* Sie auf eine neue Stufe der Existenz geführt hat.

In kürzester Zeit werden Sie ein anderer Mensch sein, werden Sie alles in Ihrer Umgebung überstrahlen, anstatt wie bisher in

> **NIEMALS AUFGEBEN –
> PORTRÄT EINES ERFOLGREICHEN**
>
> Gescheitert als Geschäftsmann,
> Bankrott im Jahr 1832
> Geschlagen bei den Parlamentswahlen von Illinois,
> 1832
> Verlobte stirbt, 1835
> Nervenzusammenbruch, 1836
> Geschlagen bei den Wahlen, 1838
> Niederlage bei den Wahlen zum amerikanischen
> Kongreß, 1843
> Erneute Niederlage bei den Kongreßwahlen, 1848
> Niederlage bei den Senatswahlen, 1855
> Niederlage bei der Wahl des Vizepräsidenten, 1856
> Erneute Niederlage bei den Senatswahlen, 1858
>
> **ABRAHAM LINCOLN**
> 1860 zum Präsidenten der Vereinigten Staaten
> gewählt
>
> *Sie können nicht scheitern... solange Sie
> nicht aufgeben*[4]

einer dunklen Wolke zu versinken. Wenn Sie erst einmal die Kontrolle über Ihren Geist übernommen haben, werden Sie das menschliche Dasein so strahlend feiern, wie es ihm gebührt.

Wenn Ihnen jemand sagt, daß das andere auch schon behauptet haben und daß es schlichtweg nicht so einfach sein kann, dann machen Sie sich klar, daß Sie die Stimme der Skepsis hören. Aber denken Sie immer daran: Was wir glauben und erwarten, wird auch eintreten!

Wir sind, was wir denken.
Alles, was wir sind, erwächst aus unseren Gedanken.
Mit unseren Gedanken schaffen wir unsere Welt.
Wer mit einem unreinen Geist spricht und handelt,
    dem werden die Schwierigkeiten folgen,
        wie das Rad dem Ochsen folgt, der den Wagen zieht.

Wir sind, was wir denken.
Alles, was wir sind, erwächst aus unseren Gedanken.
Mit unseren Gedanken schaffen wir unsere Welt.
Wer mit einem reinen Geist spricht und handelt,
    dem wird das Glück folgen wie der eigene Schatten,
    der sich nicht abschütteln läßt.

Aus den Lehren Buddhas, gesammelt im Dhammapada, übersetzt von Thomas Byrom.

Andere *Mindtonics*-Programme, die wir aus der Geschichte der Menschheit von Buddha, Christus, aus Lateinischen Spruchweisheiten oder der Bibel kennen, spiegeln dieses Wissen wider:

- Was Sie säen, werden Sie ernten.
- Wonach Sie streben, wird Ihr Schicksal.
- Was Sie nach außen zeigen, sind Sie im Innern.
- Was Sie zu sein glauben, sind Sie.
- Seien Sie überzeugt, daß Sie etwas besitzen, und Sie besitzen es.
- Was wir sind, ist Ergebnis dessen, was wir denken.
- Das Geheimnis des Erfolgs liegt nicht außerhalb des Denkens, sondern im Denken.

Diese Sätze sind zeitlose Perlen der Weisheit, und große Lehrer haben sie im Laufe der Jahrhunderte immer wieder ausgesprochen. Damit Sie Ihre eigenen Perlen der Weisheit finden und in Kontakt zu Ihrem eigenen inneren Lehrer treten können, müssen Sie lernen, wie Sie tief in Ihr Inneres eintauchen können, mittels einer…

11
Hypno-Meditation: Begegnung von Ost und West

*Nichts sollte in einer Kunst unversucht bleiben,
die die ganze Welt angeht, einer Kunst,
die der leidenden Menschheit von Nutzen
sein kann und die das menschliche Leben und
die Bequemlichkeit nicht gefährdet.*

Hippokrates

Im östlichen Kulturkreis ist die Meditation hochentwickelt, man kann sagen, daß der Osten in diesem Bereich dem Westen weit voraus ist. Im Westen ist die Hypnose hochentwickelt, und man kann sagen, daß der Westen in diesem Bereich dem Osten weit voraus ist. Der ganz neue Durchbruch für Ihre Gesundheit und Ihr Wohlgefühl ist die Verbindung von Meditation und Hypnose, die Sie in *Fitonics* kennenlernen werden. Wir nennen sie *Hypno-Meditation*.

Hypnose – nicht das, was Sie denken

Hypnose? – »Das ist doch, wenn jemand auf einer Bühne in Las Vegas einen Freiwilligen aus dem Publikum dazu bringt, daß er bellt wie ein Hund?«

Na gut, das gibt es, aber das ist nicht die Art Hypnose, von der wir sprechen.

»Mein Freund hat dank Hypnose mit dem Rauchen aufgehört.«
Damit kommen Sie der Sache schon näher.

Tatsächlich geht aus Statistiken der American Medical Association hervor, daß der Einsatz von Hypnose bei der Raucherentwöhnung in 78 Prozent der Fälle zum Erfolg führt.[1] Und dieses Ergebnis ist nur »die Spitze des Eisbergs«. Die Anwendung von Hypnose zur Behandlung von Krankheiten ist der wohl aufregendste Durchbruch in der nicht-chemischen Medizin, der große, unterschätzte, rein natürliche, mentale Durchbruch in unserer Zeit.

Altes Wissen

Zunächst einmal ist Hypnose ganz und gar nichts Neues. Dr. Herbert Benson, Verfasser des Buches *The Relaxation Response*[2] (Entspannung als Antwort), das in den siebziger Jahren ein Bestseller war, beschreibt etliche historische »religiöse Praktiken«, die Menschen in »veränderte Bewußtseinszustände« versetzen konnten.

Die Kenntnis solcher Techniken läßt sich zurückverfolgen bis zu den assyrisch-babylonischen Priestern, die zugleich Ärzte waren, bis zu den ägyptischen Wahrsagern und den Rabbis im alten Judentum. Die Rabbis kannten magische Rituale, Beschwörungen und Meditation in Verbindung mit Gesängen, Atemübungen und der beständigen Wiederholung von Buchstaben im jüdischen Alphabet, die in Ritualen den Namen Gottes ergaben. All dies ist der Selbsthypnose vergleichbar und führte zu einem *kavanah*[3] genannten Zustand der Euphorie.

Nach Auskunft von zwei Experten für Hypnose, Dr. William Kroger und Dr. William Fezler, ist »dieser hypnotische Zustand des *kavanah* im Hinblick auf die systematische Meditation, die Atemübungen und die erreichte Ekstase ähnlichen Praktiken im Yoga, Zen-Buddhismus, Hinduismus, Schintoismus, Sufismus und der abendländischen Meditation verwandt«[4].

Philosophen im alten China wie beispielsweise Lao-tse, der Begründer des Taoismus, glaubten, negative Kräfte (Yin) verursachten Krankheiten, und Krankheiten könne man dadurch heilen, daß man dem Kranken lebhafte Bilder von positiven Kräften (Yang) vor Augen führte.

Im antiken Griechenland behandelten Hippokrates und Plato geistige Störungen auf natürliche Weise mit hypnoseähnlichen Methoden. Zu den Hunderten von Äskulap-Tempeln aus der Zeit um 500 vor Christus, die es in ganz Griechenland und überall im Römischen Reich gab, gehörte immer ein Raum für die Heilung durch Träumen, was damals als die beste Therapie für jegliche Form von Krankheit galt. Die Priester deuteten den Traum des Patienten, versetzten ihn dann in einen Zustand tiefer Entspannung und versuchten, durch gelenktes Bilderleben und Suggestion die Symptome zu lindern.

In Schriften aus dem Zen, dem tibetanischen Buddhismus und dem Yoga gibt es gleichfalls eine Fülle von Hinweisen darauf, daß Patienten in einem meditativen Zustand der Tiefentspannung gezielt bestimmte Bilder suggeriert wurden.

Eine neuzeitliche Wiederentdeckung

Im westlichen Kulturkreis war Anton Franz Mesmer der erste, der Hypnose zum Heilen einsetzte; auf ihn geht der Begriff *Mesmerismus* zurück. Wie die Äskulap-Priester wollte er im wörtlichen Sinne durch Berührung mit seiner Hand Symptome »beiseite wischen«.

Mit seiner Theorie des »tierischen Magnetismus« legte Mesmer das Fundament der modernen Psychiatrie. Ein anderer großer Denker, Benjamin Franklin, entdeckte die Elektrizität, eine andere Form des Magnetismus. Es ist eine tragische Ironie, daß Franklin, als er sich später mit Mesmers Werk beschäftigte, dessen Erkenntnisse abtat mit der Bemerkung, alles spiele sich »nur im Kopf des Patienten« ab. Mesmer starb unter unglücklichen Umständen, verarmt, im Exil.

Im Jahr 1784 berief die Akademie der Wissenschaften eine Kommission, die Mesmers Behandlung mit Hilfe des tierischen Magnetismus untersuchen sollte. Sie kam zu dem Ergebnis, daß »Magnetismus ohne Imagination wirkungslos bleibt«. Ein Mitglied der Kommission, Deslon, fragte: »Wenn die Imagination so wirksam ist, warum setzen wir sie dann nicht ein?«

Seine Frage blieb 200 Jahre lang unbeachtet, es ist noch nicht lange her, daß Imaginationstechniken in der Psychiatrie Verwendung finden. Dies ist überraschend, da alle Religionen Verhaltensbeeinflussung durch gelenkte Imagination kennen.[5] Ironischerweise gelangen wir heute allmählich zu der Erkenntnis, daß der Erfolg einer jeden Behandlung ganz entscheidend davon abhängt, ob wir an die Behandlung glauben oder nicht.

Als Vater der modernen Hypnose gilt anerkanntermaßen der Arzt James Braid, er prägte den Begriff im Jahr 1889. Aber Braid war nur einer unter vielen ärztlichen Pionieren in der Hypnose, die alle von ihren Kollegen als Scharlatane angesehen wurden, genau wie die Pioniere der natürlichen Gesundheitslehre, deren Arbeit die Schulmediziner ablehnten. Braids enger Freund und Mitarbeiter, der berühmte Chirurg Esdaile, führte Hunderte größerer Eingriffe durch, darunter auch Amputationen, bei denen Hypnose als einzige Form der Betäubung verwendet wurde.

Die breite Masse der Mediziner ergoß nichts als Hohn und Spott über Esdaile, und er starb verachtet und verarmt. (Zur selben Zeit wurde in Europa Dr. Ignaz Semmelwis so verfolgt und verspottet, daß er im Irrenhaus endete. Semmelweis hatte von seinen Kollegen verlangt, daß sie sich nach einer Autopsie die Hände waschen sollten, bevor sie den nächsten Eingriff vornahmen oder ein Kind entbanden.)

Sigmund Freud, der Vater der modernen Psychotherapie, behandelte seine Patienten zunächst mit Hypnose und schrieb sein erstes Buch über Hypnotherapie. Aber Freud war kein guter Hypnotiseur, und er gab die Hypnose bald wieder auf. Lediglich die Couch behielt er bei: Aus der Hypnosecouch wurde die Analytikercouch.

Im Jahr 1955 erkannte die British Medical Association (Britische Ärztevereinigung) die Hypnose als Behandlungsmethode offiziell an und verfügte, daß alle Ärzte und Medizinstudenten im Laufe ihrer Ausbildung grundlegende Kenntnisse über Hypnose erwerben sollten. Natürlich setzte sich die Hypnose nicht durch, denn Medikamente waren leichter zu verabreichen, und es ließ sich mehr Geld damit verdienen. (Entgegen der Lehre des Hippokrates ist es einfacher und einträglicher, einen Patienten medikamentös zu behandeln, als eine genauso wirkungsvolle nicht-invasive Form der Therapie anzuwenden.)

Drei Jahre später, 1958, empfahl die American Medical Association, daß »in Anbetracht unserer wachsenden Kenntnis medizinische Ausbildungseinrichtungen die Hypnose in ihren Lehrplan aufnehmen sollten«[6]. Gegenwärtig bietet nur ein sehr kleiner Prozentsatz der medizinischen Ausbildungseinrichtungen Kurse in Hypnotherapie an. Bei der Ernährungslehre sieht es nicht anders aus.

Hypnose wirkt tatsächlich

Besonders häufig wird heute Hypnose als einzige Form der Anästhesie bei Patienten eingesetzt, die gegen alle Anästhetika allergisch sind. Weiter kommt sie zur Anwendung bei Kreislaufproblemen, zur Beschleunigung der Genesung und als Mittel der Schmerztherapie. Bei vergleichenden Untersuchungen mit zwei Gruppen, einer Gruppe angeblich hypnotisierter und einer Gruppe tatsächlich hypnotisierter Versuchspersonen, schlägt die Stunde der Wahrheit stets beim Schmerztest.

Eine hypnotisierte Versuchsperson wird beispielsweise keinen Schmerz empfinden, wenn man ihr eine Nadel ins Zahnfleisch sticht. Wer nur vorgibt, hypnotisiert zu sein, wird den Einstich spüren. In Doppelblindstudien zur Untersuchung der Wirksamkeit von Hypnose hat es der Versuchsleiter mit zwei Gruppen zu tun, einer Gruppe hypnotisierter Versuchspersonen und einer zweiten Gruppe, die nur behauptet, hypnotisiert zu sein. Er selbst weiß nicht, welche Versuchspersonen hypnotisiert sind und welche das nur behaupten. Beiden Gruppen wird Taubheit suggeriert. Wenn man dann im Laufe des Versuchs ein Gewehr abfeuert, zucken die nicht wirklich Hypnotisierten zusammen und springen auf. Die tatsächlich hypnotisierten Versuchspersonen hingegen bleiben reglos sitzen.

Hypnose wird erfolgreich eingesetzt bei der natürlichen Geburt und zur Bekämpfung von Übelkeit und Erbrechen während der Wehen, zur Schmerzlinderung bei Krebserkrankungen, zur Gewichtsabnahme und Raucherentwöhnung, in der Psychiatrie bei der Behandlung von Gedächtnisverlust, bei Asthma, wenn die Anfälle durch Gefühlsschwankungen ausgelöst werden, zur Regulierung des Menstruationszyklus und als Mittel gegen Menstruationsbeschwerden, zur Brustvergrößerung, bei psychosomatischen Erkrankungen aller Art, sexuellen Störungen wie vorzeitigem Samenerguß und weiblicher Unfruchtbarkeit, in der Kinderheilkunde zur Behandlung von Stottern, Tics und Bettnässen, in der Zahnmedizin als Mittel der Anästhesie und zur Kontrolle von Speichelfluß, Schluckreflex und Schmerzempfindung. Breite Anwendung findet Hypnose in der Sporttherapie.

In *Fitonics* werden Sie eine ganz besonders bedeutsame Anwendung von Hypnose kennenlernen – Hypnose als Hilfe bei der Meditation, um zu Frieden, innerem Gleichgewicht, Vertrauen, Selbstbewußtsein und Glück im Leben zu gelangen.

Meditation? Om?

> »Mir ist die abergläubische Auffassung vertraut,
> daß Selbstverwirklichung nur möglich sei
> im vierten Stadium des Lebens, d. h. Sanyassa
> (Entsagung). Doch es ist auch allgemein bekannt,
> daß Menschen, die die Vorbereitung auf
> diese unschätzbar wertvolle Erfahrung bis in die
> letzte Lebensphase verschieben, nicht
> Selbstverwirklichung erreichen, sondern ein
> hohes Alter, das einer zweiten, jämmerlichen
> Kindheit gleicht, und daß diese Menschen
> als eine Last auf der Erde leben.«
>
> *Leo Buscaglia, Personhood*

»Meditation – haben das nicht die Hippies gemacht?«

»Aber für Christen ist das doch sicher nichts?«

»Meinem Bruder hat der Hausarzt Meditation verschrieben gegen seinen hohen Blutdruck.«

Meditation ist tatsächlich der beste Weg, einen zu hohen Blutdruck zu senken. In seinem Buch *The Relaxation Response* schreibt Dr. Herbert Benson, daß in einer Gruppe von 36 Personen, die regelmäßig meditierten, deutliche Verringerungen der Blutdruckwerte zu verzeichnen waren, und zwar so lange, wie die Personen die Praxis beibehielten.[7]

Dr. Dean Ornish führt mit überzeugenden Argumenten aus, daß Meditation der Gesundheit förderlich ist. Er nennt als einige ihrer positiven Wirkungen ein wacheres Bewußtsein, erhöhte Konzentration, größere seelische Ruhe, die Erfahrung von Transzendenz, Frieden, Freude, eine Form des Genährtwerdens von innen heraus. Dr. Ornish schreibt, daß die Fähigkeit zu meditieren durch eine fettarme vegetarische Ernährung gefördert werde.

Dr. Deepak Chopra teilt uns mit: »Forschungen haben gezeigt, daß die physiologischen Parameter bei Menschen, die meditieren, Werte annehmen, die auf ein besseres Funktionieren der Organe schließen lassen. Aus Hunderten von Einzeluntersuchungen geht hervor, daß sich die Atemfrequenz verringert, der Sauerstoffverbrauch zurückgeht und sich der Stoffwechsel verlangsamt. Im Hinblick auf Alterungsvorgänge ist die wichtigste Schlußfolgerung, daß das mit Streß verbundene hormonelle Ungleichgewicht – das, wie man weiß, Alterungsvorgänge beschleunigt – ausgeglichen wird... Menschen, die seit langer Zeit regelmäßig meditieren, haben ein biologisches Alter, das um fünf bis zehn Jahre unter ihrem tatsächlichen Alter liegt.«[8] Dr. Chopra zufolge hat die verminderte physiologische Aktivität während der Meditation ähnliche Wirkungen wie der Schlaf, der bekanntermaßen das beste Verjüngungsmittel ist.

Viele Wege zum inneren Frieden

Es gibt viele verschiedene östliche Meditationstechniken. Alle haben das Ziel, zu dem Zustand zu führen, der in unterschiedlichen Begriffen als kosmisches Bewußtsein, höchstes Glücksgefühl, tiefer Frieden, Bei-Gott-Sein, Erleuchtung, *Samadhi,* Erwachen von *kundalini* oder *Nirwana* beschrieben wird. Alle großen Lehrer der Welt haben dargelegt, daß spirituelle Entwicklung an das beständige Bemühen geknüpft ist, diesen höheren Seins- oder Bewußtseinszustand zu erreichen; er ist letztendlich unsere Bestimmung. Wie Jesus Christus sagte: »Ihr seid alle Götter.« (Joh. 10,34)

Uns Menschen im westlichen Kulturkreis fehlt eine benutzerfreundliche Meditationstechnik, die es uns erlaubt, unabhängig von unserer Religion, Weltanschauung und Rasse tief in solche veränderten Bewußtseinszustände einzudringen. Swami Muktananda, ein sehr berühmter Meditationslehrer, der die Meditation vom Osten in den Westen gebracht hat, versichert uns: »Schlaf gehört zu allen Menschen jeglicher Religionszugehörigkeit – zu Muslimen, Hindus, Christen und Juden. Genauso verhält es sich mit der Meditation.«

Immer noch zögern viele Menschen aus dem westlichen Kulturkreis, sich auf Meditation einzulassen, weil sie fürchten, sie müßten sich zu einer neuen Religion bekennen oder, schlimmer noch, einem Guru folgen. Manche denken auch, Meditation koste sie zuviel Zeit, sei zu schwierig und aufwendig. Für zahlreiche östliche Meditationstechniken trifft das tatsächlich zu.

Nach der Entdeckung von Maharischi Mahesch und seiner Transzendentalen Meditation (TM) durch die Beatles in den frühen sechziger Jahren beschäftigten sich im Laufe der letzten dreißig Jahre Millionen von Menschen im Westen mit östlichen Meditationstechniken in der Hoffnung, höhere Bewußtseinszustände zu erreichen oder wenigstens in der einen oder anderen Hinsicht ein besseres Leben zu führen. Ihre Erfahrungen sind uns durch und durch vertraut, denn sie sind Teil unserer Welt.

Die Geschichten klingen immer ähnlich: Man geht in einen Aschram oder an einen anderen besonders bezeichneten Ort, wo Meditation gelehrt wird. Dort bekommt man ein Mantra, vielleicht werden Gesänge gelehrt, man lernt Atemtechniken. Man wird ermutigt, sich hinzusetzen und alle Gedanken loszulassen. Manchmal muß man sich in einer besonderen Weise hinsetzen, meistens mit übereinandergeschlagenen Beinen, und wenn jemand Rückenprobleme hat, wird ihm empfohlen, sich anzulehnen. (Müssen nicht alle Menschen im Westen erst bequem sitzen lernen? Wir sind daran gewöhnt, auf unseren Bürostühlen und hinter dem Lenkrad zu sitzen, während unsere Brüder und Schwestern im östlichen Kulturkreis sich grazil auf dem Boden niederlassen und sich zu Fuß oder mit dem Fahrrad fortbewegen.)

Die meisten Menschen profitieren von solchen Erfahrungen. Viele, die regelmäßig meditieren, geben an, sie seien ruhiger geworden, könnten sich besser konzentrieren und fühlten sich vom Alltag nicht mehr so überlastet. Sie dringen auch durchaus in höhere oder tiefere Erfahrungsbereiche vor, aber nur gelegentlich.

Wenn man wie Dr. Ornish als Ziel der Meditation beschreibt, den »transzendenten Zustand« zu erreichen, besteht die Gefahr, daß viele Menschen das als das einzige Ziel ansehen und enttäuscht sind, weil sie viel Zeit damit verbringen, ihre Gedanken frei umherschweifen zu lassen, und nach Monaten oder gar Jahren feststellen, daß sie immer noch nicht viel weiter sind als am Anfang. Weil sie sich so sehr anstrengen, bewirkt die Meditation noch nicht einmal Entspannung.

Andere probieren das Meditieren eine Zeitlang aus, geben es dann wieder auf und denken manchmal schuldbewußt daran, daß sie nicht lange genug durchgehalten haben. Und dann gibt es noch die große Mehrheit derjenigen, die finden, daß Meditation etwas viel zu Östliches für den durchschnittlichen heißblütigen Amerikaner und Westeuropäer ist. Wir alle müssen die Meditation in einem größeren Zusammenhang sehen und einen praktischen Weg finden, sie in unser Leben zu integrieren.

Warum überhaupt nach kosmischem Bewußtsein streben?

Die Antwort ist einfach, und dennoch wird sie nur selten ausgesprochen: Vor allen Dingen strömen von diesem höheren Bewußtseinszustand alle unsere besten menschlichen Empfindungen aus. Freude, Ekstase, Frieden, Mitgefühl, Inspiration, Versöhnlichkeit – solche Gefühlszustände, die eine positive Bedeutung und Erfüllung in unser Leben bringen, sind allesamt Aspekte des kosmischen Bewußtseins.

Wenn wir heimisch werden in der Sichtweise, der Objektivität und Klarheit dieses Zustands, können wir am besten Probleme lösen. Es ist allgemein bekannt, daß berühmte Erfinder wie Thomas Edison und Henry Ford viel Zeit allein in ihrem Arbeitszimmer verbrachten, um den meditativen Zustand zu erreichen, der die Inspiration bringt. Jede Religion enthält in der einen oder anderen Form die Aussage, daß es unsere letzte Bestimmung ist, mit dem universellen Schöpfungsprinzip zu verschmelzen. Auf diese Weise überwinden wir allen Schmerz, alles Unbehagen, Eifersucht, Neid, Haß, Mißtrauen und Bigotterie und gewinnen statt dessen reiche Energie, Liebe, Wohlbefinden, Ruhe, Einssein und echtes Mitgefühl für andere Menschen.

Ein Blick auf die Geschichte zeigt, daß die bedeutendsten historischen Persönlichkeiten, Männer und Frauen gleichermaßen, genau diese Eigenschaften verkörperten: die Heiligen, Philosophen und Stifter der Weltreligionen, Menschen wie Mutter Theresa, Martin Luther King, Martin Buber und der Dalai Lama.

■ DR. SCHNELL LEHRT, WAS ER AUS EIGENER ERFAHRUNG KENNT

Ich bin fasziniert vom kosmischen Bewußtsein, seit ich mich in meinem Kinderbett eins fühlte mit dem Licht, das meinen Körper umgab. Noch heute sehe ich meine Großmutter vor mir, wie sie mit meinem Zwillingsbruder auf dem Arm den Flur entlanggeht. Ich schwebte über der Szene, schaute hinab, beobachtete sie und meinen Körper dort unten im Kinderbett aus einer Lichtwolke heraus.

Jetzt werden Sie sicher den Kopf schütteln und fragen: »Wovon redet der nur?« Aber Teil des Lichts zu sein ist ein realer, authentischer Zustand, den jeder erreichen kann.

Meine erste Erfahrung als spiritueller Lehrer machte ich mit vier Jahren. Mein ebenfalls vierjähriger Spielkamerad Charlie Foster spielte Hufeisenwerfen, und ich erzählte ihm in einem Zustand, wo die Welt glasklar vor mir lag, von einer Erkenntnis, die mir an jenem Frühlingstag in der Wüste von Arizona zusammen mit meiner zweiten Lichterfahrung zuteil geworden war.

»Charlie.« Ich war ganz außer Atem, erfüllt von Staunen und Erregung, wie ich da im Schatten des Hauses stand und in das gleißende Sonnenlicht blinzelte. Ich grub meine Zehen in die kühle Erde und wartete, daß er sich zu mir umwandte.

»Charlie!« rief ich lauter. »Du bist nicht dein Körper. Und du bist auch nicht dein Geist!«

Wo Sie jetzt auch gerade sitzen, betrachten Sie Ihren Körper, hören Sie Ihrem Geist beim Denken zu. Mir wurde an jenem Frühlingstag schlagartig klar – und für einen kleinen Jungen ist das eine ungeheure Erkenntnis –, daß ich nicht mein Geist war, sondern daß das Ich das Zuschauer ist, der den Geist beobachtet. Der Gedanke gefiel mir, ich fühlte mich dabei sehr wohl. Weiter wurde mir klar, daß mein »Ich« und Charlies »Ich« eins waren.

Charlie fand meine Mitteilung eher lustig. Er zog den Stock mit den Hufeisen aus der Erde und gab meinem Bruder Everett einen heftigen Klaps auf den Kopf. Meine Karriere als spiritueller Lehrer begann mit lautem Geschrei.

Ungefähr zur selben Zeit wanderte ich zusammen mit meinem Vater in der Nähe von Locomotive Mountain im südlichen Teil der Sonora-Wüste. Mein Vater war über einen Meter neunzig groß, und ich ging in seinem langen Schatten. Auf einmal, als wäre sie von innen gekommen, umgab mich wieder eine Wolke gleißenden, reinen weißen Lichts. Diese und viele ähnliche Erlebnisse in meiner Kinderzeit sind mir immer gegenwärtig geblieben. Sie stehen mir heute so deutlich vor Augen wie damals vor vierzig Jahren.

Als ich sieben Jahre alt war, las ich den wunderbaren Bericht über eine spirituelle Reise von Parmahansa Yogananda, *Autobiography of a Yogi* (Autobiographie eines Yogi). Da kam mir der Gedanke, daß ich vielleicht eines Tages auch so ein spiritueller Lehrer sein könnte wie die, die auf den vielen Fotos in dem Buch abgebildet waren. Mit dieser festen inneren Überzeugung, zu der ich in so frühem Alter gelangt war, begann die lange Zeit meines Lebens, in der ich mich mit Meditation beschäftigte.

Über fünf Jahre, von meinem siebten bis zum zwölften Lebensjahr, solange ich noch nicht alt genug war, um als Mitglied in die Self Realization Fellowship (eine Gemeinschaft zur Selbstverwirklichung) aufgenommen zu werden, unterwies mich mein Vater einmal in der Woche, und ich übte gewissenhaft. Wenn alle meine Freunde abends vor ihren Schwarz-Weiß-Fernsehern saßen, vertiefte ich mich in die spirituellen Übungen. Später dann, als alle anderen längst im Bett lagen, saß ich auf meinem Bett und meditierte. Dank meiner regelmäßigen Übungen, der Identifikation mit den Meistern und der wachsenden Erfahrung war ich in der Lage, tief einzudringen, und immer wieder sah ich innere Bilder.

Nachdem ich gelesen hatte, daß Yogis ihren Körper derart beherrschen, daß sie den Herzschlag beeinflussen, sogar nach Belieben das Herz anhalten und dann wieder schlagen lassen können,[9] schaffte ich es an einem Nachmittag mit einer speziellen Meditationstechnik der Self Realization Fellowship tatsächlich, mein Herz für mindestens fünf Minuten anzuhalten. In dem Moment kam meine Stiefmutter ins Zimmer, schlug laut die Tür hinter sich zu und rief: »Donald, raus aus der Trance!«

Arme Mutter – ein halbwüchsiger Junge, der in den sechziger Jahren in einer Stadt, die vom Kupferabbau lebte, in seinem Zimmer saß und wie ein Yogi meditierte, war zuviel für sie. Wäre ich älter gewesen, hätte ich wahrscheinlich einen Herzschlag bekommen, weil ich von einer Sekunde zur anderen aus einem Zustand vollkommener Bewegungslosigkeit und Ruhe aufgeschreckt und in die Alltagsrealität zurückkatapultiert wurde. Und wenn sie gewußt hätte, was ich in jenem Augenblick tat, hätte wahrscheinlich sie einen Herzschlag bekommen.

Mein Vater wuchs in dem Indianerreservat Tohono O'odham in Arizona auf. Er war das einzige weiße Kind dort und fühlte sich wahrscheinlich deshalb in besonderer Weise zu Gott und der Natur hingezogen. Obwohl ich mit zwölf noch zu jung dafür war, studierte ich die Schriften, die mein Vater von den Rosenkreuzern erhielt, der anerkanntermaßen ältesten spirituellen Bruderschaft der Welt, älter noch als die Freimaurer, deren Wurzeln sich bis ins alte Ägypten zurückverfolgen lassen. Zur selben Zeit begann ich mich für Hypnose zu interessieren, und wenn man mir in der öffentlichen Bibliothek die betreffenden Bücher nicht geben wollte, weil ich angeblich noch zu jung dafür war, lieh sie meine Lehrerin Mrs. Leonard für mich aus.

Mit 18 Jahren begann ich eine zwölfjährige reguläre Ausbildung mit wöchentlicher spiritueller Unterweisung bei den Rosenkreuzern; ich erreichte den Status eines Schülers, bis heute habe ich die höheren Stufen des Ordens erklommen. Ich hatte das Glück, daß ich mit 19 Jahren in ein auf 17 Jahre angelegtes Programm für spirituelle Studien mit Dr. Hugh Greer Carruthers aufgenommen wurde. Der Oxford-Absolvent, Chirurg von seiner Ausbildung her, war im Laufe eines 17 Jahre währenden Aufenthalts in einem Kloster in Tibet ein tibetanischer Lama geworden.

Das wichtigste, was ich von Dr. Carruthers mitgenommen habe, ist die Erkenntnis, daß unsere Gedanken die Schöpfer unseres Lebens sind. Er machte mir die Ewigkeit zum Geschenk – nicht nur die Vorstellung davon, sondern die tatsächliche Macht über meinen Geist. Als ich über zwanzig war, wurde ich in den Martinisten-Orden aufgenommen, eine esoterisch-philosophische Vereinigung, die sich damit befaßte, die ältesten religiösen Prinzipien der Welt zu verstehen. Der Orden wurde im 18. Jahrhundert von dem berühmten französischen Philanthropen und Mystiker Louis Claude de Saint-Martin gegründet.

Dann lernte ich Rammurti Mishra kennen, einen indischen Arzt, der als Psychiater und Chirurg am Bellevue Hospital in New York arbeitete und sehr viel über orientalische Sprachen wußte. Er war auch Swami und gründete den ersten Aschram in den Vereinigten Staaten, den Ananda-Aschram im Norden des Bundesstaates New York. Dr. Mishra demonstrierte mir in mehreren Wochenseminaren die Macht des konzentrierten Geistes. Ich verschlang sämtliche Schriften von ihm. Seine Einführungen in das Yoga wurden mein wichtigster Bezugspunkt.

In den späten siebziger Jahren nahm ich an einer Ausbildung zum Siddha-Yoga-Lehrer bei Swami Muktananda teil, und wenig später wurde ich als einziger Laie (Nicht-Swami) Leiter eines der vier Siddha-Yoga-Dham-Aschrams in den Vereinigten Staaten. In den nächsten fünf Jahren lehrte ich diese Art der Meditation.

Ich ging mehrfach für längere Zeit nach Indien und lernte bei verschiedenen berühmten und weniger bekannten spirituellen Lehrern. Zwischen zwei solcher Reisen nahm ich Kontakt zu dem inzwischen verstorbenen Dr. Jack Hislop auf, dem Begründer der Transzendentalen Meditation in Amerika, und der amerikanischen TM-Organisation, die sich an Sathya Sai Baba orientiert. Ich korrespondierte mit Dr. Samuel Sandweiss, einem Psychiater an der University of San Diego, Autor des Buches *The Holy Man and the Psychiatrist* (Der Heilige und der Psychiater), und ich ging erneut nach Indien, weil ich Sai Baba so interessant fand, daß ich ihn persönlich kennenlernen wollte.

Alles in allem verbrachte ich fast zwei Jahre in den Aschrams von Sathya Sai Baba. Acht Stunden am Tag saß ich unter einem erbarmungslos wolkenlosen Himmel neben Hunderten anderer Menschen mit übereinandergeschlagenen Beinen auf der Erde, meditierte und wartete auf irgendeine Form des Austauschs mit dem Meister. Durch diese Erfahrung, in der spirituellen Arbeit *tapasya*[10] genannt, erfuhr ich, was es heißt, sich von einem Guru oder Avatar[11] leiten zu lassen.

Ich erlebte mit, wie der heilige Mann hundertfach Wunder wirkte. Sie gaben in meinen Augen Zeugnis von Sai Babas Liebe, seiner spirituellen Bewußtheit und unserer eigenen Entwicklung hin zu größerer Bewußtheit. Viele waren in den Aschram gekommen in der Hoffnung, Sai Baba werde sie von einer schweren Krankheit heilen. Jeden glühendheißen Tag schob ein Vater seinen zwölfjährigen gelähmten Sohn im Rollstuhl herbei. Die Augen des Jungen wanderten ruhelos umher, sein Mund stand offen, Speichel lief ihm über das Kinn und den Hals herab. Nach einigen Wochen war er eines Tages wundersam geheilt und konnte wieder gehen. Er rannte mich um wie ein ganz normales Kind, das nicht aufpaßt, als ich mit einer Eiswaffel in der Hand um eine Ecke bog. Der Vater, außer sich vor Glück, versuchte keuchend und nach Atem ringend mit seinem Sohn Schritt zu halten, der davonstürmte, um sich ebenfalls ein Eis zu holen.[12]

Auf der Suche nach spirituellem Wachstum hörten wir Geschichten von Wundern. Wir wurden selbst Zeugen unzähliger wunderbarer Ereignisse, wir sahen Menschen schweben, über glühende Kohlen gehen und erlebten das höchst seltene Phänomen der Materialisation. Im Laufe dieser spirituellen Reise lernten wir, daß der Geist eine ungenutzte Quelle ist und daß er, wenn wir ihn nutzen, ein unvorstellbares Potential für uns bereithält. Wir müssen uns nur bemühen.

Wunder sind nicht die einzigen Beweise dafür, daß man den Geist beherrschen kann, es gibt noch vieles andere, und alles verändert unseren Planeten. Mutter Theresas selbstlose Hingabe ist ein herausragendes Beispiel in unserer heutigen Zeit. Und was ist ein großes Kunstwerk der Malerei oder Musik anderes als Ausdruck der Beherrschung des Geistes und ein Beitrag zum Glück der Menschheit? Oder wie verhält es sich mit dem Lehrer, der tagtäglich für ein bescheidenes Gehalt unter unerfreulichen Bedingungen im Klassenzimmer steht und sich bemüht, den Kindern Lesen und Schreiben beizubringen und sie zu befähigen, daß sie in Frieden zusammenleben? Nehmen wir die Körperbeherrschung einer Ballettänzerin oder den aufopfernden Einsatz einer Krankenschwester, die ihre eigenen emotionalen Bedürfnisse zurückstellt und für die Kranken sorgt, um die sich sonst in unserem Land niemand kümmert.

In meinen Augen sind dies alles vollgültige spirituelle Manifestationen. Bei meinen Workshops und Kursen versuche ich diese Kraft, die in einem jeden von uns steckt, ans Tageslicht zu bringen. Mir ist es wichtig, daß die Menschen in sich selbst hineinschauen und die Wunder in ihnen selbst sehen. Es ist wichtig, daß sie ihre eigenen spirituellen Quellen erkennen und in ihrem Handeln immer mehr das Gute verwirklichen, das sie daraus schöpfen. Das läßt sich am besten durch Hypno-Meditation erreichen.

Zeit zu erwachen

> Eine mächtige Flamme schlägt aus einem
> kleinen Funken.
>
> *Dante*

Yoga-Lehrer glauben, daß jedes Lebewesen ein Potential spiritueller Energie besitzt, das aktiviert werden kann. Sie nennen es *kundalini*. Wenn diese Energie erwacht, beginnt die spirituelle Entwicklung der jeweiligen Person. Nach buddhistischer Sicht steigen wir vom Rad herab, drehen uns nicht weiter im selben flüchtigen Rhythmus und beginnen den Aufstieg zu höherem Bewußtsein und einem lohnenderen Leben. Wenn die Energie zu fließen beginnt, sehen wir mehr als zuvor, fühlen wir mehr, werden wir bewußter.

Angeblich schlummert *kundalini* oder das Potential spiritueller Energie am Ausgangspunkt der Wirbelsäule. Es ist so, als hätten wir ein Streichholz: Wenn man ein Feuer entzünden will, reicht es nicht aus, ein Streichholz zu haben. Es reicht auch nicht aus, nur vom Feuermachen zu lesen, darüber nachzudenken, davon zu hören. Wir müssen handeln. Wenn wir Feuer machen wollen, müssen wir das Streichholz anzünden.

Genauso verhält es sich mit der Spiritualität. Wir müssen handeln, in der richtigen Weise handeln.

Es gibt drei Stufen der Bewußtheit. Mit zumindest zwei Stufen ist jeder vertraut: dem Bewußten und dem Unterbewußten. Dick Sutphen, ein bekannter Metaphysiker, definiert in seinem Buch *Reinventing Yourself* (Sich selbst neu erfinden) das Bewußte und das Unterbewußte folgendermaßen:

»Das Bewußte: Wille, Vernunft, Logik und die fünf Sinne.

Das Unterbewußte: die Gedächtnisinhalte mit allen Programmierungen aus der Vergangenheit einschließlich Überzeugungen, Verhaltensweisen, den emotionalen Programmierungen und den *Akasha*-Erinnerungsspuren[13] aus allen früheren Leben.«[14]

Zu dem dritten, spirituellen Zustand – dem *Überbewußtsein* (höheren Selbst) – gelangt man nicht ohne weiteres. Dick Sutphen definiert es so:

»Das Überbewußte: kreative Kraft und seelische Fähigkeiten, die kollektive Bewußtheit der Menschheit plus unbegrenzte unbekannte Macht. Wenn Sie eine höhere Bewußtseinsstufe erreichen, wird Ihre Totalität für Sie erfahrbar und die Totalität der Energie-*Gestalt*, die wir ›Gott‹ nennen können. Wir alle sind Teil des kollektiven Unbewußten – des größeren Körpers der Menschheit. Insofern sind wir alle eins.«[15]

Gelegentlich stolpern wir in einen solchen überbewußten Zustand regelrecht hinein. Zum Beispiel hört jemand eine innere Stimme, die ihm sagt, er solle nicht an Bord des Flugzeugs gehen – und später stürzt das Flugzeug ab. Oder jemand hat eine Idee, und unversehens, buchstäblich über Nacht, wird aus der Idee ein lukratives Unternehmen, weil sie in die richtige Marktlücke traf.

Hypno-Meditation erspart uns jahrelange Anstrengungen, Irrtümer und Sackgassen auf dem Weg zum Überbewußtsein, das uns erfolgreich in allen Bereichen des alltäglichen Lebens macht. Dazu zählen spirituelles, geistiges und körperliches Wohlergehen und ebenso praktische Dinge wie Gewichtsabnahme, Entwöhnung von Sucht und Verbesserung der körperlichen Gesundheit.

> *Achter Grundsatz für natürliche*
> *Gesundheit und gesundes Abnehmen:*
>
> *Um Frieden und Harmonie zu finden,*
> *nehmen wir uns täglich fünf bis*
> *zwanzig Minuten Zeit, in denen wir*
> *unseren Körper und unseren Geist*
> *tief entspannen.*

Wenn Sie den überbewußten Zustand erreicht haben, scheinen sich physische »Grenzen« aufzulösen. Sie haben Kontakt zu etwas Höherem gefunden, höher als das Körperliche. Im wahrsten Sinne gilt der Satz: Der Geist herrscht über die Materie, und zwar der mächtigste Geist, der überbewußte Geist, der Geist der Seele.

Wie Sie Hypno-Meditation betreiben

Die folgenden Anweisungen sind ein Leitfaden, wie Sie täglich 20 bis 30 Minuten meditieren können mit dem Ziel, Ihnen eine tiefe, heilende spirituelle Erfahrung zu ermöglichen.

Betrachten Sie die Zeit, die Sie für das Meditieren aufwenden, als besonders kostbar. Es ist für Sie die Gelegenheit, mit Ihrer Seele und mit all dem Guten in Ihnen in Kontakt zu treten. Am besten gehen Sie so vor:

- Meditieren Sie zu einem Zeitpunkt, an dem Sie besonders entspannt sind, vielleicht am Abend, bevor Sie zu Bett gehen.
- Meditieren Sie möglichst in einem Zimmer, wo Sie mindestens 20 Minuten ungestört bleiben. Vergessen Sie nicht, das Telefon abzustellen.
- Oft hilft es, wenn Sie vor der Meditation ein warmes Bad nehmen und frische Kleider anziehen.
- Wenn Sie wollen, können Sie auch eine Kerze und Räucherstäbchen anzünden und im Hintergrund leise entspannende Musik laufen lassen.

Von entscheidender Bedeutung ist, mit welcher Einstellung Sie meditieren. Wenn Sie mit dem Gedanken beginnen, »mal sehen, ob die Sache hält, was man mir versprochen hat«, dann werden Sie in Ihrem üblichen Wachbewußtsein verharren. Sie folgen dem spirituellen Prinzip, daß eintreten wird, wovon Sie überzeugt sind.

Setzen Sie sich in einen bequemen Sessel, oder legen Sie sich hin. Kuscheln Sie sich in eine weiche Decke, stecken Sie sich Stöpsel in die Ohren, damit die Welt um Sie herum draußen bleibt, und konzentrieren Sie sich auf Ihren Atem. Atmen Sie ungefähr zwei Minuten lang ruhig und tief ein und aus. Atmen Sie nun einmal tief ein. Halten Sie den Atem ungefähr fünf Sekunden an, und atmen Sie langsam durch den Mund wieder aus. Mit dem Atem entweichen alle Spannungen aus Ihrem Körper und Ihrem Geist.

Mit dem Atmen steht und fällt die Meditation. Atmen Sie mit der bewußten Absicht, mit jedem Atemzug spirituelle Energie in Ihren Körper aufzunehmen. Wenn Sie regelmäßig meditieren, werden Sie feststellen, daß das Atmen der Schlüssel zum Erfolg ist. Gleichmäßige, tiefe Atemzüge beruhigen und stärken den Geist.

Eine Hypno-Meditation besteht aus fünf Schritten:

1. Entspannung
2. Vertiefung
3. Meditation
4. Konstruktive Programmierung
5. Erwachen

In dieser Phase der körperlichen Entspannung hilft es Ihnen vielleicht, wenn Sie sich das Bild eines warmen Waschlappens vor Augen halten, den Sie mit beiden Händen auswringen. Während Sie Ihre Muskeln entspannen, stellen Sie sich vor, daß Sie den Waschlappen langsam loslassen, so daß er weich und locker wird. Genauso werden Ihre Muskeln weich und locker.

Jetzt lehnen Sie sich auf dem Stuhl zurück oder legen sich auf dem Bett hin. Machen Sie es sich ganz bequem und fühlen Sie die Schwere Ihres Körpers. Stellen Sie sich ein goldenes Licht vor, die warmen Strahlen der Sonne, die vom Himmel herabscheinen. Das goldene Licht besitzt die Kraft, Sie zu entspannen, es trifft auf Ihren Kopf und wärmt und entspannt Ihre Kopfhaut. Erzeugen Sie das Gefühl von Wärme und Entspannung mit Hilfe Ihrer Vorstellungskraft. *Wollen* Sie, daß es eintritt. *Erwarten* Sie, daß es eintritt. *Lassen* Sie zu, daß es eintritt. *Sehen* Sie, wie es eintritt. *Fühlen* Sie, wie es eintritt. Konzentrieren Sie Ihre Bewußtheit in Ihrer Kopfhaut. Denken Sie an den warmen Waschlappen, wie er weich und locker wird, und stellen Sie sich vor, wie alle Spannung aus Ihrer Kopfhaut weicht. Sagen Sie sich: »Meine Kopfhaut entspannt sich.« Denken Sie es, fühlen Sie es, und lassen Sie zu, daß es geschieht.

Sagen Sie sich, daß von diesem Moment an nichts mehr Ihre Hypno-Meditation unterbrechen kann. Alle Geräusche von draußen werden nun Teil Ihrer Entspannung. Jedesmal, wenn Sie Ihren Körper wieder ein Stück weiter loslassen, dringen Sie tiefer in die Entspannung der Hypno-Meditation ein. Rufen Sie sich bei jeder Muskelgruppe wieder das Bild des Waschlappens vor Augen. Konzentrieren Sie sich jetzt auf Ihre Stirn. Sagen Sie zu Ihrer Stirn »Entspanne Dich«, und denken Sie dabei wieder an den warmen, wohltuenden Waschlappen, der weich und locker wird.

Während sich Ihre Stirn entspannt, spüren Sie nun vielleicht eine leichte Spannung um Ihre Augenbrauen herum. Entspannen Sie nun Ihre Augenbrauen. Wenn Sie die Augen noch nicht geschlossen haben, ist es jetzt Zeit dafür. Sagen Sie sich, daß Sie, solange Sie die Augen geschlossen haben, im hypno-meditativen Zustand verweilen werden. Wenn Sie einen Juckreiz verspüren und kratzen müssen, können Sie Ihren linken Arm und Ihre linke Hand bewegen, ohne daß Sie aus der Tiefe auftauchen. Von diesem Augenblick an wollen Sie es sich ganz gemütlich machen, und Sie bleiben regungslos wie eine Statue.

Sagen Sie sich, daß Sie von Minute zu Minute entspannter werden. Und in der Tat werden Sie mit jedem Atemzug entspannter.

Konzentrieren Sie sich nun auf Ihre Augen. Fühlen Sie die entspannende Kraft, während Sie sich das goldene Licht rund um Ihre Augen vorstellen. Wenn das Licht eindringt, vertreibt es alle Dunkelheit, alle Spannungen, als hätten Ihre Finger und Zehen Öffnungen, durch die sie entweichen können. Das innere Sonnenlicht wärmt und beruhigt jeden Muskel, jeden Knochen, jede Faser Ihres Körpers. Lassen Sie das Licht in Ihre Augenlider eindringen, und dabei entspannen sich die kleinen Muskeln rund um die Augen. Lassen Sie es jetzt tief in Ihre Augen eindringen, bis hinter die Augen. Stellen Sie sich wieder den Waschlappen vor, wie er weich und locker wird. Fühlen Sie nun die Entspannung auf Ihrer Kopfhaut, in Ihrer Stirn und in den Augen.

Entspannen Sie Ihre Gesichtsmuskeln, den Kiefer, die Lippen. Entspannen Sie den Zungengrund. Sagen Sie sich, daß Ihr Mund feucht bleiben wird, gerade so feucht, daß Sie sich wohl fühlen. Wenn Sie schlucken müssen, können Sie einfach schlucken, ohne darüber nachzudenken, und mit jedem Schlucken werden Sie tiefer in die Entspannung sinken.

Entspannen Sie Ihren Nacken, Ihren Hals, vorne und an den Seiten. Stellen Sie sich vor, wie die entspannende Kraft durch Nacken und Hals strömt. Sie spüren das warme, sanfte, goldene Licht der Sonne. Es strömt immer weiter hinunter in Ihren Körper, und Sie werden immer entspannter. Jetzt erreicht es Ihre Schultern, und Sie denken: »Meine Schultern entspannen sich.« Stellen Sie sich wieder den warmen Waschlappen vor, und fühlen Sie, wie die Schultermuskeln immer lockerer werden, während Sie immer tiefer in die Hypno-Meditation versinken.

Nun spüren Sie, wie eine Welle der Entspannung Ihre Oberarme durchströmt, die Ellbogen, die Unterarme, die Handgelenke. Sagen Sie zu jedem dieser Körperteile, er solle locker werden. Lassen Sie Ihren Oberkörper und den Rücken locker werden. Ihr Bauch wird locker. Stellen Sie sich vor, wie das warme Sonnenlicht auf die einzelnen Bereiche Ihres Körpers trifft, und denken Sie auch immer wieder an den warmen Waschlappen. Über Worte und Bilder treten Sie mit Ihrem Unterbewußtsein in Kontakt.

Jetzt strömt das warme, sanfte Licht in Ihre Hüften und Oberschenkel. Sagen Sie sich: »Meine Hüften und Oberschenkel entspannen sich.« *Glauben* Sie, daß es geschieht, *erwarten* Sie es, *wollen* Sie es, und *lassen* Sie *zu*, daß es geschieht. Stellen Sie sich vor, wie der warme Waschlappen weich und locker wird. Lassen Sie alle Spannungen los. Entspannen Sie dann genauso Ihre Knie, die Unterschenkel und Knöchel.

Das warme Sonnenlicht vertreibt alle Dunkelheit aus Ihrem Körper und strömt nun in Ihre Füße. Die Fußsohlen entspannen sich, die Oberseite der Füße, die Zehen. Jetzt sagen Sie zu Ihrem ganzen Körper: »Entspanne Dich. Laß los.«

VERTIEFUNG

Ihr ganzer Körper ist nun entspannt. Jetzt entspannen Sie Ihren Geist, damit Sie langsam in den überbewußten Zustand hinübergleiten können.

Konzentrieren Sie sich auf den Bereich des »dritten Auges« in der Mitte der Stirn, genau in Höhe der Augenbrauen. Anthony Robbins lehrt in seinen Seminaren, daß wir, wenn wir nach oben blicken, dem Verstand signalisieren, er solle uns in einen wacheren Zustand versetzen. José Silva, der Erfinder der in den siebziger Jahren populären »Silva-Mind-Control«-Methode, sagt, wenn wir uns auf den Bezirk zwischen unseren Augenbrauen konzentrieren, erzeugen wir mehr Alphawellen.

Seit langem ist aus der Forschung bekannt, daß Alphawellen mit Entspannung und Wohlgefühl einhergehen. Spirituelle Lehrer im Osten haben gelehrt, daß dieser Vorgang des Hinaufblickens unsere spirituelle Willenskraft aktiviert und unsere spirituelle Vision. In der Bibel heißt es: »Das Auge gibt dem Körper Licht.« (Mt. 6,22).

Während Ihr Blick nach oben gerichtet ist, sagen Sie sich, daß Ihr Körper mit jedem Atemzug, mit jeder Sekunde, die vergeht, entspannter wird. Stellen Sie sich eine große Tafel vor. Sie stehen vor der Tafel und haben in der einen Hand einen Schwamm, in der anderen rote Kreide. Zeichnen Sie einen Kreis auf die Tafel, und schreiben Sie die Zahl 25 in die Mitte des Kreises. Jetzt wischen Sie die Zahl sorgfältig aus. Sagen Sie sich: »Ich zähle von 25 hinunter bis 1 und werde mit jeder Zahl entspannter. Wenn ich bei 1 angekommen bin, werde ich im überbewußten Zustand sein.«

Schreiben Sie jetzt die nächste Zahl in die Mitte des Kreises. Warten Sie ungefähr zwei Sekunden, wischen Sie dann die Zahl aus und entspannen Sie sich tiefer, bevor Sie die nächste Zahl aufschreiben. Machen Sie sich nichts daraus, wenn Sie es nicht bis zur Eins schaffen. Diese Methode dient dazu, daß Ihr Geist loslassen kann und ganz entspannt wird. Manche Menschen brauchen nur wenige Zahlen, bis sie so weit sind.

MEDITATION

Die Quäker sprechen von der »kleinen leisen Stimme im Innern«. Die Yogis lehren, daß wir dann in tiefer Meditation versunken sind, wenn die Gedankenströme zum Stillstand gekommen sind. Haben Sie einmal gesehen, wie sich der Mond in der Wasseroberfläche eines ruhigen, friedlichen Sees spiegelt? Wenn das Wasser vom Wind aufgewühlt wird, verschwindet das Spiegelbild.

Genauso geht es mit Ihrem Geist: Wenn Ihr Geist ruhig ist, kann das Überbewußte erfahren werden. Auf dem Weg dahin lassen Sie alle Gedanken los, Ihr Geist treibt dahin, ziellos, wandert und treibt dahin. Sie müssen nichts tun, niemanden zufriedenstellen. Lassen Sie einfach los, und lassen Sie zu, daß die Ruhe Sie durchströmt. Atmen Sie ruhig, langsam, rhythmisch. Atmen Sie weiter ruhig, langsam, rhythmisch und konzentrieren Sie sich ohne besondere Anstrengung auf den Bereich des dritten Auges. Werden Sie nun ganz ruhig. Im Alten Testament heißt es: »Sei ruhig, und wisse, daß ich bin.« Das ist der Moment, in dem Sie mit Ihrer Seele in Verbindung treten.

Nehmen Sie sich so viel Zeit, wie Sie brauchen. Einmal wird Ihnen eine Minute wie zehn Minuten vorkommen, und ein anderes Mal werden Ihnen zehn Minuten wie eine Minute vorkommen.

KONSTRUKTIVE PROGRAMMIERUNG

Hinaus mit dem Alten, herein mit dem Neuen! Das sind die entscheidenden Minuten, in denen Sie Ihrem Unterbewußtsein neue Verhaltensregeln geben. Hier sind einige Beispiele, wie solche Verhaltensregeln lauten können:

- »Ich habe keinen Heißhunger mehr auf Schokolade und Süßigkeiten.«
- »Ich kann abnehmen, und ich werde abnehmen, indem ich nur noch gesunde, vollwertige, natürliche Nahrungsmittel esse.«
- »Ich habe die innere Stärke, das Rauchen aufzugeben.«
- »Ich entscheide mich, keinen Alkohol mehr zu trinken.«
- »Ich erfahre das Leben als göttliche Harmonie.«
- »Ich bin offen für die Schönheit und das Glück, die das Leben bereithält.«
- »Ich fühle mich stark und habe mein Leben in der Hand.«
- »Ich denke positiv und gestalte mein Leben kreativ.«
- »Ich habe die Stärke und die Fähigkeit weiterzumachen.«
- »Ich wende mich an eine höhere Macht, damit sie mich gesund erhält.«

Dieser eine Schritt verändert Ihr Leben entscheidend. Die Macht der alten Programmierungen ist gewaltig. Ein altes Sprichwort sagt: »Zuerst bestimmst du über deine Gewohnheiten, dann bestimmen die Gewohnheiten über dich.«

Trotz Meditation erleben viele Menschen, die sich auf die Suche begeben, daß sie auf Hindernisse stoßen, weil sie von alten Verhaltensweisen beherrscht werden: Zaudern, Bequemlichkeit, mangelnde Bereitschaft, Verantwortung zu übernehmen – all dies wirkt weiter und verursacht weiter Schmerz und Kummer. Die konstruktive Programmierung ist ein überaus machtvolles Werkzeug. Wenn Sie sich im überbewußten Zustand befinden, kann sie Ihnen im wahrsten Sinn des Wortes ein vollkommen neues Verhaltensprogramm geben.

Überlegen Sie, bevor Sie mit der
Hypno-Meditation beginnen, in welchem Bereich
Ihres Lebens Sie etwas verbessern wollen.

Sie können sich an den oben zitierten Beispielen orientieren und entsprechende Sätze formulieren, die für Ihre spezielle Lebenssituation zutreffen, etwa: »Ich kann bei der nächsten Mahlzeit auf den Nachtisch verzichten. Ich werde morgen früh nach dem Aufstehen als erstes Gymnastik machen.«

ERWACHEN

Um aus dem Zustand der Hypno-Meditation wieder aufzutauchen, zählen Sie sich in Gedanken langsam nach oben.

1. »*Eins.* Ich kehre zurück. Ich beschließe, daß ich mich gut und voller Lebensfreude fühle.«
2. »*Zwei.* Ich stelle mir vor, wie es in meinem Zimmer aussieht. Ich beschließe, daß ich mich gesund und stark fühle.«
3. »*Drei.* Ich bin fast ganz zurückgekehrt. Ich spüre die Temperatur im Zimmer.«
4. »*Vier.* Ich tauche auf. Bei der nächsten Zahl werde ich meine Augen öffnen und vollkommen wach sein. Ich fühle mich großartig!«
5. »*Fünf.* Ich strecke mich, öffne meine Augen. *Ich bin hellwach!*«

Ein guter Pianist wird man nicht durch den
Klang der Tonleitern beim Üben, sondern durch
das regelmäßige, gewissenhafte Üben.
Genauso verhält es sich mit der Meditation.
Beim Meditieren werden Sie Wunderbares
erleben – und manchmal gar nichts Besonderes.
Denken Sie aber immer daran, daß nicht
das Erlebte uns verändert, sondern der Vorgang
des Meditierens.

Wie Sie dieses Programm in Ihr Leben integrieren können

Wenn sie morgens früh aufwachen und genug Zeit haben, beginnen Sie Ihren Tag mit einer Hypno-Meditation. Wenn es morgens bei Ihnen immer hektisch zugeht, ist es besser, wenn Sie Ihren Tag damit beschließen. Mit einiger Übung werden Sie in der Lage sein, zu jedem beliebigen Zeitpunkt des Tages in den überbewußten Zustand zurückzukehren, die Stärkung und Erfrischung zu erfahren, und im Laufe der Zeit wird dieser Zustand allmählich den alltäglichen Bewußtseinszustand verdrängen.

Ihr Leben wird um die magische, wunderbare Seite bereichert, die sich entfaltet, wenn Sie mit der Aufwärtsbewegung Ihrer Seele in Kontakt kommen, die viel bedeutender ist als das Auf und Ab von Körper und Geist. Und Sie werden der göttlichen Flamme gewachsen sein, die Sie entfacht haben.

Teil Drei

Der physische Durchbruch mit Muskeltraining

12
Bodytonics

»Als Fortgeschrittener braucht man zwölf bis zwanzig Minuten. Das ist gar nichts, verglichen mit einem Fitneß-Center, wo man erst hinfahren muß, trainiert und dann wieder nach Hause fährt. Das kostet Zeit... Soviel Zeit habe ich nicht. Kein Berufstätiger hat sie heutzutage. Ich haßte es, ins Fitneß-Center zu gehen, und ich haßte es, mich so abzuplagen. Ich würde es auf keinen Fall mehr machen. Mehr ist dazu nicht zu sagen.
Mit *Bodytonics* ist es etwas anderes. Es ist so einfach. Ich trainiere gern meine Beine. Das mache ich momentan am liebsten, deshalb konzentriere ich mich auf diesen Bereich. Dann mache ich weiter mit Brust oder Rücken. Ich trainiere eins nach dem anderen. Ich hatte nie genaue Vorstellungen, wie ich aussehen wollte, doch jetzt sind meine Wadenmuskeln recht kräftig geworden. Wenn ich meine knappen Radlerhosen trage, halten mich tatsächlich Leute an und sagen zu mir: ›Sie haben aber schöne Beine.‹ Ich würde Ihnen gerne alle Veränderungen zeigen, die ich *Bodytonics* zu verdanken habe, doch das geht leider nicht. Aber ich kann Ihnen versprechen: Sie werden munterer, und Sie fühlen sich gleich besser.«

Lynn M., in einem Interview am Ende des Fitonics-Tests.

Lebenskraft

Lebenskraft kann man sehen. Schauen Sie sich um, und Sie werden Menschen wahrnehmen, die geradezu »leuchten«. Sie besitzen ein natürliches, spontanes Lächeln, strahlende Augen und einen schwingenden, federnden Gang. Kinder haben zu Beginn ihres Lebens enorm viel Lebenskraft. Es heißt: »Kinder sind Gott näher.« Ein hohes Maß an Lebenskraft wird mit jugendlichem Aussehen, Energie und Esprit in Verbindung gebracht. Präsident John F. Kennedy sagte einmal: »Körperliche Leistungsfähigkeit ist nicht nur sehr wichtig für einen gesunden Körper. Sie ist auch die Voraussetzung für geistige Kreativität.«

■ »Körperliche Bewegung ist gut für Ihr Blut, heißt es in *American Health*. Durch regelmäßige körperliche Ertüchtigung wird das Blut offenbar dünner, weil sich das Volumen des Plasmas, des flüssigen Bestandteils im Blut, ausdehnt. Das bedeutet letztlich ein verringertes Risiko von Blutgerinnseln und somit auch von Schlaganfällen und Herzinfarkten.«
»Fitness Health«, in: *Muscular Development*, Juni 1996

Ist Ihnen schon einmal aufgefallen, daß ein neugewählter Präsident strahlt, wenn er sein Amt antritt? Es ist ein Strahlen im Gefühl des Triumphes. Wenn die Ansprüche des Amtes jedoch zunehmen, verschwindet das Strahlen, und parallel dazu verliert der Präsident in den Umfragen an Beliebtheit. Alle erfolgreichen Menschen sollten sich das Geheimnis aneignen, wie sie das Leuchten, das ihnen weitere Erfolge garantiert, wieder erneuern können.

Die höchste Lebenskraft in unserer Gesellschaft haben Erfolgsmenschen in Spitzenpositionen. Anscheinend fällt ihnen alles in den Schoß. Sie fragen sich: »Wie kommt es, daß diese Menschen immer Glück haben – oder steckt da mehr dahinter?«

Es liegt durchaus in Ihrer Macht, Ihre Lebenskraft zu steigern. Der Arzt Gabriel Cousens schreibt dazu: »Indem wir gezielt den Körpertyp aufbauen, der uns für die höheren geistigen Energien empfindsam macht und es uns ermöglicht, sie auf uns zu lenken, zu steuern, zu pflegen und zu erhalten, werden wir befähigt, die volle Kraft von Gottes Licht zu erfahren.«[1] Und was ist Gottes Licht anderes als Ihre eigene Lebenskraft, die leuchtende Gesundheit?

Auf der anderen Seite sehen Sie Menschen, die ihre Lebenskraft durch Alkohol, Drogen, Rauchen, übermäßigen Verzehr behandelter Nahrungsmittel sowie durch Untätigkeit verschwenden. Sie haben mit Sicherheit zu wenig Energie, in vielen Fällen scheint sie kaum für einen ganzen Tag zu reichen. Sie wirken lustlos, schlapp und erschöpft. Häufig sieht es so aus, als wollten sie den Großteil ihres Lebens verschlafen. Es ist beinahe, als wären sie zu schwach, auch nur aus dem Bett zu steigen. Menschen, denen es an Energie fehlt, vom Teenager bis zum Rentner, drängen sich in Arztpraxen, Krankenhäusern und Pflegeheimen.

Das Leben strömt dem Leben zu

Es ist eine grausame Wahrheit, daß sich Menschen mit geringer Lebenskraft im Leben kaum Chancen auftun, ihre Lage zu ändern. Das Leben strömt dem Leben zu. Wird sich jemals etwas ändern, wenn Ihr Körper unfähig ist, die Vielzahl von Möglichkeiten zu fassen? Verfügen Sie über wenig Energie, so merken Sie es wahrscheinlich nicht einmal, wenn sich Ihnen eine Chance bietet. Gleich zu gleich gesellt sich gern. Das große Glück wird jenen Menschen zufallen, welche die nötige Energie besitzen, um die Ansprüche des Lebens zu erfüllen. Das ist eines der größten Geheimnisse des Lebens. Wenn Sie einen besseren Job wollen, bessere Aufstiegsmöglichkeiten, eine bessere Gesundheit, einen liebevollen, attraktiven Partner, dann steigern Sie Ihre Lebenskraft!

Dennoch scheint das Leben für viele von uns nach einem vorhersagbaren Muster zu verlaufen. Wenn wir unsere Jugend hinter uns gelassen haben, gehören eine Menge Schmerzen und Beschwerden zu unserem Alltag. Verstopfung, Schlaflosigkeit, müde Füße, Magenbeschwerden, Bluthochdruck, steife Gelenke, Kopfschmerzen und Trägheit – all dies ist so sehr Teil unseres täglichen Lebens, daß wir es als so selbstverständlich betrachten wie die Sonne und den Regen.

Dabei schwingt ein Gefühl von Selbstaufgabe und Traurigkeit mit, als ob nichts dagegen getan werden könnte – außer natürlich die Einnahme von Abführmitteln, Tabletten gegen Magensäure, Medikamenten zur Senkung des Blutdrucks, Schmerztabletten, Schlafmitteln, Alkohol, Beruhigungsmitteln und Zigaretten. Dabei weist doch der Council on Physical Fitness (Rat für Körperliche Fitneß) des Präsidenten seit den sechziger Jahren darauf hin, daß der Großteil unserer Schmerzen die Folge mangelnder körperlicher Bewegung ist.

Sympathie zieht Sympathie an!
Gesundheit zieht Gesundheit an!

Sie müssen eine aktive Rolle spielen. Oft heißt es: »Nun, wenn Sie so einen Tagesablauf hätten wie ich, würden Sie auch nicht trainieren! Wenn ich nach einem Arbeitstag nach Hause komme, kann ich nur noch essen und vor dem Fernseher einschlafen.« Wer so redet, wird krank aufwachen. Sie haben, ebenso wie wir, all die Ausreden gehört:
»Ich kann nicht trainieren, weil ich ein krankes Knie habe.«
»Nicht mit meinem Rücken.«
»Was bringt mir das? Ich bin dick und werde immer dick bleiben.«
»Ich bin zu alt.«
Solche Beteuerungen führen zu vorzeitigem Altern und Krankheit. Wenn Sie die Bedingungen für eine gute Gesundheit schaffen wollen, müssen Sie eine aktive Rolle spielen.

Sie können die Lebenskraft Ihres Körpers steigern, indem Sie ihm Enzyme in Form von frischem Gemüse, Obst, Fruchtsäften und Enzymzusätzen zuführen. Aber dieser Ausgleich hat noch einen anderen, ebenso wichtigen Aspekt: Jegliche Nahrung wird beim Stoffwechselvorgang durch Sauerstoff umgewandelt.

Sie können die besten Nahrungsmittel der Welt zu sich nehmen. Wenn Sie aber an extremem Sauerstoffmangel leiden, werden Sie Ihre Nahrung nicht verbrennen und als Brennstoff verwerten können. Im Verlauf des Stoffwechsels wird sie nicht vollständig umgewandelt, und Sie werden unter den Folgen innerer Verunreinigung leiden. Dr. Cousens meint dazu: »Die mangelnde Anreicherung der Zellen mit Sauerstoff hat eine Beeinträchtigung des Zellstoffwechsels bis hin zum Zelltod zur Folge.«[2]

Der bekannte amerikanische Fitneß-Pionier Jack LaLanne sagt: »Je kräftiger Sie atmen, desto mehr Sauerstoff gelangt in Ihren Blutkreislauf und desto schneller verbrennen Sie das Fett. Es ist ähnlich wie bei Ihrem Kamin: Je mehr Luft Sie dem Feuer zuführen, desto schneller brennt es. Ich stelle mir den Menschen gern als Verbrennungsmotor vor: Je mehr wir essen und je weniger wir trainieren, desto langsamer verbrennt das Fett. Aber je weniger wir essen und je mehr wir trainieren, desto schneller verbrennen und verlieren wir das Fett.«[3]

Extremer Sauerstoffmangel

Unglücklicherweise leidet unsere übergewichtige Nation an Sauerstoffmangel. Die Situation ist so besorgniserregend, daß der Mediziner Philip Rice schrieb, 55 Prozent der Straftaten von Minderjährigen könnten auf Sauerstoffmangel zurückgeführt werden.[4] Er wußte, wovon er sprach, da er sein ganzes Leben lang mit straffälligen Kindern zu tun hatte. Doch wie kommt er zu dieser Aussage? Denken wir einen Moment darüber nach.

Menschen mit einer flachen Atmung vergiften sich selbst, weil sie ihrem Körper den notwendigen Sauerstoff vorenthalten, der sie sauber hält. Wie hält Sie Sauerstoff sauber? Gehen Sie in einen dichten Wald, reich an Sauerstoff, der von all den Bäumen und Pflanzen erzeugt wird. Heben Sie nun einen großen Stein auf, der in ständigem Schatten unter einer Decke aus Farnen liegt. Was sehen Sie? Schleim, Ungeziefer und krabbelndes Getier, das an einem dunklen, sauerstoffarmen Ort gedeiht. Pilze wachsen an Orten, wo Sauerstoffmangel herrscht. Auch Bakterien und andere Mikroben vermehren sich dort.

Im Inneren Ihres Körpers herrschen die gleichen Bedingungen, wie wir sie eben beschrieben haben. Wir verbringen ganze Tage in klimatisierten, beheizten Büros oder Wohnungen, bei denen oftmals die Fenster nicht geöffnet werden können. Wie kann unser Körper die frische Luft bekommen, die er benötigt, um die Zellen ausreichend mit Sauerstoff zu versorgen? Eine sitzende Lebensweise führt zu innerem Streß. Die Organe können ohne ausreichende Bewegung und körperliche Übungen nicht richtig mit Sauerstoff versorgt werden. Wenn Sie Ihrem Körper Sauerstoff entziehen, enthält Ihr Blutkreislauf zwangsläufig überschüssiges Kohlendioxid sowie andere giftige Gase und Abfallprodukte. Alles in Ihrem Körper ist miteinander verbunden. Ist das Blut vergiftet, werden Gehirn und Gedanken vergiftet, das wiederum führt zu zerstörerischem Handeln. Wie kann Ihr Blut, wenn es bereits mit giftigen Abfallprodukten belastet ist, die erforderlichen Nährstoffe und die geringe Menge an Sauerstoff transportieren, die es Ihren Zellen zuführen muß?

Genau wie ein Zimmer durch fehlenden Sauerstoff stickig und unerträglich wird, werden Ihre Organe in ihrer Funktionstüchtigkeit beeinträchtigt, wenn Sie an Sauerstoffmangel leiden. Die Organe werden träge. Die Ausscheidungsorgane – Lungen, Nieren, Darm und Haut – werden durch Abfallprodukte verstopft. Sind diese überlastet, müssen die angesammelten Abfälle irgendwohin ausweichen. So erzeugen beispielsweise Toxine, die in Ihre Schweißdrüsen gelangen, allmählich einen üblen Geruch. Die Poren werden verstopft, und die Haut nimmt ein ungesundes Aussehen an. Abfallprodukte werden häufig in den Schleimhäuten der Lungen, der Nebenhöhlen, des Rachens oder der Nase deponiert.

Wenn das passiert, sagen Sie vielleicht: »Ich habe mir eine Erkältung geholt.« Oder: »Ich habe Grippe.« Toxine können sogar in Ihren Gelenken und Muskeln abgelagert werden, und Sie fangen an, über Krämpfe, Entzündungen oder Arthritis zu klagen.

Machen Sie ein einfaches Experiment. Stellen Sie zwei brennende Kerzen nebeneinander. Stülpen Sie über eine davon teilweise ein Glas und beobachten Sie die Flamme. Was passiert? Die Flamme wird kleiner. Was passiert, wenn Sie das Glas vollständig darüberstülpen? Die Flamme erlischt innerhalb weniger Sekunden. Nun überlegen Sie einmal, was mit Ihrem Körper geschieht, wenn Sie ihm keine frische Luft zuführen. Ohne Luft können Sie etwa sechs Minuten am Leben bleiben.

Wie brennt Ihre Flamme höher?

Soll Ihre Lebensflamme höher brennen, so benötigen Sie mehr Sauerstoff. Die meisten Menschen betrachten Luft als etwas Selbstverständliches und haben sich eine flache Atmung angewöhnt. Wie würden Sie reagieren, wenn Sie sich zum Essen an den Tisch setzten, und jedesmal nähme Ihnen jemand drei Viertel von Ihrem Essen weg? Sie würden schließlich zornig werden und sich wehren, bevor Sie verhungerten! Und doch gehen die meisten von uns täglich auf diese Weise mit unserem wichtigsten Nährstoff um, nämlich der Luft!

Nun wollen Sie sicherlich gleich einen tiefen Atemzug nehmen, nicht wahr? Worauf warten Sie? Stehen Sie auf, die Füße schulterbreit auseinander und fest auf dem Boden. Beugen Sie die Knie leicht. Dann beugen Sie sich von der Taille an nach vorne. Lassen Sie Ihren Oberkörper einfach einige Augenblicke hängen, während Sie ausatmen. (Sie werden erfreut feststellen, daß sich dabei auch Ihr Rücken lockert.) Richten Sie sich nun langsam auf, und atmen Sie tief ein, als würden Sie sich zum Himmel strecken und versuchen, die Sterne zu berühren. Stellen Sie sich auf die Zehenspitzen. Atmen Sie langsam aus. Wiederholen Sie die Übung dreimal. Diese Übung ist zu jeder Tageszeit ein guter Muntermacher. Sie bewirkt mehr als Koffeintabletten oder Süßigkeiten, wenn es darum geht, Ihren Körper und Ihr Gehirn durch Sauerstoff wieder neu zu beleben.

Sind Sie wieder zurück? Ist Ihr Verstand ein wenig klarer? Dann kommen wir zu den wichtigsten Fragen dieses Kapitels: »Wie steigern Sie Ihre Lebenskraft? Und wie hängt Lebenskraft mit Sauerstoff zusammen?«

Wollen Sie Ihre Leistungsfähigkeit erhöhen, müssen Sie die Billionen Zellen Ihres Körpers mit Sauerstoff versorgen. Eine Möglichkeit, dies zu erreichen, ist der Verzehr von frischem Obst und Gemüse. Dazu gehören insbesondere grünes Blattgemüse und alle natürlichen Nahrungsmittelzusätze, die Sie zu sich nehmen können, etwa Süßwasseralgen wie die Grünalge und die Blaualge oder blaugrüne Algen sowie Quecke, rohe Gerstenkost und Hülsenfrüchte. Frische, grüne Nahrungsmittel oder pulverisierte grüne Nahrungsmittelzusätze sind reich an Chlorophyll, das Ihrem

Körper eine große Menge an Sauerstoff zuführt und Ihre Zellen versorgt und entgiftet. Eine andere Möglichkeit ist richtige Atmung.

Sie tun gut daran, viele frische Nahrungsmittel zu verzehren und Atemübungen zu machen, um Ihre Sauerstoffversorgung zu steigern. Das reicht jedoch nicht aus. Sie müssen aktiv den Sauerstoff zu den Zellen bringen, und es gibt nur einen einzigen sicheren Weg, das zu tun:

Sie müssen trainieren!

Strahlen Sportler nicht sichtbar mehr Energie und Lebenskraft aus? Das liegt daran, daß sie trainieren. Wenn sie zudem noch die Lehre von diätetischer Reinheit und Enzymaustausch befolgen, besitzen sie das Potential, heller zu »strahlen« – und ihr Leben zu verlängern. Leider gibt es nur wenige Sportler unter uns. Wir sind wahrhaftig eine Nation von sitzenden Menschen mit flacher Atmung geworden. Neuere Forschungen lassen darauf schließen, daß fast 80 Prozent der Amerikaner zu wenig Bewegung haben.

Wenn zukünftige Anthropologen die Überreste unseres Jahrhunderts untersuchen, werden sie uns vermutlich als *Homo sedentarius* (sitzender Mensch) bezeichnen. Sie werden sehr wahrscheinlich einen versteinerten Menschen mit einer Fernbedienung in der einen Hand und einer Bierdose in der anderen vorfinden. Leben ist Bewegung. Hippokrates hat gesagt: »Wer rastet, der rostet, wer rostet, vergeht.«

Aber welches Training ist das beste? Gehen? Gehen oder Laufen ist natürlich sehr gesund. Wenn Sie nicht jeden Tag wenigstens 20 Minuten gehen – als gezieltes Training im Dauerlauf oder im Eiltempo zur Arbeit und zurück –, verzichten Sie auf eine der besten Möglichkeiten, Ihre Beine, Hüften und Ihr Herz fit zu halten. Um es noch einmal zu betonen: Sie sollten darauf achten, daß Sie täglich mindestens 20 Minuten in zügigem Tempo gehen. Ihr Körper ist dafür geschaffen. Unsere Beine zählen zu den größten Muskeln unseres Körpers, und sie wollen trainiert sein. Boxer wissen, daß sie den Kampf verlieren, wenn ihre Beine nicht mehr mitmachen.

Auch wenn Sie regelmäßig laufen, heißt das noch nicht, daß Sie die Obergrenze Ihrer Lebenskraft erreichen. Bestimmte Bereiche des Körpers müssen gezielt trainiert werden, um die Vitalität zu erhöhen. Genaugenommen werden diese Muskeln durch Laufen geschwächt, es sei denn, Sie beugen dem vor. Beispielsweise ist der Bauch ein Muskel, der durch Laufen geschwächt wird. Wenn man läuft, tendieren die Bauchmuskeln dazu, sich zu entspannen, während sich der untere Bereich des Rückens strafft und die ganze Arbeit leistet. Das ist der Grund, warum viele Menschen nach ausgiebigem Laufen Rückenschmerzen bekommen.

Öffnen und schließen Sie Ihre linke Hand beim Lesen des Buches in rascher Abfolge etwa eine Minute lang. Was sehen Sie? Die Hand wird rot vor »leuchtender« Gesundheit. Spüren Sie das Kribbeln? Es ist, als würden die Millionen Zellen in Ihrer Hand »Danke« sagen. Dieses Gefühl der Vitalität in Ihren Händen können Sie jedoch nicht allein vom Laufen bekommen. Mit Laufen tun Sie nichts für die Kräftigung der Muskeln an den Armen und auf dem Rücken, an den Schultern und auf der Brust. Beim Laufen wird Fett verbrannt, aber Ihre Wirbelsäule kann noch viele andere Bewegungen ausführen. Laufen ist ausgezeichnet für das Herz, doch das Herz ist nur einer von etwa 640 Muskeln.

Über das Laufen hinaus: Die Bedeutung kräftiger Muskeln

Körperliche Bewegung ist eine phantastische Unterstützung für das Herz. Jeder Muskel ist ein »assistierendes« Herz und hilft mit, Blut zu pumpen. Wenn sich ein Muskel zusammenzieht, preßt er Blut zum Herzen. Wenn er sich entspannt, füllen sich seine Gefäße mit Blut – genau wie beim Herzen. Starke, gesunde Muskeln entlasten Ihr Herz. Denken Sie daran: Schwache Muskeln bedeuten ein schwaches Herz; kräftige Muskeln bedeuten ein kräftiges Herz.

Körperliche Bewegung stärkt die Muskeln und erhält sie jugendlich. Häufiges und langes Sitzen führt zu Muskelschwund. Diese Krankheit ist unter dem Namen Muskelatrophie oder Verlust des Muskelgewebes bekannt. Während des Alterungsprozesses verlieren wir hauptsächlich Gewebe der Muskelmasse. Schon die Muskelmasse eines 30jährigen ist geringer als die eines 20jährigen, der Schwund setzt also frühzeitig ein.[5]

In Amerika können viele ältere Menschen keine Treppe hinaufsteigen, weil die Muskeln ihrer Beine nicht kräftig genug sind, um sie hochzutragen. Gequält schleppen sie ihren Körper wie eine schwere Last mit sich herum, weil das eigene Körpergewicht bereits ihre Muskeln überfordert. Der Muskeltonus muß nicht notwendigerweise verloren gehen, doch in Amerika erlebt man das Altern als eine Zeit des körperlichen Verfalls.

Das Center for Disease Control (Gesundheitsbehörde), kurz CDC, sagt voraus, daß über 50 Prozent aller heute lebenden Amerikaner ihre letzten Lebensjahre in Pflegeheimen verbringen werden, einen langsamen Tod sterbend und unfähig, für sich selbst zu sorgen.[6] Fünfzig Prozent! Jeder zweite von uns! Wir glauben, daß diese düstere Statistik in erster Linie auf kulturell bedingte Unwissenheit zurückzuführen ist. Wir müssen die Muskeln unseres Körpers ständig trainieren und dürfen nie damit aufhören. Wir sind verweichlichte, sitzende Fernsehzuschauer geworden und zahlen dafür einen hohen Preis. Aber das muß nicht sein. Muskeln reagieren unabhängig vom Alter des Menschen. Wo es einen Funken Leben gibt, gibt es auch Hoffnung.

In Asien, Indien und sogar in einem Großteil Europas sind die älteren Menschen vital und aktiv, und viele sind so muskulös und kräftig wie jüngere. Die Amerikaner sind Spezialisten auf dem Gebiet der schwachen Muskeln. Ein schwacher Muskel ist schlaff, träge, und er rebelliert bei jeder Anstrengung. Er will »eine ruhige Kugel schieben«. Ein schlaffer Muskel ist ein »alter« Muskel. Wenn Sie Ihre Jugend und Vitalität wiedererlangen wollen, ist es an der Zeit, Ihre Muskeln arbeiten zu lassen!

Legen Sie Ihre Scheu ab

Viele Menschen scheuen körperliche Bewegung, weil sie Angst vor Schmerzen haben. Sie wollen einfach nicht begreifen, daß sie gerade wegen mangelnder Bewegung Schmerzen haben.

Einige denken gar, Schmerzen seien normal, etwas, mit dem sie leben müßten, ein Bestandteil ihres Lebens. Was die meisten Menschen als Schmerzen empfinden und auf den natürlichen Alterungsprozeß zurückführen, ist in Wirklichkeit die Art und Weise der Natur, uns mitzuteilen, daß wir eingerostet sind. Das heißt: Es ist Zeit, den Hintern hochzukriegen und die Muskeln zu trainieren. Indem wir unsere Muskeln trainieren, kräftigen wir sie und lösen Verspannungen. Tatsächlich werden unsere Schmerzen oft durch schwache Muskeln verursacht, die ihre Last nicht tragen können.

Chiropraktiker und Masseure behandeln unmittelbar Ihren Körper und wissen genau, daß sich ein schwacher Muskel, beispielsweise ein Muskel der Unterschenkel, auf die Knie auswirken und Schmerzen verursachen kann, die nach oben ausstrahlen. Versucht der Körper, den Schmerz zu vermeiden, bringt er sich selbst aus dem Gleichgewicht. Das wiederum kann eine Verschiebung der Hüfte, eine Verkrümmung der Wirbelsäule und letztlich Kopfschmerzen zur Folge haben.

Auch hier können wir von unserem Mentor Jack LaLanne lernen: »Während des Alterungsprozesses klagen viele Menschen darüber, daß ihre Muskeln steif werden. Es sind die Bänder und Sehnen, die die Muskeln mit den Knochen verbinden. Sie sind wie Gummibänder. Wenn sie nicht benutzt werden, werden sie spröde und verlieren ihre Elastizität.«[7]

LaLanne weist darauf hin, daß man Steifheit und Altern am besten mit einer Übung überwindet, die Kinder unbewußt ständig machen: Legen Sie sich auf den Boden. Strecken Sie sich. Und dann stehen Sie unvermittelt auf! Fühlen Sie sich dabei ungeschickt oder steif? Nun, dann machen Sie weiter. Beginnen Sie am ersten Tag mit zwei Übungen, und arbeiten Sie sich langsam bis auf zehn oder fünfzehn hoch.

Diese einfache Übung trainiert jeden Muskel Ihres Körpers. Sie werden zu Ihrem großen Vergnügen feststellen, daß Ihnen die Übung jeden Tag besser gelingt. Mit anderen Worten: Sie können dadurch wieder einen jugendlichen Körper erlangen. Damit wird jede Bewegung leichter. Machen Sie diese Übung eine Woche lang. Danach werden Sie sehen, wie sehr viel beweglicher Sie sind, wenn Sie sich bücken, um etwas vom Boden aufzuheben. Sagen Sie sich doch einfach, daß Sie die Übung genau jetzt machen könnten – und probieren Sie sie aus! Machen Sie ein Spiel daraus. Spielen Sie es mit Ihren Kindern, Ihren Enkeln, Ihrer Frau oder Ihrem Mann.

*»Nutzen Sie Ihre Energie, oder sie ist dahin.
Wer rastet, der rostet.«*

Wir sagen unseren Seminargruppen stets: Ihre Muskeln werden im Sarg noch viel Zeit haben, sich auszuruhen. Stehen Sie auf und *leben Sie!*
Sogar die Jüngeren laufen Gefahr, vorzeitig zu altern. Nicht selten sieht man heutzutage Kinder, die nach dem Sitzen in der Schule auch zu Hause herumsitzen – am Nachmittag und am Wochenende –, sich mit Videospielen am Computer vergnügen oder fernsehen. Vor weniger als 20 Jahren hätten sich dieselben Kinder draußen im Freien aufgehalten, wären Fahrrad gefahren, hätten Basketball, Baseball oder Tennis gespielt. Sämtliche Schulen in Amerika streichen Sportstunden, um Kosten zu sparen. Begreifen wir denn nicht, daß wir die Gesundheit unserer Kinder ruinieren, wenn wir ihnen die körperliche Bewegung vorenthalten? Wie viele Kinder haben, aufgrund mangelnder körperlicher Bewegung eine krumme Wirbelsäule.

Wenn Sie Ihre Lebensenergien steigern möchten, werden Sie durch das Studium der ältesten Formen der Körperbeherrschung wie Hatha-Yoga und Tai-chi erfahren, daß bestimmte Bereiche in besonderem Maße trainiert werden müssen. Dazu zählen die Wirbelsäule und der Unterleib. Die neueren asiatischen Kampfsportarten wie Judo, Aikido, Karate und Taekwondo lehren eine ähnliche Philosophie des Körpertrainings.

Leider sind diese Disziplinen häufig für jüngere Menschen aus anderen Kulturen gedacht. Für den Durchschnittsamerikaner mit seiner sitzenden Lebensweise ist der Lotussitz oder der Chinesische Spagat äußerst anstrengend! Dennoch trifft es zu, daß wir so jung oder so alt sind wie unsere Wirbelsäule. Ebenso ist es eine Tatsache, daß wir unsere körperliche Verfassung nach dem Zustand unserer Körpermitte beurteilen.

Die Gefahren der Verstopfung haben Sie bereits kennengelernt. Die Japaner glauben, daß sich unsere Gesundheit, Vitalität und sexuelle Potenz an der Stärke unseres Unterleibs ablesen läßt. Bei vielen Amerikanern quillt der Unterleib weit hervor.

Das bedeutet, daß die Därme in unserem Schoß sitzen anstatt an ihrer richtigen Stelle. Sind die Muskeln gut trainiert und gekräftigt, so werden die Abfallprodukte in der korrekten Weise durch den Darm aus dem Körper hinausbefördert. Um den Unterleib wieder in die richtige Position zu bringen, brauchen Sie ein schräges Brett und machen folgende Übung: Legen Sie sich jeden Tag mindestens zehn Minuten auf ein schräges Brett und plazieren Sie die Füße oberhalb des Kopfes. Das wird dazu beitragen, die Organe an ihren natürlichen Platz zurückzubringen. Zudem können Sie mit zwei einfachen Übungen die Bauchmuskeln kräftigen (siehe Kapitel 13).

■ DR. SCHNELLS ÜBUNGSPROGRAMM

Zur amerikanischen Tradition gehört unverwüstlicher Tatendrang. Eben den wollen wir nun wiedererlangen. Bevor die Jogging- und Aerobic-Ära einsetzte und sich das Training von der Wohnung in die Fitneß-Center verlagerte, machten viele Pioniere der natürlichen Gesundheitslehre – Jack LaLanne, Charles Atlas, Paul Bragg und Dr. Randolph Stone – täglich natürliche Leibesübungen, um ihre Lebenskraft und ihre Muskeln jung und frisch zu erhalten.

Sie haben uns ihr Vermächtnis hinterlassen. Seit meiner Jugend habe ich mit solchen Übungen gearbeitet, und an einer chiropraktischen Schule habe ich das Muskel- und Skelettsystem studiert. Mit diesem Wissen stellte ich vor Jahren eine aufeinander aufbauende Reihe von natürlichen Leibesübungen namens *Bodytonics* zusammen. Mit diesen Übungen können Sie täglich Ihre Lebenskraft steigern durch die Stimulation und Kräftigung des gesamten Körpers, besonders jener Bereiche, die Ihnen die meiste Vitalität bringen.

Wenn Sie das Gefühl haben, Sie müßten neue Übungen in Ihr Programm aufnehmen, betrachten Sie *Bodytonics* als eine Grundlage, die Ihnen jeden Morgen als Ausgangspunkt dient. Falls Sie lange keine Übungen mehr gemacht haben und wieder damit anfangen wollen, ziehen Sie zunächst Ihren Arzt oder Gesundheitsberater zu Rate. Hören Sie aber bitte nicht auf die Ratschläge wohlmeinender »Freunde« oder Ehegatten, die Sie ermuntern, weiterhin eine sitzende Lebensweise zu praktizieren. Ein »Weichling« bleiben Sie auch ohne jede Aufmunterung.

Bodytonics kann in jedem Alter und auf jedem Leistungsniveau ausgeführt werden, denn die Übungen sind so angelegt, daß Sie sie in Ihrem eigenen Tempo und mit Ihrer persönlichen Gelenkigkeit ausführen können. Die Übungen können langsam und sanft gemacht werden oder aber in einem solch anstrengenden Tempo und einer Intensität, die bis an Ihre körperliche Leistungsgrenze gehen. In diesem Sinne sind sie einzigartig. Die Übungen sollen nicht nur aktive Menschen zufriedenstellen, die zu schnellem, effizientem Training in ihren eigenen vier Wänden bereit sind. Sie sind auch für jene gedacht, die nicht länger unter den verheerenden Auswirkungen eines sitzenden Daseins leiden wollen. *Bodytonics* ist für alle. Denken Sie daran: Ein weiterer Vorteil, den die Übungen Ihnen bringen, ist die Steigerung der Lebenskraft und der geistigen Schwingungen, weil in jede Zelle Ihres Körpers Sauerstoff gepumpt wird.

Eine Viertelmillion Todesfälle können jedes Jahr einzig und allein auf körperliche Inaktivität zurückgeführt werden.[8] Eine sitzende Lebensweise ist ebenso ein Risikofaktor für Krankheiten wie Bluthochdruck, Fettleibigkeit oder Rauchen.[9] Sind Sie sich darüber im klaren, daß Sie, wenn Sie viel fernsehen, zu derselben Risikogruppe wie die Raucher gehören? Wer rastet, der rostet, und wer sitzt, der wird träge. Um geistig zu wachsen, müssen wir die Trägheit überwinden.

Was können Sie jetzt, in diesem Augenblick, für einen Neuanfang tun? Ob Sie sitzen oder stehen, denken Sie sich einen straffen Gürtel um Ihren Bauch und versuchen Sie, Ihren Bauch vom Gürtel weg einzuziehen. Halten Sie Ihren Bauchmuskel ungefähr fünf Sekunden lang fest eingezogen. Entspannen Sie dann. Machen Sie das häufig, so oft Sie daran denken.

---

*Neunter Grundsatz für natürliche
Gesundheit und gesundes Abnehmen:*

*Damit wir auch wirklich alle Muskeln
unseres Körpers entschlacken und
kräftigen, machen wir jeden Tag
12 bis 20 Minuten gymnastische Übungen
zur Stärkung der Wirbelsäule.*

Eine Zeit der Besinnung auf den Körper

In vielen Turnhallen fühlt man sich eher wie auf einer »Bühne« oder wie in einer Diskothek, wie man aufgrund der Musik meinen könnte. Die Trainingszeit ist aber etwas Persönliches, eine Zeit der Besinnung in einem Heiligtum, wo wir die Welt mit ihren Problemen vergessen können. Es ist die ideale Zeit, einen klaren Kopf zu bekommen und sich einzig und allein auf den Muskel zu konzentrieren, der gerade trainiert wird. Durch die intensive geistige Konzentration auf einen Muskel werden gleichzeitig Geist und Körper gestärkt. Tatsächlich arbeiten wir, während wir trainieren, an dem heiligsten Bestandteil der menschlichen Existenz – an unserer Lebenskraft.

Die strahlende Energie der Lebenskraft schafft eine Aura um den Körper. Innerhalb der Aura verlaufen Kraft- oder Energiebahnen, auf denen Ihre Lebensenergie pulsiert. Diese Bahnen sind vergleichbar mit den Akupunkturmeridianen der chinesischen Medizin und den Nadis, den feinen Nervenkanälen des tantrischen Energiesystems im Yoga. Wenn der Energiefluß in einer Bahn stockt, kommt es zu Verstopfungen oder anderen Beschwerden in dem entsprechenden Bereich unseres Körpers.

Die Handleser früherer Zeiten sowie der moderne Philosoph Georges Gurdjieff glaubten, diese Energiebahnen seien in den Handflächen aufgezeichnet. Heute vertreten Ärzte, die Fußreflexzonenlehre und Augendiagnostik praktizieren, eine ähnliche Ansicht. Sie glauben, daß die Energiebahnen in den Füßen stimuliert und in den Augen beobachtet werden können. Die Bahnen sind zwar möglicherweise auf den Händen und Füßen sichtbar, doch sie entspringen unserem Zentrum – unserem tiefsten Inneren. Wenn eine Energiebahn blockiert ist, bricht eine Krankheit aus. Dasselbe geschieht mit dem Wasser eines Flusses. Staut man das fließende Wasser, wird es schal.

Was bedeutet es in der Praxis, daß die Energiebahnen dem Zentrum unseres Wesens entspringen? Wir brauchen ein Übungsprogramm, das von der Stärkung der Wirbelsäule ausgeht, damit die Energie ungehindert fließen kann. Das ist einer der Eckpfeiler von *Bodytonics*. Schließlich ist die Wirbelsäule die zentrale Struktur des menschlichen Körpers. Wenn Sie mit der Wirbelsäule alle praktisch möglichen Bewegungen ausführen, tragen Sie dazu bei, mechanische Verstopfungen zu vermeiden, die den Fluß Ihrer Lebenskraft stören.

Durch die Anwendung von *Bodytonics* werden alle Ihre Muskeln und Nerven in Sauerstoff gebadet. Sie wissen ja: Ihr Blut muß Ihren Zellen Nahrung und Sauerstoff zuführen. Durch die Anwendung von *Bodytonics* versorgt das Blut die Zellen nicht nur mit Sauerstoff, sondern reinigt sie auch. Das Blut nimmt die toxischen Nebenprodukte des Zellstoffwechsels auf, die Dr. John Tilden, Verfasser von *Mit Toxämie fangen alle Krankheiten an*, für die Wurzel aller Krankheiten hält. Ein träger, sitzender Körper aus Zellen, die niemals versorgt und gereinigt werden, muß zwangsläufig krank werden.

Bodytonics beseitigt die Trägheit, weil jede Muskelgruppe vom Kopf bis zu den Zehen trainiert wird. Als Anfänger genügt es, wenn Sie die Übungen zunächst nur ein paar Mal wiederholen und nach fünf oder zehn Minuten aufhören. Wenn Sie dann im Lauf der Zeit kräftiger werden, werden Sie bei einem geringen zeitlichen Aufwand von zwölf bis zwanzig Minuten pro Tag eine ständige Verbesserung feststellen. Und wenn Sie unser Niveau erreicht haben, werden Sie Ihre *Bodytonics*-Übungen, teilweise oder komplett, mehrmals am Tag ausführen. Tatsächlich werden Sie sie immer dann ausführen, wenn Sie spüren, daß es Ihnen an Energie mangelt oder daß Sie zuviel herumsitzen.

Nehmen Sie Ihre täglichen *Bodytonics*-Übungen so ernst, als hinge Ihr Leben davon ab, denn so ist es tatsächlich! Die nächsten dreißig Tage sollten Sie wirklich jeden Morgen als erstes zehn bis zwölf Minuten einplanen, um sich an *Bodytonics* zu gewöhnen. Nach dreißig Tagen werden Sie feststellen, daß Sie geradezu süchtig nach dem Training sind. Sie werden sehen, daß die folgenden Übungen ein unentbehrlicher Aspekt Ihres Tagesablaufs werden, so grundlegend wie das Zähneputzen und Essen.

13
Die *Bodytonics*-Übungen: Täglich zwölf Minuten

■ Körperliche Bewegung regt die Produktion von Enzymen an, die Fett in Energie umwandeln.

Clarence Bass, *Lean for Life*

- Bevor Sie mit einem Übungsprogramm beginnen, ziehen Sie Ihren Arzt zu Rate.
- Trainieren Sie möglichst nicht nach dem Essen. Am besten machen Sie diese schnellen Übungen als Starthilfe am Morgen, unmittelbar nach dem Aufstehen. Ein aktiver Beginn gibt Ihre Stimmung für den ganzen Tag vor.
- Wenn Sie mit dem *Bodytonics*-Programm beginnen, werden Sie feststellen, daß wir am Anfang keine allzu häufigen Wiederholungen der Übungen empfehlen. Die meisten Menschen scheitern an Übungsprogrammen, weil sie sich zuviel zumuten, sich völlig verausgaben und schließlich resignieren. Im Rahmen von *Bodytonics* sollten Sie am Anfang jede Bewegung höchstens zehnmal ausführen. (Zehn ist das Ideal. Wenn Sie es nur dreimal schaffen, belassen Sie es eben bei drei. Sie wissen ja, daß Sie bald mehr bewältigen werden.) Machen Sie die Übungen konsequent jeden Tag, und erhöhen Sie die Anzahl der Übungen langsam von Woche zu Woche.

Bodytonics

- Die *Bodytonics*-Übungen sind eine sehr persönliche Form des Trainings. Im Gegensatz zu Aerobic-Kursen, wo Sie sich dem Gruppentempo anpassen müssen, ist es bei *Bodytonics* absolut zwingend, daß Sie Ihr eigenes Tempo bestimmen. Untersuchungen an der Militärakademie von Westpoint und an der Universität von East Carolina haben gezeigt, daß Übungen effektiver sind, wenn jeder sie in seiner eigenen Geschwindigkeit ausführt und nicht in einem künstlichen Rhythmus, den ein anderer vorgibt.[1] Wenn Ihr Körper am Anfang träge ist, werden Sie ihn sanft zu einigen Bewegungen drängen müssen. An Tagen jedoch, wo Sie vor Energie sprühen, sollten Sie mehr tun.
- Die *Bodytonics*-Übungen umfassen den ganzen Körper. Diese Art von Bewegungen im Gegensatz zu den isolierten Körperbewegungen, wie man sie in manchen Aerobic-Übungen findet, bilden einen weiteren Eckpfeiler des Programms. Durch Bewegungen des ganzen Körpers werden mehr Kalorien verbrannt als durch isolierte Bewegungen. Außerdem sind sie besser für den Kreislauf und somit auch für das Herz.
- Bei der Ausführung der *Bodytonics*-Übungen sollten Sie Ihre Bewegungen kontrollieren und Ihre Seele in Ihre Muskeln legen. Konzentrieren Sie sich auf die Muskeln, die Sie trainieren. Viele Spitzenathleten bezeichnen eine solche geistige Konzentration als »kinästhetischen Sinn«. Ihrer Ansicht nach erhält der trainierte Muskel dadurch zusätzlich Form und Kraft. Dr. Kenneth Ravizza, ein Sportpsychologe an der Staatlichen Universität von Kalifornien, behauptet, daß das Bewußtsein bei jeder physischen Anstrengung der erste Schritt zur Selbstkontrolle ist und die Entwicklung des Bewußtseins somit ein entscheidender Faktor beim Erzielen von Höchstleistungen. Der Zusammenhang zwischen Seele und Muskeln stellt in den westlichen Übungsprogrammen eine relativ neue Komponente dar. In Fitneß-Centern in ganz Amerika habe ich nur allzu häufig beobachtet, daß Menschen seelenlose Übungen ausführen, ihre Glieder oder Gewichte in völlig unbewußter Weise in der Gegend umherschleudern. Dies bringt wenig gesundheitlichen Nutzen und birgt ein hohes Verletzungsrisiko. In den alten östlichen

Kulturen wird bei den Übungen das gesamte Individuum beansprucht. Der Westen ist endlich bereit, sich in punkto Übungen den Zusammenhang zwischen Seele, Körper und Geist zu erschließen.
- Viele Übungsprogramme gehen davon aus, daß Sie unbegrenzt Zeit zur Verfügung haben. Sie erfordern Aufwärmübungen von mindestens zehn oder fünfzehn Minuten. Mit *Bodytonics* jedoch haben Sie nach zehn oder fünfzehn Minuten das gesamte Tagesprogramm absolviert. Denken Sie daran: Wenn Sie nicht einmal zwölf Minuten dafür erübrigen können, laufen Sie Gefahr, krank zu werden.
- Die meisten Aufwärmübungen anderer Programme beinhalten einige anstrengende Bewegungen oder ausgiebige Dehnübungen. Bei unserem Programm wärmt sich der Muskel während der Übung selbst auf. Allerdings müssen die Gelenke zuvor aufgewärmt oder gelockert werden, damit sie der Belastung der Übungen standhalten.

Das Aufwärmen der Gelenke

NACKEN

Wir beginnen mit dem Nacken und arbeiten uns dann am Körper entlang nach unten vor. Diese Aufwärmübung lockert die Facettenflächen der Halswirbel. Beugen Sie den Kopf nach vorne und legen Sie das Kinn an die Brust. Bewegen Sie dann den Kopf vorsichtig nach hinten und wiederholen Sie die Übung drei- bis fünfmal. Achten Sie darauf, daß Sie den Hals leicht nach oben strecken, wenn Sie den Kopf nach hinten bewegen, um den Nacken nicht zu verkrampfen oder übermäßig zu verkürzen. Drehen Sie nun den Kopf und blicken Sie drei- bis fünfmal über die rechte und dann über die linke Schulter.

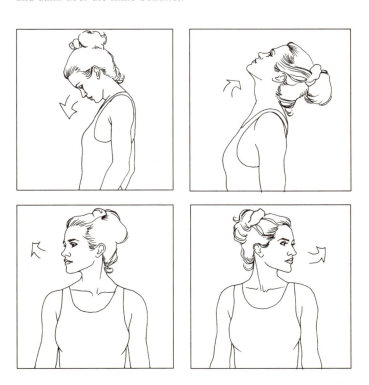

Währenddessen stellen Sie sich vor, Ihr Hals und Ihr Kopf säßen auf einem langen Pfosten und Ihr Hals rotiere direkt auf diesem Pfosten. Neigen Sie den Kopf dabei nicht zur Seite.

SCHULTERN

Legen Sie die Hände auf die Schultern, strecken Sie die Ellbogen seitlich nach außen und drehen Sie die Arme so nach vorne, daß Sie mit den Ellbogen große Kreise beschreiben. Wiederholen Sie die Übung drei- bis fünfmal. Dann machen Sie das Ganze andersherum: Sie bewegen Schultern und Ellbogen in großen Kreisen nach hinten.

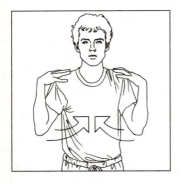
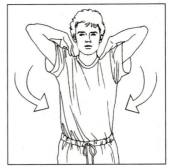

ELLBOGEN

Wir lockern die Ellbogengelenke, indem wir den linken Ellbogen mit der rechten Hand festhalten, leicht oberhalb des Gelenks. Drehen Sie den Unterarm drei- bis fünfmal kreisförmig zum Körper hin. Die Handfläche zeigt dabei nach unten. Drehen Sie das Ellbogengelenk nur in diese Richtung. Machen Sie die Übung nacheinander mit beiden Armen.

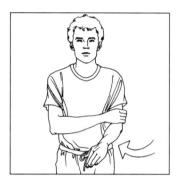 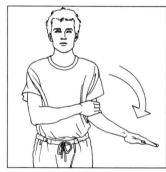

HANDGELENK

Halten Sie ebenso das Handgelenk fest, und drehen Sie es drei- bis fünfmal im Uhrzeigersinn und gegen den Uhrzeigersinn.

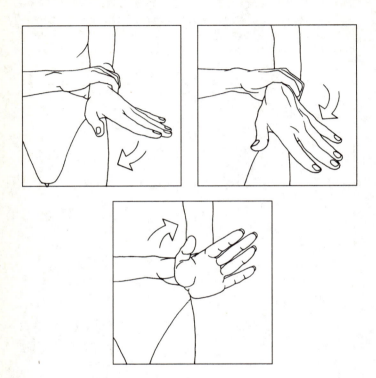

WIRBELSÄULE

Legen Sie die Hände auf die Hüfte, und beugen Sie die Knie leicht. Drehen Sie den Oberkörper oberhalb der Hüfte drei- bis fünfmal im Uhrzeigersinn und gegen den Uhrzeigersinn. Dies bewirkt eine leichte Lockerung der Lendenwirbel und des Kreuzbeins.

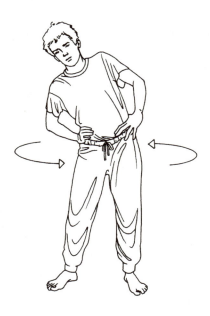

HÜFTGELENK

Stellen Sie sich aufrecht hin, die Füße fest auf dem Boden und schulterbreit auseinander. Beugen Sie die Knie etwas und legen Sie die Hände auf die Hüfte. Halten Sie den Oberkörper ruhig, und schwingen Sie die Hüfte nach Elvis-Manier drei- bis fünfmal in jede Richtung. Dadurch wird der untere Bereich der Wirbelsäule weiter gelockert.

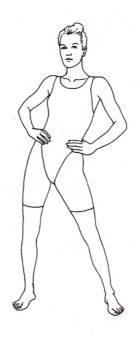

KNIE- UND SPRUNGGELENKE

Legen Sie die Hände auf die Knie, und beugen Sie die Knie etwas. Stellen Sie die Füße ein paar Zentimeter weit auseinander und drehen Sie die Knie im Uhrzeigersinn und gegen den Uhrzeigersinn, jeweils drei- bis fünfmal. Lassen Sie Knie und Beine kreisen, und stützen Sie sie mit den Händen.

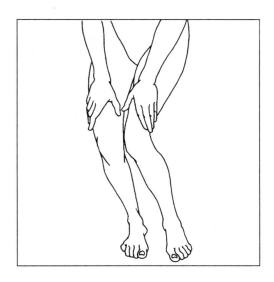

Die Bodytonics-Übungen

NACKENÜBUNG

Ziel: Ihr Nacken ist der Muskel, den jeder sehen kann. Daher lohnt es sich, ihn in Form zu halten. Der Kopf ist sehr viel schwerer, als wir meinen. Er kann über drei Kilo wiegen. Viele Menschen leiden unter Kopfschmerzen, weil ihre Halsmuskeln zu schwach und zu schlaff sind, um den Kopf richtig zu halten. Schwach ausgeprägte Muskeln machen sie anfällig für schlechte Haltung und Halsverletzungen. Alle Muskelgruppen des Körpers vom Hals abwärts werden trainiert. Mit dem Nacken zu beginnen signalisiert Ihrem Rückenmark, Ihrer vom Gehirn ausgehenden inneren Steuerung, daß Sie sich körperlich betätigen wollen.

Eine der häufigsten Beschwerden älterer Menschen ist die Senilität, die Verminderung ihrer geistigen Fähigkeiten. Krankengymnasten und Physiotherapeuten haben oftmals beobachtet, daß es einen direkten Zusammenhang gibt zwischen der muskuloskelettalen Gesundheit des Halses eines Menschen und dem Niveau seiner geistigen Leistungsfähigkeit. Menschen mit verringerter geistiger Leistungsfähigkeit haben häufig steife Halsmuskeln. Steife Muskeln quetschen die Arterien, die das Gehirn versorgen! Es überrascht nicht, daß viele Menschen eine Fülle von Mitteln gegen Kopfschmerzen benötigen. Regelmäßige Übungen des Halsbereichs können dazu beitragen, daß das Gehirn gesund und Sie selbst in guter Verfassung bleiben.

Übung: Legen Sie die Handflächen an die Stirn, mit nach oben gestreckten Fingern, und pressen Sie leicht mit den Fingerspitzen. Legen Sie das Kinn gegen diesen Widerstand an die Brust, und richten Sie es dann wieder in seine Ausgangsposition auf. Die Augen blicken geradeaus. Atmen Sie während der Übung aus. Wiederholen Sie die Übung nur fünfmal. Der Nacken ist ein kleiner Muskel, der leicht ermüdet, Sie sollten ihn nicht überstrapazieren. Legen Sie nun die Hände hinter den Kopf, und pressen Sie sie wieder leicht dagegen. Nehmen Sie das Kinn von der Brust und bringen Sie es wieder in eine neutrale Position. Die

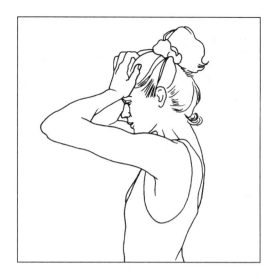

Augen sind geradeaus gerichtet. Wiederholen Sie die Übung fünfmal.

SCHWINGEN

Ziel: Durch das Schwingen vollführt die Wirbelsäule eine leichte seitliche Drehung. Auf diese Weise wärmen sich Rücken- und Bauchmuskulatur allmählich auf. Die Bewegungen kräftigen Ihr Rückgrat und beugen einer Verkümmerung der Wirbelsäule vor. Das Schwingen trägt dazu bei, Verspannungen der Schultermuskeln, die mit den Halsmuskeln verbunden sind, zu lösen. Fast alle Menschen weisen hochgradige Schulterverspannungen auf. Denn auf den Schultern tragen sie oftmals ihre Last, laden sich Verantwortung auf und »tragen das Gewicht der Welt«. Das Schwingen kräftigt die Seiten der Taille, die Stellen, wo sich das Fett ansetzt.

Übung: Lassen Sie die Arme locker seitlich hängen, die Beine sind schulterbreit auseinander. Schwingen Sie langsam mit dem Rumpf, und schauen Sie bei jeder Schwingung nach hinten. Atmen Sie dabei. Legen Sie Ihren Atem in die Bewegung. Sie werden nicht mehr unter Sauerstoffmangel leiden! Beginnen Sie mit zehn Übungen und arbeiten Sie sich im Lauf des Monats auf zwanzig oder mehr hoch.

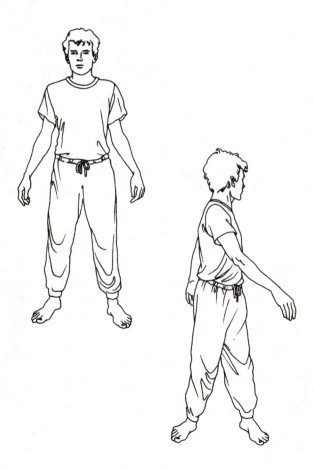

WIRBELN

Ziel: Beim Schwingen vollführt die Wirbelsäule eine leichte seitliche Drehung zum Aufwärmen. Nun sind Sie bereit zum Wirbeln, einem intensiveren Training derselben Muskelgruppe. Sie werden bei der Ausführung dieser Übung mehr Muskelfasern aufbauen, Ihre Muskeln werden gestärkt. Es handelt sich um eine bekannte Übung, Sie haben sie höchstwahrscheinlich im Sportunterricht in der Grundschule gemacht. Viele Menschen wissen leider nicht, was für eine ungeheure Erleichterung sie einem müden Rücken verschafft. Die Bewegung kräftigt die Waden, die Seiten der Taille, den Bauch, die Lendengegend und die Innenseite der Schenkel.

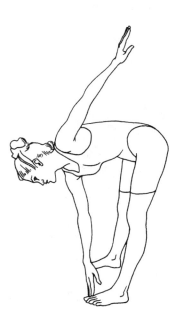

Übung: Die Füße sind schulterbreit auseinander. Beugen Sie den Oberkörper rechtwinklig vor. Ziehen Sie den Bauch ein und strecken Sie die Arme wie die Flügel eines Flugzeugs aus. Berühren Sie mit der rechten Hand Ihren linken großen Zeh, dann mit der linken Hand den rechten Zeh. Durch das sanfte Drehen der Wirbelsäule von einer Seite zur anderen werden die Rückenmarksnerven mit Sauerstoff versorgt und somit gestärkt. Vergessen Sie nicht zu atmen. Fuchteln Sie nicht einfach wild mit den Armen herum, sondern führen Sie gleichmäßige, ruhige Bewegungen aus.

BEUGEN

Ziel: Als wir die *Bodytonics*-Übungen konzipierten, richteten wir unser Augenmerk ganz besonders darauf, was die Gesundheits- und Fitneßpioniere zu ihrer eigenen Ertüchtigung taten. Am stärksten interessierten uns die Fitneßübungen derjenigen, die tatsächlich bis in ihr neuntes oder zehntes Lebensjahrzehnt oder sogar darüber hinaus aktiv blieben. Das Beugen praktizierten viele Pioniere bis ins hohe Alter.

Zu Beginn des Alterungsprozesses wirken viele Menschen krumm und steif, weil sie ihre Wirbelsäule nicht mehr vor- und zurückbeugen können. Wegen der mangelnden Bewegung degeneriert die Wirbelsäule allmählich, das Beugen kräftigt die Muskulatur und verhindert eine Degeneration. Dies war eine der Lieblingsübungen von Dr. Paul Bragg, der ein langes und aktives Leben führte – und in seinen Neunzigern noch surfte!

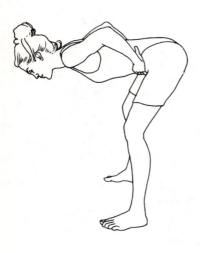

Übung: Die Füße stehen schulterbreit auseinander, die Hände liegen auf der Hüfte, die Knie sind leicht gebeugt. Beugen Sie den Oberkörper vor, bis er parallel zum Boden ist. Richten Sie sich dann wieder auf. Dies ist eine Aufwärmübung, mit der Sie die Beweglichkeit Ihres Rückgrats nach vorne und hinten allmählich wiederherstellen können. Außerdem wird bei dieser Übung das Kreuzbein gelockert. Machen Sie die Übung zehnmal, und vergessen Sie nicht, dabei zu atmen.

HOLZHACKEN

Ziel: Nach dem Aufwärmen der Wirbelsäule durch das Beugen können wir nun zu einer stärkeren Bewegung übergehen. Diese Übung trainiert alle Muskelgruppen des Körpers und ist besonders gut für die Lendengegend und das Kreuzbein.

Die Übung Holzhacken hat auch wichtige geistige Auswirkungen. Wie bereits gesagt, gehen die spirituellen Heilmethoden der östlichen Kulturen davon aus, daß die Lebenskraft am Ausgangspunkt der Wirbelsäule, das heißt im Kreuzbein, lokalisiert ist. Beim Holzhacken werden diesem Bereich große Menge Sauerstoff zugeführt, zudem werden die Bauchmuskeln gestärkt.

Übung: Die Füße befinden sich etwas mehr als schulterbreit auseinander, die Knie sind gebeugt. Falten Sie Ihre Hände vor sich, und heben Sie sie hoch, als würden Sie eine Axt schwingen. Lassen Sie die Arme dann zwischen Ihre Beine fallen, als ob Sie Holz hackten. Die Übung Holzhacken wird ruhig und gleichmäßig ausgeführt, die Wirbelsäule soll dabei gedehnt werden.

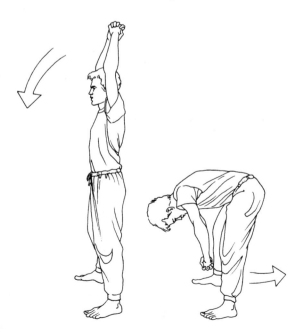

HOCKE

Ziel: Durch diese Übung werden die Muskeln der Oberschenkel und Hüfte gekräftigt, mit die kräftigsten Muskeln des ganzen Körpers. Sportler wissen, wie wichtig es ist, diese Muskeln zu stärken, um die optimale Leistungsfähigkeit des restlichen Körpers zu erreichen. Die Übung steigert zudem das Gefühl der »Bodenständigkeit«, unsere Verbindung zur Erde.

Übung: Stellen Sie die Füße etwas mehr als schulterbreit auseinander. (Wenn Sie wollen, können Sie die Beine weiter auseinanderstellen, um die Innenseite der Schenkel besser zu trainieren.) Halten Sie sich, wenn nötig, an einem Stuhl fest, damit Sie nicht umfallen. Konzentrieren Sie sich nun ganz auf Ihre Bewegung: Beugen Sie die Knie, bis Ihre Schenkel parallel zum Boden sind, und richten Sie sich dann auf, ohne die Knie zu schließen. Dadurch erhalten Sie sich die Muskelspannung, für Ihre Gesundheit besonders wichtig.

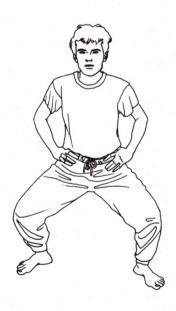

GESÄSSÜBUNG

Ziel: Karatelehrer weisen immer wieder auf die Bedeutung hin, die kräftige Gesäßmuskeln für die Schlagkraft haben. Wenn Sie einmal Baseball-Profis beobachten, werden Sie sehen, daß diese ihre Schlagkraft aus einer kräftigen Drehung des Rumpfes beziehen. Die Drehung des Rumpfes ist Aufgabe der Gesäßmuskeln. Durch die Übung wird dem Kreuzbeingeflecht ein Überschuß an Sauerstoff zugeführt. Die Nerven in diesem Bereich werden mit sauerstoffreichem Blut getränkt. Das ist von entscheidender Bedeutung, da dieser Bereich sowohl unsere Sexualität steuert als auch die Nerven zum absteigenden Dickdarm, der für die Ausscheidung zuständig ist.

Übung: Diese Übung kann auf dem Fußboden oder auf einem Hocker ausgeführt werden. Legen Sie sich bäuchlings über einen Hocker, und umfassen Sie die Beine des Hockers. Heben Sie die Beine an, verharren Sie in dieser Stellung, und spannen Sie die Gesäßmuskeln an. Sie sollten die Übung zunächst nur jeweils mit einem Bein machen, bis Sie kräftig genug sind, um beide Beine gleichzeitig hochzuheben. Durch diese Übung werden die Muskeln des Gesäßes, der Oberschenkel und der Lenden gekräftigt.

Es ist eine Lieblingsübung von Jack LaLanne, der noch immer gut in Form ist.

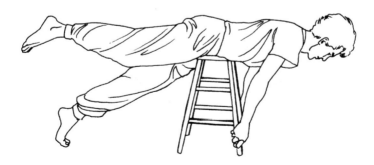

WANDSTÜTZ

Ziel: Daß der Oberkörper beim Älterwerden schwächer wird, hängt mit der sitzenden Lebensweise zusammen. Es handelt sich in Wirklichkeit um einen Verlust von Muskelgewebe, den die Wissenschaftler als Muskelatrophie bezeichnen. Beim sogenannten Wandstütz erlangt der Oberkörper rasch seine Kraft zurück, Rükken, Schultern, Arme, Brust und Handgelenke werden trainiert.

Frauen glauben häufig, daß sie nicht imstande sind, ihren Oberkörper zu trainieren. Doch diese Fähigkeit ist nicht geschlechtsbezogen. Vielmehr ist es die Folge mangelnden Trainings oder völliger Verkümmerung. Der Wandstütz ist ein abgewandelter Liegestütz. Er kräftigt den Rücken, die Schultern, die Rückseite der Arme und die Brustmuskeln. Diese Übung führt nicht zu einem plumpen Körperbau, da es sich um eine *natürliche Bewegung* handelt.

»Natürlich« heißt, daß man zum Überleben in der Natur imstande sein muß, sein eigenes Gewicht zu tragen. Aus diesem Grund ist der Wandstütz so wichtig. Nach und nach wird die Stärke des Oberkörpers wiederhergestellt, die den meisten Frauen und Männern in unserem Kulturkreis abhandengekommen ist.

Jack LaLanne führte diese Übung einmal in nur 20 Minuten über tausendmal aus. Arnold Schwarzenegger, der legendäre Bodybuilder, mahnt jedoch: »Die Anzahl der Übungen ist unwichtig. Merken Sie sich nur eines: Wichtig ist, die Übung richtig auszuführen. Das allein ist der entscheidende Faktor ... Sie sollten lediglich für sich selbst trainieren. Wenn Sie nur eine Übung machen können ... und die dafür richtig, ist das großartig ... Nach einer Woche werden Sie drei machen können, dann sechs, und schließlich zehn.«[2]

Dies war eine Lieblingsübung von Charles Atlas, der sie noch mit Neunzig 250mal am Tag ausführte.

Übung: Als Anfänger führen Sie die Bewegung am besten an einer Wand aus. Sie werden sehen, wie rasch Sie an Kraft gewinnen, die Anzahl der Übungen erhöhen und zu einer schwierigeren Version übergehen können.

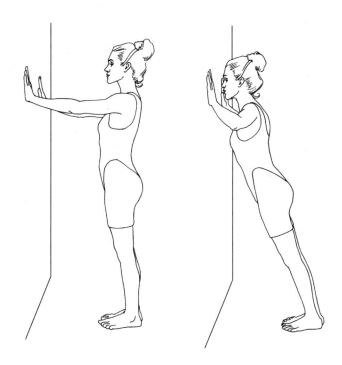

Stellen Sie sich in Armlänge von der Wand entfernt hin und legen Sie die Hände in Schulterhöhe vor sich an die Wand. Ihre Füße stehen in bequemem Abstand zueinander. Atmen Sie ein, und versuchen Sie, während Sie die Ellbogen nach außen biegen, mit Ihrer Brust die Wand zu berühren. Konzentrieren Sie sich auf den Muskel und spüren Sie, wie er arbeitet.

Atmen Sie nun aus, und drücken Sie sich in einer gleichmäßigen Bewegung von der Wand ab, ohne die Ellbogen zu schließen. Die meisten Menschen werden diese Bewegung am Anfang wohl nur fünf- bis zehnmal ausführen können. Wenn Sie sich zu zwei Durchgängen von je zehn Wiederholungen hochgearbeitet haben, probieren Sie die Übung ein paarmal auf dem Fußboden, anfangs vielleicht auf den Knien, bevor Sie die übliche Version mit voll ausgestrecktem Körper versuchen.

AUFSETZEN

Ziel: Amerikaner und Westeuropäer benötigen eine rasche und effektive Methode, wie sie ihren Bauch – oder genauer gesagt ihre Bauchmuskeln – kräftigen können. Die weitverbreiteten Beschwerden in der Lendengegend sind teilweise auf eine allzu weiche und schlaffe Muskulatur des Unterleibs zurückzuführen. Die Bauchmuskeln fungieren als eine Stütze für die Lendenwirbel, und wenn die Bauchmuskeln schwach sind, werden die Muskeln der Lendengegend zu stark belastet.

Ebenso wichtig ist es, den Unterleib auf eine Weise zu kräftigen, welche die Lenden nicht belastet. Ein Muskel, »Psoas« genannt, erstreckt sich von der Innenseite der Oberschenkel über die Vorderseite des Beckens tief nach innen und ist mit der Vorderseite des Lendenwirbels verbunden. Wenn die Bauchübungen falsch ausgeführt werden, wird dieser Muskel belastet, was zu einer Überanstrengung der Lenden und möglicherweise zu Verletzungen führt. Folgen Sie genau den Anweisungen zu dieser Übung.

Übung: Setzen Sie sich auf den Boden, und legen Sie hinter sich ein Kissen. Beugen Sie die Knie etwas, die Füße sind flach auf dem Boden. Lehnen Sie den Körper nach hinten, bis er das Kissen berührt. Atmen Sie dann ein, und konzentrieren Sie sich auf Ihren Unterleib. Machen Sie eine Art »Klappmesser«, indem Sie sich aufrichten, bis Ihr Oberkörper fast senkrecht zum Boden steht. Denken Sie daran: Krümmen Sie den Rücken nicht, und atmen Sie aus, während Sie sich nach hinten lehnen.

Sie haben vielleicht gehört, daß das Klappmesser die einzige effektive Übung für die Bauchmuskulatur ist. (Bei dieser Übung liegen Sie ausgestreckt auf dem Boden, schnellen mit Armen und Beinen nach oben und versuchen, Ihre Zehen mit den Fingerspitzen zu berühren.) Das Klappmesser ist aber eine isolierte Bewegung, und die meisten Anfänger sind nicht kräftig genug, sie richtig auszuführen. Wir haben das Klappmesser tausendmal gemacht, doch wir ziehen das Aufsetzen vor, weil es die Vorteile des Klappmessers und traditioneller Aufrichtübungen in ein und derselben Bewegung miteinander verbindet.

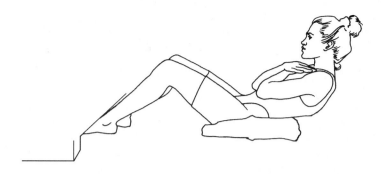

Außerdem verleiht das Aufsetzen ein ausgeprägtes Gefühl der Straffheit im Unterleib. Bereits nach den ersten paar Ausführungen der Übung werden Sie spüren, daß Sie mehr Kraft haben. Bereits vor der Entdeckung des Klappmessers und seinem Erfolg in den Fitneß-Clubs hatten Charles Atlas, Arnold Schwarzenegger und Jack LaLanne allesamt einen tadellosen Bauch, da sie das Aufsetzen praktizierten. Sie haben vermutlich noch nie etwas von Irwin Koszewski gehört. Er hat mehr Preise für den besten Unterleib gewonnen als irgend jemand sonst. Mit 70 Jahren führt er noch immer täglich tausendmal das Aufsetzen aus. Steve Holman, der Verfasser von *Critical Mass* (kritische Masse), meint – entgegen der weitverbreiteten Meinung –, daß das Aufsetzen die meisten Bauchmuskeln kräftigt.

Viele Befürworter der Klappmesser-Übung kritisieren am Aufsetzen in erster Linie, daß es die Hüftbeugemuskeln in den Beinen in hohem Maße beansprucht. Holman zufolge ist dies aber ein Vorzug und kein Nachteil. Er weist darauf hin, daß die koordinierte Zusammenarbeit der Muskeln es uns ermöglicht, die meisten Muskelfasern aufzubauen, und er schließt daraus: »Wenn Sie eine möglichst schnelle Entwicklung des Bauches erreichen wollen, sollten Sie sowohl Aufsetzen als auch Übungen, bei denen Sie die Beine anheben, in Ihr Programm integrieren.«[3] Das führt uns zu unserer nächsten *Bodytonics*-Übung.

BEINE STRECKEN

Ziel: Bei dieser Übung werden die Beine angehoben und ausgestreckt. Sie wirkt ergänzend zur Kräftigung der Bauchmuskeln und des unteren Rückens. Auch diese Übung baut geistige Kraft auf. Die asiatischen Kampfsportarten konzentrieren sich intensiv auf die Stärkung dieses Bereichs.

Der Psychiater Dr. Rammurti Mishra, Verfasser von *Yoga: das grundlegende Lehrbuch des Raja-Yoga*, sagt, daß der Unterleib ein wichtiges Zentrum geistiger Energie bilde, weil sich dort das Sonnengeflecht befindet. Mishra lehrt, daß das Sonnengeflecht das Zentrum unserer unterbewußten Seele sei und daß es eine Art Batterie unserer Lebenskraft darstelle. Dr. Hugh Greer Carruthers, ein Psychiater und Begründer der Theological Science Society, war der gleichen Überzeugung. Diese aufgeklärten Ärzte glaubten, daß unsere überschüssige Lebenskraft in diesem Bereich gespeichert ist.

Wenn Sie also spüren, daß es Ihnen an Vitalität mangelt, führen Sie einige Male die Übungen »Aufsetzen« und »Beine strecken« aus, um Ihrem Sonnengeflecht das Blut zuzuführen, das die Lebenskraft enthält.

Übung: Legen Sie sich rücklings flach auf den Boden. Die Hände liegen entweder an der Seite oder unter Ihren Hüften, die Handflächen zeigen nach unten. Die Füße sind geschlossen. Beugen Sie die Knie, heben Sie die Beine an Ihre Brust und strecken Sie sie gerade durch. Führen Sie die Beine knapp über dem Boden wieder an die Brust, und wiederholen Sie die Bewegung einige Male, ohne die Beine abzusetzen. Atmen Sie während der Bewegung.

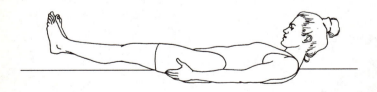

BIZEPSÜBUNG

Ziel: Sie stellen sich nun wieder auf. Mit einer Reihe isolierter Bewegungen können Sie sich entspannen; das Blut wird sanft angeregt, zum Herzen zurückzufließen. Das Herz ist zwar der Muskel, der das Blut pumpt, doch Sie sollten nicht vergessen, daß die Arm- und Beinmuskeln Ihr Herz entlasten können. Zudem bewirkt diese Übung eine Kräftigung und Formung der Oberarme.

Übung: Umfassen Sie mit der rechten Hand Ihr linkes Handgelenk, die linke Handfläche zeigt nach oben. Ausgehend von einem Winkel von 120 Grad, bewegen Sie Ihren linken Arm zu Ihrer Schulter. Halten Sie mit Ihrer rechten Hand leicht dagegen. Oben angelangt, spannen Sie den Muskel an und führen Sie den Arm in einer gleichmäßigen Bewegung nach unten. Konzentrieren Sie sich auf den Muskel.

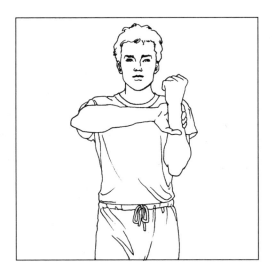

WADENÜBUNG

Ziel: Die letzte Übung kräftigt die Muskeln der Unterschenkel, stärkt die Sprunggelenke und pumpt das Blut wieder zum Herzen zurück. Die Wadenübung ist eine großartige Übung für Frauen, die hohe Absätze tragen. Hohe Absätze verkürzen oftmals den Muskel, und durch Wadentraining kann das korrigiert werden. Die Übung eignet sich auch hervorragend für Jogger, Tennisspieler, Skisportler, ja für alle Sportler. Denn wenn der Wadenmuskel, der natürliche »Stoßdämpfer«, gut entwickelt ist, kann er mehr Stoßkraft auffangen und die Knie schützen.

Übung: Halten Sie sich an einer Stuhllehne fest, und erheben Sie sich in einer gleichmäßigen, sanften Bewegung auf die Zehenspitzen. Wenn Sie ganz oben sind, spannen Sie die Muskeln an und sinken Sie dann wieder zurück.

Das war's. Sie haben es geschafft! Spüren Sie nun Ihren Körper und die Lebenskraft, die ihn durchströmt? Machen Sie die Übungen einen Monat lang, und Sie werden jedem aus eigener Erfahrung berichten können: *Wer rastet, der rostet!*

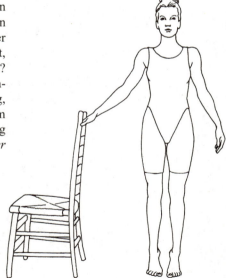

Teil Vier

Die *Fitonics*-Formel für eine energiereiche Ernährung

14
Es ist Zeit zu handeln

»Manchmal habe ich das Gefühl, ich habe mehr
gegessen als ich sollte oder etwas, was ich nicht
hätte essen sollen, und dann denke ich:
›Oh, wenn ich mich jetzt auf die Waage stelle,
habe ich sicher zugenommen‹, und jedesmal habe
ich wieder ein Pfund abgenommen. Es ist einfach
erstaunlich, die Pfunde fallen nur so von mir ab.
Elf Jahre lang hatte ich Übergewicht, seit meinem
letzten Kind. Ich habe verschiedene Diätkuren
gemacht, auch mit Erfolg, aber bei den meisten
muß man seine Ernährungsweise für die
Dauer der Diät vollkommen umkrempeln.
Also, iß dies nicht und iß das nicht, und immer
freut man sich auf den Zeitpunkt, wenn die Diät
vorbei ist und man wieder etwas anderes essen
kann. Bei *Fitonics* ist das anders. Mit Marylins
wunderbaren Rezepten freut man sich auf die
nächste Mahlzeit. Bei welcher Diät ist das schon
der Fall?«

*K. Williams, in einem Interview am Ende des
Fitonics-Tests, sie nahm in acht Wochen
zehn Kilo ab.*

Auf den folgenden Seiten finden Sie einen kurzen Überblick über die Grundsätze von *Fitonics* und die Strategien für eine energiereiche Ernährung. Danach können Sie in Aktion treten und die Rezepte selbst ausprobieren. Übernehmen Sie mit Hilfe des Programms die Kontrolle über Ihre Ernährung und über die positiven Auswirkungen, die sie für Ihr Leben bringen wird. Wenn Sie nach zwei Wochen zu einem neuen Umgang mit dem Essen finden, können Sie für den Rest Ihres Lebens dabei bleiben. Wenn Sie die Grundsätze befolgen, machen Sie sich das Essen zum Freund!

Wir haben Menüs für drei Beispieltage zusammengestellt, damit Sie sehen, wie Sie die Grundsätze von *Fitonics* in Ihrer Küche umsetzen und sie zu einem selbstverständlichen Teil Ihrer Ernährungsweise machen können. Wenn Sie sich genau an die Anweisungen halten, werden Sie in kürzester Zeit den erwünschten Erfolg haben. Für diejenigen unter Ihnen, die wenig Zeit zum Einkaufen und für die Zubereitung haben, sind die sättigenden und schlankmachenden Mahlzeiten in einer Schüssel gedacht, »Tellergerichte« sozusagen, die uns Energie liefern, unser Leben wirklich zu genießen, und die alle im Nu zubereitet sind.

Zum Beispiel:

- *Das Tonikum* in allen Variationen: ein Frühstück im Glas für alle, die es eilig haben, weil sie mehr Zeit für ihr Vergnügen haben wollen.
- *Das Obst-»Müsli«*: Schlankmachende Kombinationen von Obst mit Nüssen und Milch, alles sehr lebendig!
- *Energiereiche Super-Salate:* Salat mit Frischkäse und Steak, Hühnchensalat nach thailändischer Art (auch mit Tofu), Farmer's Chop Suey – für uns die wohlschmeckendste Art, dem Speiseplan mehr lebendige Nahrung zuzufügen.
- *Das Schlummermahl am Abend:* Kartoffelbrei mit Soße, Nudelsalat mit Hähnchen und Spinat, oder die sättigende Kombination aus Suppe und Süßspeise zum Abendessen, unser spezielles Geheimnis, wie wir die heißgeliebten Süßigkeiten auf gesunde Art in unsere Lebensweise integrieren können.

Schließlich werden wir unsere eigene Formel für eine vernünftige Ergänzung der Nahrung durch verschiedene Zusatzpräparate wiederholen – im übrigen zur Zeit ein vieldiskutiertes Thema im Bereich der Gesundheitsvorsorge.

Wer glaubt, dem wird gegeben

Wir haben Ihnen aus unserer Lebenserfahrung alle logischen Erklärungen für die Schritte geliefert, die Sie jetzt ausführen werden. Wenn Sie nun die Gerichte aus reinen, natürlichen Lebensmitteln essen und so den Anteil lebendiger Nahrung in Ihrer Ernährung steigern, dann sollten Sie auch erwarten, daß Sie abnehmen und sich sehr viel tatkräftiger fühlen. Sie können mit einer »Entgiftung« und einer Verjüngung von Körper und Geist rechnen, so daß Ihre Seele heller denn je durchscheinen kann.

Die Entgiftung kann ein paar Tage Kopfschmerzen verursachen, weil Sie sich allmählich vom Koffein im Kaffee und von Limonaden entwöhnen. Es ist auch möglich, daß Sie öfter als sonst auf die Toilette gehen müssen, während Ihr Körper sich langsam reinigt. Alle diese Symptome werden rasch vorübergehen. Es sind die Anzeichen einer wiedererlangten Gesundheit!

Machen Sie sich auf eine Fitonics-Revolution gefaßt!

Der erwünschte Erfolg wird sich einstellen, weil Sie sich mit dem Programm an den universellen Naturgesetzen ausrichten und Ihre geistigen und körperlichen Bemühungen entsprechend steuern werden. Wer den größten Erfolg erwartet, dem wird die höchste Belohnung zuteil werden. Dieser Satz ist so wichtig für Ihre langfristige Veränderung, daß wir ihn wiederholen: Wollen Sie Ihre Ziele erreichen, müssen Sie zunächst *erwarten,* daß der Erfolg sich einstellen wird.

Und Sie müssen bereit sein, zum Erfolg beizutragen. Wenn Sie nicht bereit sind, einige Mühe für sich selbst in der Küche aufzuwenden, dann wird es sehr viel schwerer für Sie, den gewünschten Erfolg zu erzielen. Ich rate Ihnen dringend, genießen Sie in dieser wundervollen Phase Ihres Lebens, da Sie Ihr Höchstmaß an Gesundheit und Vitalität wiedererlangen, die Zeit, die Sie für den Einkauf und zur Essenszubereitung aufwenden. Es ist herrlich, wenn ein würziger Duft die Küche durchzieht und die freudige Erwartung auf ein gutes Essen weckt, auf häusliches Glück und Zufriedenheit.

Keine Schuldgefühle mehr beim Essen

Die *Fitonics*-Formel ist ein einfaches, leicht umzusetzendes Programm, das Schuldgefühle und Unsicherheiten vermeidet, die viele Menschen mit dem Essen verbinden. Da inzwischen zahlreiche trostspendende Nahrungsmittel, mit denen wir aufgewachsen sind, auf der »Schwarzen Liste« gelandet sind, wird es Zeit, daß wir als freie und verantwortungsvolle Erwachsene die Schuldgefühle beiseite wischen und positiv handeln.

Wir kennen so viele gesunde Lebensmittel. Ganz oben auf der Liste stehen frisches Obst und Gemüse, dann folgen Getreide, Hülsenfrüchte, Fleisch, Geflügel, Fisch und Milchprodukte. Solange wir mehr Obst und Gemüse essen als alles andere, bauen wir unsere Gesundheit auf. Anders ausgedrückt, wir schließen keine Grundnährstoffe (Fette, Kohlenhydrate und Proteine) aus, aber dieses reine, leichte Gefühl von Jugendlichkeit erreichen wir nur durch Obst und Gemüse.

Zu den reinen Milchprodukten zählen echte Butter, Vollwertjoghurt und *echter* Käse. Kleine, vernünftige Mengen dieser Lebensmittel genügen uns und bewahren uns davor, wertlose Schokoriegel zu essen.

Proteine sollten Sie in der ersten Hälfte des Tages in kleinen Mengen zu sich nehmen, damit der Körper sie noch verdauen kann. Essen Sie am Abend Eiweiß, kann es anregend wirken, da es Ihren Stoffwechsel fördert, und schwer im Magen liegen, da Ihr Körper sich nach Schlaf sehnt.

Kohlenhydrate sind in ihrer unraffinierten Form am gesündesten. Da sie die Ausschüttung von Serotonin im Gehirn auslösen, sind sie die ideale Abendmahlzeit.

Wir empfehlen also nochmals das Kraftessen aus Proteinen und Salat zu Mittag und das Schlummermahl aus Kohlenhydraten und Gemüse am Abend.

Die Entscheidung liegt bei Ihnen

Bitte entscheiden Sie selbst, was Sie in Ihren eigenen Ernährungsplan für natürliche Gesundheit übernehmen wollen. Nur Sie wissen, was Sie brauchen, je nachdem in welcher Umgebung Sie aufwuchsen und wie Sie erzogen wurden. Der beste Rat, den Ich Ihnen geben kann, lautet: Bleiben Sie flexibel. Nach meiner Erfahrung eignet sich kein einzelner Ernährungsplan auf Dauer für einen einzelnen Menschen. Zu manchen Zeiten werden Sie unseren Grundsätzen mit religiösem Eifer folgen, an manchen Tagen werden Sie sich vegetarisch ernähren, an anderen werden Sie Fleisch essen, und manchmal werden Sie sich mit lebendiger Ernährung reinigen.

Wir können Sie nicht genug ermahnen, Ihren Körper an einem Tag pro Woche – vor allem in der warmen Jahreszeit – mit lebendiger Nahrung zu reinigen. Das ist der beste Weg, um lebenssprühend und gesund zu bleiben und Ihr Gewicht genau dort zu halten, wo Sie es haben wollen.

Keine »Essenspolizei«

Ich habe oft gehört, daß Vertreter der lacto-vegetabilen und der streng vegetarischen (keinerlei Tierprodukte) oder der lebendigen Ernährung ihren Bekannten Vorhaltungen machten. Gleichzeitig klagten sie darüber, daß bei Familienfesten und gesellschaftlichen Anlässen ihre Ernährungsgewohnheiten außer acht gelassen würden. Wir haben selbst erfahren, wie entfremdet, einsam und eingeschränkt man sich fühlen kann, wenn man Ernährungsregeln über menschliche Beziehungen und emotionale Bedürfnisse stellt. Wir raten Ihnen: Lassen Sie sich von Ihrer Ernährungsweise nicht so weit bestimmen, daß Ihre sozialen Kontakte oder Ihr Familienleben darunter leiden.

Und wir fordern Sie auf, andere nicht zu verurteilen. Bitte keine Essenspolizei! Leben und leben lassen. Alles, was Sie für Ihre Lieben tun können, ist, ein Beispiel zu geben für eine gesunde Lebensweise und Liebe und Fröhlichkeit auszustrahlen.

Alles zu seiner Zeit

Wir können auch nicht genug betonen, daß es zum normalen menschlichen Leben gehört, zu feiern, Traditionen zu pflegen und soziale Verpflichtungen einzuhalten. Wenn Sie sich mit den strengen Diätvorschriften dafür rechtfertigen, daß Sie auf Gelegenheiten, zu feiern und fröhlich zu sein, verzichten, schaden Sie Ihrem geistigen und emotionalen Wohlbefinden so sehr, daß es den möglichen körperlichen Gewinn nicht aufwiegt.

Wir wollen Ihnen den Fehler ersparen, daß Sie wegen Ihrer Gesundheitsziele einer der wichtigsten und dankbarsten Bereiche des menschlichen Lebens verlieren: Ihre Familie und Ihre sozialen Kontakte, Feste und Feiertage.

Es gehört zu Ihrer Reise auf dem Weg zur Gesundheit, auch einmal auszuspannen. Machen Sie sich die Reise insgesamt angenehm! Genießen Sie die Aussicht! Halten Sie an, und atmen Sie die frische, kühle Luft tief ein. Dies ist ein lebenslanges Bestreben, kein Hafturteil.

Mit *Fitonics* haben wir Ihnen einfache Richtlinien an die Hand gegeben, die Sie an Ihre Vorlieben bei der Ernährung anpassen sollen. Dann werden Sie von Anfang an Ihren Weg hin zu einer natürlichen Gesundheit in vollen Zügen genießen.

15
Eine Übersicht über die Grundsätze für natürliche Gesundheit und gesundes Abnehmen in *Fitonics*

1
Halten Sie Ihren Dickdarm mit frischem Obst, Gemüse und hochwertigem Getreide und Hülsenfrüchten sauber.

Dies erreichen Sie am leichtesten, indem Sie täglich eine Mahlzeit aus rohem Obst oder Gemüse zu sich nehmen. Dann werden Sie stets vor Energie sprühen und Ihr Gewicht niedrig halten. Wählen Sie aus einer Vielfalt von frischen Früchten, Gemüsesäften und den gesunden Tonika-Mixgetränken, die wir Ihnen hauptsächlich zum Frühstück empfehlen. Bevorzugen Sie etwas Festeres zum Frühstück, dann essen Sie Obst oder einen Salat als Mittag- oder Abendessen. Wir haben einige bekömmliche Alternativen zur morgendlichen Obstmahlzeit beigefügt (siehe Rezeptteil).

2

Machen Sie vor allem im Frühjahr und Sommer »Hausputz«, indem Sie einen oder mehrere Rohkosttage einlegen. Ein Rohkosttag ist ein Tag, an dem Sie lediglich frische, ungekochte, natürliche Nahrung zu sich nehmen wie Obst, Gemüse, Sprossen, Trockenfrüchte und frische Säfte.

Zu Beginn unseres Weges zu einer natürlichen Gesundheit ernährten wir uns zehn Tage lang nur von frischem Obst, Gemüse und Säften. Als unsere Körper sich wieder regeneriert hatten, aßen wir wieder eine normal ausgewogene Kost aus gekochter und lebendiger Nahrung, immer wieder legen wir aber einen Rohkosttag ein. Jedesmal, wenn wir etwas Schwereres gegessen haben oder wenn wir spüren, wie unsere Energie nachläßt, essen wir hauptsächlich lebendige Nahrung und einfache Gemüsegerichte. Vor allem entschlacken wir jedes Jahr unseren Körper, indem wir eine Woche oder einen Monat lang nur Obst und Gemüse zu uns nehmen.

Der Tag mit lebendiger Nahrung, an dem Sie nur Säfte und Tonika trinken oder nur rohes Obst und Gemüse essen, eignet sich gut für eine Frühjahrskur. Er ist auch dann zu empfehlen, wenn Sie zu schwer gegessen haben oder sich nach einem Fest oder einem Urlaub wieder einstimmen wollen. Wenn Sie in den Sommermonaten wenig Appetit auf gekochte Speisen haben, ist ein solcher Rohkosttag ebenfalls sehr sinnvoll. Bei extrem heißer Witterung wollen Sie vielleicht eine ganze Woche nur von lebendiger Nahrung leben.

Wir empfehlen Ihnen in diesem Programm zwar nur gelegentlich einen Obst- und Gemüsetag, aber Sie sollten doch wissen, daß Sie Ihr Ziel um so schneller erreichen werden, je öfter Sie das tun. Sie können einen Tag lang nur Säfte trinken, einen Tag lang nur Orangen essen und am Abend einen großen, gemischten Salat. Oder essen Sie morgens Obst, dann warme Gerichte aus gedünstetem Gemüse oder Gemüsesuppe zu Mittag und Abend. Stellen Sie Ihren Tag mit lebendiger Nahrung so zusammen, daß Sie sich dabei wohlfühlen.

3
Nehmen Sie täglich Enzymzusätze zu jeder gekochten Mahlzeit ein, um Ihre Verdauung zu verbessern und die Mahlzeiten optimal zu nutzen.

Die regelmäßige Einnahme von Enzymzusätzen kann eine wesentliche Veränderung Ihrer Gesundheit und Ihres Wohlbefindens bewirken, und Sie werden deutlich Gewicht verlieren. Mit dieser Möglichkeit füllen Sie Ihren Enzymvorrat wieder auf und erleichtern die Verdauung. Dies ist keine unabdingbare Vorschrift in unserem Programm, nur ein weiteres Mittel, das Sie nutzen können.

4
Wollen Sie abnehmen und Energie gewinnen, so meiden Sie die Kombination von Eiweiß und Kohlenhydraten. Essen Sie Proteine mit Salat und Gemüse zu Mittag (das Kraftessen) und Kohlenhydrate mit Gemüse und/oder Salat zu Abend (das Schlummermahl).

Mit Ihrem *Kraftessen* nehmen Sie die anregendsten Nahrungsmittel tagsüber zu sich, wenn Sie all Ihre geistige Kraft und Klarheit brauchen. Das beruhigende *Schlummermahl* bereitet Sie auf die Entspannung vor, auf Hypno-Meditation und tiefen Schlaf.

Beschränken Sie die Aufnahme tierischer Proteine wie Fleisch, Huhn, Eier oder Fisch auf einmal täglich. Am besten essen Sie Fleisch nur drei- oder viermal in der Woche. Mit anderen Worten, ernähren Sie sich an einigen Tagen vegetarisch.

Bitte machen Sie die richtige Lebensmittelkombination nicht zum unumstößlichen Gesetz. Tausende befolgten die Regeln der richtigen Lebensmittelkombination aus *Fit fürs Leben* mit religiösem Eifer und beklagten sich bei mir, sie würden sich nach einer Pizza sehnen. Sie versagten sich alle die Speisen, die sie liebten, und am Ende gaben sie diese hilfreiche Ernährungsweise wieder auf, nachdem sie zur starren Regel geworden war. Wenn Sie sich nach einer Pizza sehnen, dann gönnen Sie sich eine. *Wir* essen Pizza!

Sie müssen sich darüber klar werden, daß Sie manchmal Kohlenhydrate und Proteine kombinieren und manchmal nicht. *Es liegt ganz bei Ihnen.* Mit *Fitonics* können Sie sich ein für allemal von der Vorstellung verabschieden, daß Ihnen jedesmal jemand über die Schulter sieht, wenn Sie eine Gabel in die Hand nehmen. Vergessen Sie die »Essenspolizei«!

5
Nehmen Sie mehr basenbildende Lebensmittel in Ihren Speiseplan auf, vor allem Obst und Gemüse, damit Ihr Körper basisch bleibt.

Im Winter befriedigt eine warme Gemüsebrühe oder gekochtes Gemüse das Bedürfnis nach einem warmen Essen und spült die Säuren aus Ihrem Körper. Gönnen Sie sich im Sommer die Wohltat einer Rohkostmahlzeit oder eines Rohkosttages. Weitere basische Lebensmittel sind Sojamilch, Tofu, Tempeh, Lima- und Azuki-Bohnen, Mandeln sowie alle Kräutertees, um nur einige zu nennen.

6
Meiden Sie nach Möglichkeit Zucker und künstliche Süßstoffe.

Es gibt viele alternative Süßstoffe in den Naturkostläden: zum Beispiel Sucanat, Ahornsirup und Dattelzucker. Diese Süßungsmittel liefern Nährstoffe und Süße und können für Müslis und zum Kochen und Backen verwendet werden. Süßen Sie Ihren Tee mit Honig.

Sie sollten sich unbedingt die Angabe der Zutaten auf den Produkten genau durchlesen. Auf alle Fälle sollten Sie Warnhinweise bei künstlichen Zutaten wie Aspartam oder Olestra beachten. Denken Sie an die Nebenwirkungen, die diese Zusätze auslösen können.

7
Bemühen Sie sich regelmäßig gleich nach dem Aufstehen darum, die Stimmung für den Tag vorzugeben.

Wenn Sie sich nicht selbst auf eine positive Haltung und Ruhe »programmieren«, können Sie davon ausgehen, daß ein anderer Sie programmieren wird – nicht unbedingt zu Ihrem Vorteil.

8
Entspannen Sie Ihren Körper und Ihren Geist jeden Tag 5 bis 20 Minuten lang, und Sie werden Frieden und Harmonie in Ihrem Leben finden.

Es ist wissenschaftlich nachgewiesen, daß Menschen, die sich regelmäßig tief entspannen, seltener erkranken, psychisch wie physisch. Die Wohltat für den Geist kann gar nicht hoch genug eingeschätzt werden.

9
Entschlacken und kräftigen Sie die Muskeln Ihres Körpers jeden Tag mit 12 bis 20 Minuten gymnastischer Übungen zur Stärkung der Wirbelsäule.

Diese aktiven Übungen machen Sie bereit für die Anforderungen des Tages. Langsamere, meditative Übungen zur Käftigung der Wirbelsäule wie Yoga oder Tai-chi lassen den Tag sanft ausklingen.

Die neun Grundsätze für natürliche Gesundheit und gesundes Abnehmen von *Fitonics* werden Sie auf einer überaus bedeutenden und angenehmen Reise durch Ihr Leben geleiten.

16
Wieviel soll ich essen? oder: Überschreiten Sie nicht die »Füttergrenze«[1] und andere Tips zum Erfolg

Kauen Sie Ihr Essen gut

Ende des 19. Jahrhunderts schrieb Dr. Horace Fletcher den ersten Bestseller unter den Diätbüchern. Er empfahl, zur Gewichtsabnahme und zur Verbesserung des Gesundheitszustandes jeden Bissen Nahrung hundertmal zu kauen, bis die Nahrung zur Flüssigkeit geworden ist. Es leuchtet ein, daß wir, je besser wir unsere Nahrung kauen, desto mehr Arbeit dem Magen abnehmen. Sie sparen nicht nur Energie, sondern auch Verdauungsenzyme. Wir verlangen nicht, daß Sie Ihr Essen hundertmal kauen, aber wir hoffen, Sie schlingen es nicht einfach hinunter, sondern kauen möglichst gründlich.

Essen Sie regelmäßig

Wenn Sie Ihr normales Eßverhalten verbessern wollen, geben wir Ihnen einen guten Rat: Essen Sie regelmäßig. Warten Sie nicht, bis Sie halb verhungert sind. Halten Sie sich an einen Zeitplan. Sie müssen wissen, wann ungefähr es Frühstück gibt, wann das Mittagessen und das Abendessen. Nehmen Sie kleine Mahlzeiten zu sich. Frauen essen etwa die Hälfte bis zwei Drittel der Menge, die Männer zu sich nehmen können.

Servieren Sie Ihrem Mann einen großen Teller Suppe, und nehmen Sie sich einen kleinen. Geben Sie ihm ein ganzes Sandwich (großzügig belegt), und essen Sie selbst nur ein halbes. Bei Salaten und Gemüse können Frauen durchaus doppelt so viel essen wie Männer, aber ein Mann wird immer mehr Fleisch und Kartoffeln benötigen als eine Frau.

Frauen sollten sich als Faustregel an die »Handflächen-Regel« halten: Ihre Proteinportion sollte nicht größer sein als Ihre Handfläche (ohne die Finger).

Die meisten Männer werden größere Portionen verlangen. Sie brauchen Proteine und kleine Mengen Fett, um das Hormon Testosteron zu bilden. Frauen benötigen Proteine für glänzendes Haar und strahlend reine Haut, Fett benötigen sie für die Bildung von Östrogen.

Nehmen Sie einen kleinen Imbiß zwischen den Mahlzeiten. Wenn Sie zum Beispiel am Morgen ein Tonikum getrunken haben, essen Sie eine Orange am Vormittag. Wenn Sie zum Mittagessen Salat und eine Portion Fisch gegessen haben, können Sie nach drei Stunden wieder Obst essen. Oder Sie essen einen naturbelassenen Joghurt oder ein oder zwei ballaststoffreiche Cracker mit Avocadoaufstrich oder trinken frisch gepreßten Gemüsesaft als Zwischenmahlzeit. Abends können Sie drei Stunden nach einem Abendessen mit Kohlenhydraten und Gemüse eine Banane essen, ehe Sie zu Bett gehen, dann schlafen Sie besser.

Ein durchschnittlicher Magen hat ein Fassungsvermögen von etwa einem Liter. Füllen Sie ihn zu zwei Dritteln oder drei Vierteln und lassen Sie etwas Raum für *prana* oder die Lebensenergie, die die Nahrung bewegt, damit sie verdaut werden kann. Wenn Sie sich den Magen volladen, ist das, als ob Sie eine Waschmaschine oder einen Trockner überladen. Sie haben das Gefühl, das Essen steckt fest. Da Ihre ganze Energie in die Verdauung fließt, sind Sie möglicherweise gereizt und mürrisch.

Essen Sie leicht

Wenn Sie nicht hungrig sind, essen Sie nur so viel, wie Sie unbedingt brauchen. *Beginnen Sie aber mit dem Salat* oder dem Gemüse und gehen Sie dann zu schwereren Speisen über. Wenn Sie zuerst die schwereren Nahrungsmittel essen und den Salat auslassen, verschenken Sie eine Chance abzunehmen.

Essen Sie schlicht

Nehmen Sie einfache Mahlzeiten zu sich, um die Verdauung zu fördern. Wer einfach ißt, hat weniger Probleme mit dem Gewicht und mit Krankheiten und lebt länger. Deshalb raten wir Ihnen: einen Proteinlieferanten und Salat, ein kohlenhydrathaltiges Lebensmittel und Gemüse.

Alternative Menüvorschläge

Der Rezeptteil enthält vegetarische und nichtvegetarische Gerichte, damit Sie sich nach Wunsch auch ganz vegetarisch ernähren können. Sie sollten jedoch aus gesundheitlichen Überlegungen heraus Vegetarier werden und nicht den Fehler begehen, sich einfach einem Modetrend anzuschließen.

Wer sich aus den falschen Gründen für eine vegetarische Ernährungsweise entscheidet, gefährdet häufig seine Gesundheit. Denn wenn es nicht vorrangig um die Gesundheit geht, besteht die Gefahr, daß das Vakuum, das durch den Verzicht auf tierisches Protein und Milchprodukte entstanden ist, mit Teigwaren und Brot aus Weißmehl und Unmengen von zuckerhaltigen Süßigkeiten aufgefüllt wird. Das machen leider viele Teenager, die nur einem Trend folgen. Falls Ihr Sohn oder Ihre Tochter zu dieser Kategorie gehört, finden Sie hier ausgewogene vegetarische Rezepte, die ihren Bedarf an Nährstoffen decken.[2]

Wir können durchaus vollkommen gesund leben, ohne uns vegetarisch zu ernähren. Und obwohl es eine exzellente Entscheidung ist, vegetarisch zu leben, bietet diese Lebensweise doch keine Garantie für Gesundheit, wenn Sie nicht strikt auf die Qualität der Nahrung achten, die Sie zu sich nehmen. Ihre Gesundheit sollte beim Essen das wichtigste sein!

Stellen Sie ruhig um

Je nach Bedarf können Sie auch das Mittag- und das Abendessen vertauschen. Wenn Sie für eine ganze Familie kochen, bereiten Sie mittags reichlich eiweißhaltiges Essen zu, damit für diejenigen, die abends etwas Eiweißhaltiges essen wollen, noch genug übrig bleibt. Wer keinen Wert auf ein richtig zusammengestelltes Essen legt (Kinder), empfindet das Eiweiß als Bereicherung für das einfache Mahl aus Getreide und Gemüse, das Sie als Abendessen zubereitet haben.

Variationen

Sie können bei jeder Mahlzeit den Menüvorschlag durch Obst, eine Schüssel Salat oder eine Suppe ersetzen. Die Menüs sollen Sie mit den gesunden Rezepten aus einer Vielzahl von Zutaten vertraut machen. Wir meinen, eine große Auswahl aus vielerlei Lebensmitteln bietet die beste Möglichkeit, gut mit Nährstoffen versorgt zu werden.

Wiederholen Sie

Wenn Ihnen ein Salat oder ein bestimmtes Gericht besonders gut geschmeckt hat, essen Sie es ruhig öfter.

Vollkorn

Nutzen Sie den Vorteil eines Vollkornmüslis zu Mittag oder zu Abend, so oft Sie wollen. Wir essen alle gern eine Schale Müsli, und nach mehreren Tagen mit Obstfrühstück sehnen wir uns oft nach einer Mahlzeit aus Getreideflocken. Wir gönnen uns dann ein Müsli zum Mittag- oder zum Abendessen! Eine Mischung aus verschiedenen Getreideprodukten, Flocken und Weizenschrot, übergossen mit sahniger Sojamilch mit Vanillegeschmack, ist ein himmlischer Genuß. Wenn Sie lieber Kuhmilch trinken, wählen Sie wegen der besseren Verdaulichkeit Rohmilch. Zu der Müslimahlzeit können Sie nach Belieben einen Vollkorntoast, eine Vollkornbrezel oder einen Vollkornpudding essen.

17
Der Blitzstart für rasches Abnehmen

Es schadet keineswegs, wenn die natürliche Gewichtsabnahme sehr rasch erfolgt. Häufig reagiert Ihr Körper begeistert darauf, daß Sie sich für hochwertige, natürliche Nahrung zu allen drei Tagesmahlzeiten entschieden haben. Große Mengen an Energie werden freigesetzt, die sich nicht allein in der Gewichtsabnahme niederschlagen, sondern auch bei Ihren täglichen Übungen spürbar sind. Die *Fitonics*-Formel ist eine Ernährungsweise, die Sie ständig beibehalten und genießen können. Im folgenden haben wir einige Hilfsmittel zusammengestellt, die Ihnen einen Blitzstart für rasches Abnehmen erleichtern.

Machen Sie es sich leicht!

FRÜHSTÜCK

Wenn Sie wollen, genießen Sie jeden Tag das schnell zubereitete und einfache *Fit-Tonikum* als Frühstück im Glas. Beginnen Sie mit etwas frischem Saft, wir finden, Apfel oder Orange eignen sich am besten als Basis für Tonika. Fügen Sie dann frische oder tiefgekühlte Bananen, Erdbeeren, Heidelbeeren, Pfirsiche oder rohe Äpfel hinzu, jede Obstsorte, die Sie gern zum Frühstück hätten. Nach Belieben können Sie Ihr Getränk auch mit einer Handvoll Rosinen oder einigen entsteinten Datteln süßen.

Schließlich können Sie noch einen nahrhaften, natürlichen Lebensmittelzusatz hinzufügen. Das *Fit-Tonikum* liefert Ihnen Enzyme und verleiht Ihnen Schwung am Morgen. Es reinigt den Körper und verhindert Verstopfung. Uns sättigt dieses Frühstück jedesmal sehr gut, und wir bekommen in den darauffolgenden Stunden niemals Hunger.

Wenn Ihnen mal nach einem richtigen Müsli ist, machen Sie sich im Nu ein Obstmüsli: Schneiden Sie Äpfel, Birnen und Karotten in kleine Stücke, Bananen in Scheiben, geben Sie gehackte Nüsse und Trockenfrüchte oder Rosinen dazu. Gießen Sie Apfelsaft, Milch oder Sojamilch über Ihr Müsli, eine Prise Zimt darüber – ideal für alle, die gern Süßes essen!

IMBISS AM VORMITTAG

Nehmen Sie Obst oder heißen oder kalten Kräutertee. Statt eines süßen Gebäcks essen Sie lieber ein paar Datteln, wenn Sie Ihren Zuckerverbrauch einschränken wollen.

KRAFTESSEN ZU MITTAG

Jetzt ist die richtige Zeit zur Aufnahme von Eiweiß und Gemüse, damit Sie den nötigen Antrieb und Schwung für den Nachmittag bekommen. Nach Ihrer mittäglichen Proteinmahlzeit werden Sie sich satt und wach fühlen, denn Proteine wirken anregend und sind besonders sättigend. Wählen Sie ein beliebiges proteinhaltiges Nahrungsmittel, sei es Fleisch, Geflügel, Fisch, Eier, Tofu, Bohnen oder Milchprodukte, und mischen Sie es in einen Salat.

Wir essen oft so einen energiereichen Super-Salat aus einem Proteinlieferanten und der Gemüsesorte unserer Wahl. Salat mit Huhn oder Chefsalat, die Sie in vielen Restaurants auf der Speisekarte finden, sind für diese Art der Ernährung ideal. Wir erhöhen den Nährwert durch die reichliche Zugabe von Sprossen. So nehmen Sie am einfachsten und angenehmsten ab und behalten Ihren Schwung den ganzen Tag über.

Den Super-Salat können Sie einfach zu Hause zubereiten oder in einem Restaurant nach Wunsch zusammenstellen. Fügen Sie Ihrem Lieblingssalat (einer unserer Lieblingssalate ist der *Fito-*

nics-Haussalat) zum Mittagessen Protein nach Wahl hinzu (als Vegetarier nehmen Sie Kohlenhydrate). Mit anderen Worten, Sie haben zwei Möglichkeiten:

1. Sie können für den Salat grünen Salat, Spinat, Kresse, Tomaten, Äpfel, Orangen, Papaya, Kiwis, Gurke, Rettich, Sprossen und gekochtes Gemüse verwenden, etwa Zucchini, Brokkoli, Spargel oder Bohnen. Dazu essen Sie Fleisch, Geflügel, Fisch, Tofu, Eier oder Käse. (Denken Sie daran, nehmen Sie wenig Croutons, wenn Sie proteinhaltige Nahrungsmittel essen. Sie können die Proteine nach Belieben kombinieren, zum Beispiel Schinken und Käse oder Thunfisch und Ei im Salat.)
2. Wenn Sie sich für die vegetarische Variante entscheiden, können Sie für Ihren Salat Nudeln, Bohnen, Kartoffeln, Reis oder andere vegetarische Lebensmittel verwenden. Oder Sie essen einen Salat mit Brot. Wenn Sie möchten, essen Sie Käse dazu, fügen Sie dann viele Sprossen bei, damit Sie mehr Enzyme aufnehmen.

Wir empfehlen Ihnen wärmstens, in den ersten beiden Wochen Ihres *Fitonics*-Abenteuers mit dem Super-Salat-Konzept zu experimentieren. Sie werden schneller abnehmen und fühlen sich nach jedem Mittagessen leicht und energiegeladen.

Als Richtschnur für Sandwiches zum Mittagessen gilt: Vollkornbrot und vegetarische Zutaten. Als Belag können Sie Avocado, gegrillte Pilze und andere gegrillte Gemüsesorten, gebratenen roten Paprika, Hummus (eine Paste aus Kichererbsen, siehe Rezeptteil), Tofu und alle frischen Gemüse wie Tomaten, Gurke, Salat, Spinat und Sprossen verwenden, die gut auf Sandwiches passen.

Eine etwas sättigendere Variante erhalten Sie, wenn Sie noch Käse hinzufügen, aber seien Sie vorsichtig mit weiteren Proteinen. Wollen Sie abnehmen, können Proteine eine unerwünschte Gewichtszunahme bringen. Essen Sie vegetarische Bratlinge oder Gemüse und Käsepizza, und bemühen Sie sich, zu Ihrem Sandwich immer einen Salat zu essen.

Darf ich ein Dressing an den Salat geben?

Ja, natürlich dürfen Sie! Allerdings fördern nicht alle Dressings das Abnehmen. Viele enthalten Fett und Zucker und eine Vielzahl chemischer Zusätze, die eher stören, wenn Sie sich etwas Gutes tun wollen.

Unser Lieblingsrezept für ein vorzügliches und bekömmliches Salatdressing finden Sie mit etlichen Variationsmöglichkeiten im Rezeptteil. Es enthält Olivenöl aus der ersten, kalten Pressung, das rund um das Mittelmeer schon immer als das hochwertigste Öl verwendet wird, es ist besonders gesund für das Herz. Wir geben viel Knoblauch dazu, er senkt den Cholesterinspiegel im Blut. Wir benutzen frischen Zitronensaft wegen seiner basenbildenden Eigenschaften oder naturbelassenen Apfelessig wegen seines hohen Kaliumgehalts. Kalium sorgt dafür, daß Ihre Arterien sauber und geschmeidig bleiben. Wollen wir das Dressing etwas cremiger haben, fügen wir naturbelassenen Joghurt hinzu wegen der enthaltenen Enzyme und hilfreichen Bakterien, die den Dickdarm reinigen. Dieses Dressing ist schnell fertig: Sie schlagen es einfach mit einer Gabel oder einem Schneebesen in der Salatschüssel cremig, bevor Sie den Salat zugeben. Gehen Sie einmal zum Essen aus, kann das Salatdressing ein Problem sein, wenn Sie nicht gerade in ein Feinschmeckerrestaurant gehen. Sie können aber auch in anderen Restaurants Salat essen:

- Bitten Sie um Olivenöl und Zitronensaft.
- Sehr erfrischend ist es auch, wenn Sie einfach eine frische Zitrone über Ihrem Salat auspressen.
- Welches Dressing Sie auch wählen, bitten Sie darum, es separat zu servieren. Dippen Sie dann jeden Bissen ganz *leicht*. Leicht bedeutet: Berühren Sie das Dressing mit dem Gemüse kaum!
- Wenn Sie in einem Mexikanischen Restaurant essen, lassen Sie sich Soße für Ihren Salat geben anstelle eines Dressings.
- Geben Sie einige Eßlöffel Joghurt an Ihren Salat anstelle eines Dressings. Wollen Sie einen herzhaften, aber bekömmlichen Salat, geben Sie etwas Hüttenkäse dazu.

- Verdünnen Sie pürierte Avocado mit etwas Wasser, und schmecken Sie das ganze mit Zitronensaft ab. Dieses Dressing enthält Fette, die ihre eigenen Verdauungsenzyme mitbringen.

IMBISS AM NACHMITTAG

Trinken Sie ein großes Glas frischen Gemüsesaft oder einen Kräutertee zur Erfrischung und zur Aufnahme zusätzlicher Enzyme. Wenn Sie Hunger bekommen, essen Sie einige ballaststoffreiche Cracker mit fruchtgesüßter Marmelade oder Avocado. Ab und zu können Sie einen zuckerfreien Keks zum Kräutertee essen.

SCHLUMMERMAHL ZU ABEND

Wir nennen es »Guruschüssel«, denn es kann buchstäblich eine Mahlzeit in einer Schüssel sein. Das ist die einfachste Mahlzeit überhaupt: Ihre Mahlzeit mit Kohlenhydraten und Gemüse. Machen Sie es sich mit einer großen Schüssel Nudeln und Gemüse oder Kartoffelbrei mit Soße gemütlich, dazu gedämpfte Karotten und Erbsen oder eine andere Gemüsesorte. Sie können auch zu einem Stück frischem, gesundem Vollkornbrot einen dicken Gemüseeintopf schlemmen. Ein besonderer Genuß ist gesundes Selbstgebackenes. Wenn Sie schnell abnehmen wollen, essen Sie zum Abendessen verschiedene Gemüsesorten, auf die Sie gerade Lust haben, und würzen Sie sie zur Abwechslung mit chinesischer oder indischer Soße.

BETTHUPFERL

Eine Banane, damit Sie gut schlafen.

1. Beispiel-Tag

FRÜHSTÜCK
½ Grapefruit oder ein Stück Melone
Fit-Tonikum
und zehn Übungen »Aufsetzen«

IMBISS AM VORMITTAG
Mehr Obst, Datteln, Kräutertee

KRAFTESSEN ZU MITTAG
Salat mit Frischkäse und Steak
oder
Gemüsesandwich Deluxe mit Karotten-Chips

IMBISS AM NACHMITTAG
Frischer Gemüsesaft oder ballaststoffreiche Cracker
mit Avocado oder Marmelade mit Fruchtsüße

SCHLUMMERMAHL AM ABEND
Gelbe Erbsensuppe mit Süßkartoffeln und Tomaten
Hafergebäck mit Korinthen

BETTHUPFERL
Banane

2. Beispiel-Tag

FRÜHSTÜCK
Frisch gepreßter Orangensaft
Obstmüsli

ZWISCHENMAHLZEIT AM VORMITTAG
Frisch gepreßter Gemüsesaft

KRAFTESSEN ZU MITTAG
Farmer's Chop Suey
oder
Hausgemachte Karottencremesuppe

IMBISS AM NACHMITTAG
Zuckerfreier Vollkornkeks
Kräutertee

SCHLUMMERMAHL AM ABEND
Lasagne à la *Fitonics*
Vollkornbrot

3. Beispiel-Tag

IHR ROHKOSTTAG
Den ganzen Tag Obstsaft, alle zwei Stunden
oder
Obstsaft und Obst den ganzen Tag
oder
Vier Tonika gleichmäßig über den Tag verteilt
oder

FRÜHSTÜCK
Saft und Obstmüsli

IMBISS AM VORMITTAG
Noch einmal Saft oder Obst

MITTAGESSEN ZUR ENTSCHLACKUNG
Salat mit Avocado

IMBISS AM NACHMITTAG
Karottenröte

ABENDESSEN ZUR ENTSCHLACKUNG
Obstteller
oder
Rohkostteller mit Dip
oder
Platte mit gedünstetem Gemüse

Noch ein Wort zum Rohkosttag

Es steckt kein großes Geheimnis dahinter: Sie essen einfach nur frische Nahrung. Morgens beginnen Sie mit einem großen Glas frisch gepreßtem Saft und genießen ihn langsam, wie eine Mahlzeit, denn es ist eine Mahlzeit. Wir vergessen oft, daß frisch gepreßter Saft konzentrierte Nahrung darstellt und nicht einfach ein Getränk. Er ist voller Nährstoffe und Enzyme. Deshalb sollten Sie ihn nicht wie Wasser hinunterstürzen. Trinken Sie langsam. Geben Sie Ihrem Körper möglichst viel Zeit zur Resorption. Sie können den ganzen Tag bei frischem Obst und Gemüse bleiben. Wenn Sie wollen, können Sie bis zu einem halben Liter auf einmal trinken... langsam. (Im Speiseplan finden Sie Rezepte, die Sie vielleicht noch nie probiert haben. Wir trinken zwar viel Saft, besonders Gemüsesäfte, tendieren bei den Fruchtsäften aber eher zu einem Tonikum, um eine zu schnelle Resorption des hohen Zuckergehalts zu meiden. Gemüsesäfte haben auch weniger Kalorien.) Sie können auch ein köstliches Tonikum trinken oder Gerichte aus frischen Früchten oder Salat essen. Achten Sie einfach darauf, daß Sie einen ganzen Tag lang nur frische, ungekochte Nahrung zu sich nehmen.

»Trinken Sie täglich wenigstens zehn bis zwölf
Gläser Wasser. Die Leber braucht viel Wasser,
um Körperfett in Energie umzuwandeln.«

*Diane Epstein, Kathleen Thompson,
Feeding on Dreams*

Nach einer Umfrage der Zeitschrift *Parade Magazine* ist der Sonntag der Tag der Entscheidung für eine Diät, eine überwältigende Mehrheit von 95 Prozent beginnt mit einer Diät am Sonntag oder Montag.[1] Auch wir halten den Sonntag oder Montag für am besten geeignet als »Funday«, als Rohkosttag. Wir denken aber nicht an Diät, sondern an die Verbesserung unserer Gesundheit.

Vielleicht ist Ihnen der Montag lieber, weil da die Woche nach einem aktiven und erholsamen Wochenende beginnt, und der Rohkosttag ist wie ein Hausputz, nach dem der Rest der Woche dann besser läuft. Es ist Ihre persönliche Entscheidung. Das wichtigste ist, daß Sie möglichst regelmäßig jede Woche zur Entschlackung und zur Feier des Tages einen Rohkosttag einlegen.

Die meisten großen spirituellen Lehrer in der Geschichte haben die Vorzüge einfacher Ernährung gepriesen. Jetzt haben Sie die Chance zu erfahren, was damit gemeint ist. Sie können sich gar nicht vorstellen, was für eine Wohltat es ist. Wenn Sie nur frisches, naturbelassenes Obst und Gemüse essen, bleiben Sie in der Nahrungskette ganz unten, nahe bei der Natur. So bringen Sie Ihren Körper in Einklang mit den Schwingungen der Erde. Wenn Sie frei von den aufputschenden Wirkungen gekochter Nahrung sind, spüren Sie förmlich, wie die Lebenskraft Sie durchströmt. Allein Ihre Bereitschaft, auf diese Weise für Ihren »Tempel« zu sorgen, ist ein Gewinn für Sie, der über das Physische weit hinausgeht.

18
Einkaufsliste für die wesentlichen Zutaten

Die meisten Zutaten für Ihre *Fitonics*-Küche finden Sie im Supermarkt. Manche müssen Sie im Naturkostladen oder Reformhaus kaufen.

Apfelessig: Das ist der einzige Essig, den wir empfehlen. Er ist wirklich ein Wundernahrungsmittel, aber nur, wenn er nicht pasteurisiert ist. In den Naturkostläden finden Sie vielerlei Sorten; die Schwebeteilchen, die sogenannte »Essigmutter«, sind ein Zeichen, daß der Essig unbehandelt ist. Alle anderen Essigsorten sind sehr säurebildend.

Asiatische Soßen (aus der Flasche): Gibt es in großer Auswahl in den Naturkostläden zuckerfrei und salzarm, eignen sich sehr gut, um eine Schüssel gedünstetes Gemüse »aufzupeppen«.

Barbecue-Soßen: Nach den Empfehlungen von *Fit fürs Leben.*

Bohnen, getrocknet oder aus der Dose: Getrocknete Bohnen über Nacht einweichen, abtropfen lassen und in frischem Wasser 1 bis 2 Stunden kochen. Wenn Sie wenig Zeit haben, nehmen Sie Bohnen aus der Dose.

Bohnengerichte (aus der Dose): Die vegetarischen Varianten sind die gesündesten.

Butter: Dieses »natürliche« Fett essen wir schon seit Jahrtausenden. Fettersatzstoffe, einschließlich Margarine, sind erst in jüngster Zeit entwickelt worden und werden von unserem Körper nicht als Nahrung erkannt. Sie können zu einer gefährlichen Zunahme freier Radikale (ungesättigter chemischer Verbindungen) im Körper führen, die das Krebsrisiko erhöhen. Hier und da ein wenig Butter macht satt und verhindert, daß wir zu viel essen, weil der Mahlzeit »einfach etwas fehlt«. Ungesalzene Butter ist im allgemeinen frischer, da das Salz als Konservierungsmittel eingesetzt wird.

Curry: Ein scharfes indisches Gewürz, das den Speisen Würze verleiht und dem Körper Wärme. Die besten Currymischungen bekommen Sie in den Naturkostläden und in Spezialgeschäften. Einfache Gemüsegerichte und Salate werden durch Curry zum Leben erweckt. Wenn Ihre Speisen gut gewürzt sind, werden Sie weniger essen, als wenn sie fade schmecken, und Sie werden rascher satt sein.

Dijon-Senf: Grundzutat für Salatsoßen.

Fertiggerichte: In Supermärkten, Reformhäusern und Naturkostläden sind inzwischen auch köstliche Vollwertfertiggerichte erhältlich, zum Beispiel Suppen oder Gemüsebratlinge.

Fertigsoße: Praktisch zum Verlängern von Soßen, erhältlich in Supermärkten.

Fisch und Meeresfrüchte: Fisch als Proteinlieferant ist in der Regel bekömmlicher als Fleisch. Thunfisch in Dosen ist praktisch für Ihre Super-Salate.

Fleisch: Rind-, Schweine- oder Lammfleisch. Kaufen Sie magere Stücke vom Rind und möglichst von biologisch-organisch gehaltenen Tieren.

Geflügel: Hühnerbrust ohne Haut und Knochen ist schnell zubereitet, achten Sie auch hier auf artgerechte Haltung.

Gelbwurz oder Kurkuma: Dieses ostindische Gewürz verleiht den Currygerichten die gelbe Farbe.

Gemüse: Alle Sorten.

Gemüse, tiefgekühlt: Erbsen, Mais, Limabohnen, Spinat und Artischockenherzen eignen sich am besten für Salate und Suppen. Andere Gemüsesorten verwenden Sie am besten frisch.

Getreideflocken aller Art: Ballaststoffreiche Vollkornprodukte mit wenigstens vier Gramm Ballaststoffen pro Portion.

Gewürzsalze: In Naturkostläden und Reformhäusern gibt es eine große Auswahl ohne chemische Zusätze.

Hafer und Hafermehl: Hafer ist eine der bekömmlichsten Getreidesorten.

Ingwer: Kaufen Sie eine ganze Wurzel, und bewahren Sie sie im Kühlschrank auf. Verbrauchen Sie die Wurzel innerhalb einer Woche. Als Zusatz in Ihren Säften wirkt Ingwer beruhigend auf den Magen. In den achtziger Jahren fand man heraus, daß Ingwer besser gegen Übelkeit hilft als entsprechende Medikamente. Ingwer wirkt anregend auf die Verdauung und den Speichelfluß. In der indischen und asiatischen Küche, die reich an Kohlenhydraten ist, ist Ingwer eine wichtige Zutat, da das Ptyalin aus dem Speichel die Verdauung von Kohlenhydraten fördert.

Joghurt: Grundzutat für Salatsoßen, als Zusatz in Suppen, Basis für cremige Soßen und sehr gut als Beigabe zu Obst.

Käse: Alle Arten, besonders Ziegenkäse, wegen seiner leichten Verdaulichkeit.

Knoblauch: Halten Sie einen reichlichen Vorrat an Knoblauch in einem Knoblauchtopf bereit. Bewahren Sie Knoblauch nicht im Kühlschrank auf, außer wenn Sie in einem sehr feuchten Klima leben. Knoblauch tötet Bakterien im Körper ab und ist eine wichtige Zutat im Super-Salat.

Kräuter und Gewürze: Kaufen Sie nur unbestrahlte Gewürzmischungen, sie haben ein viel intensiveres Aroma; zu finden in Naturkostläden oder im Reformhaus.

Kräuter- und Früchtetees: Alle Sorten, nehmen Sie ungesüßte Mischungen.

Milch, möglichst rohe: Ein vollwertiges Produkt sättigt Sie eher, und es besteht wenig Gefahr, daß Sie zuviel Milch trinken. Gehen Sie trotzdem sparsam damit um. In den Vereinigten Staaten ist auch enzymangereicherte Milch erhältlich; die zusätzlichen Enzyme machen die Milch leichter verdaulich. Uns schmeckt aber Sojamilch besser.

Nüsse und Samen: Immer roh essen. Wenn Sie Nüsse und Samen vor Genuß eine halbe Stunde lang einweichen, setzen Sie die Enzyme frei. Eingeweichte Nüsse können Sie abtropfen lassen, trocknen und in einem zugedeckten Gefäß im Kühlschrank einige Wochen lang aufbewahren.

Obst: Alle Arten, möglichst kontrolliert biologisch angebautes Obst.

Obst, tiefgekühlt: Im Winter eine gute Alternative als Zutat im Tonikum.

Oliven: Griechische, grüne, schwarze, italienische, französische... machen Salate, Fischgerichte und Huhn schmackhaft und interessant. Oliven sind vollwertige Nahrung, das heißt, ihre Fette sind gut verdaulich.

Olivenöl: Nur extra vergines Öl aus erster Pressung. Dies ist das qualitativ hochwertigste Olivenöl, und warum sollten Sie Ihren Arterien etwas anderes zumuten als Öl der höchsten Qualitätsstufe? Olivenöl ist ein einfaches ungesättigtes Fett, das die Arterien durchlässig hält, anstatt sie zu verkleben. Je höher die Qualität, desto besser schmeckt es und desto gesünder ist es.

Pfefferkörner: Frisch gemahlen haben sie viel mehr Würze als fertig gemahlener Pfeffer.

Pommes Frites, gebacken: Eine hervorragende Alternative zu den frittierten, damit werden die Fettersatzstoffe und deren negative Nebenwirkungen vermieden.

Salz: Sparsam verwenden, nehmen Sie Salz ohne Zusätze.

Sojamilch: In Naturkostläden und Reformhäusern erhältlich, auch in den Geschmacksrichtungen Vanille, Schokolade und Carob. Einfache Sojamilch finden Sie oft auch in Supermärkten.

Soßen (aus der Flasche): Sie eignen sich gut als Salatdressing und zu Fisch oder als Dip zu Pommes Frites und Rohkost.

Sprossen: Gekeimte Samen von Alfalfa, Lauch, Zwiebeln und Klee, sowie gekeimte Sonnenblumenkerne, Buchweizen und Mungobohnen eignen sich hervorragend für Salate und als Sandwich-Belag. Sparsam sollten Sie mit Sprossen aus Hülsenfrüchten wie Kichererbsen und Azuki-Bohnen sowie mit Getreidekeimlingen wie Weizensprossen umgehen, denn sie sind sehr konzentriert und sollten nicht zusammen mit gekochten Speisen verwendet werden.

Süßungsmittel, vollwertige: Ahornsirup, Melasse, Obstdicksäfte, diese und weitere finden Sie in Naturkostläden und Reformhäusern. Dattelzucker, Sucanat, Vollreiszucker und Sirup aus Zuckerhirse sind in Deutschland nur schwer erhältlich, siehe Adressenliste.

Tahin: Ein Sesammus aus dem Nahen Osten, das Sie anstelle von Milchprodukten verwenden können, um Ihre Dressings, Soßen, Dips oder Suppen cremiger zu machen. Das Produkt enthält sehr viel Protein und Kalzium, es ist in Supermärkten und Naturkostläden erhältlich.

Tamari: Fermentierte Sojasoße.

Tofu: Diese sehr gut verdauliche Proteinquelle ist bekannt dafür, daß sie den Cholesterinspiegel senkt. Sojaprodukte liefern nicht nur Protein, sondern auch Kalzium. In vielen Rezepten kann man Huhn oder Käse einfach durch Tofu ersetzen.

Tomaten: Ganze, gewürfelte oder pürierte Tomaten in Dosen eignen sich als Zusatz zu Suppen und Soßen. Bitte gehen Sie sparsam damit um, Tomaten aus der Dose sind sehr säurebildend.

Trockenfrüchte, nur sonnengetrocknete: Meiden Sie geschwefelte Früchte, sie ätzen im Magen.

Vollkornmehl: Verwenden Sie möglichst viel Vollkornmehl, es ist viel nahrhafter und bekömmlicher als Weißmehl.

Vollkornprodukte: Brote, Naturreis, Hirse, Vollwert-Couscous, Bulgur, Quinoa. Die letzteren finden Sie in Naturkostläden.

Zuckerfreie Würzmittel: Zuckerfreie Mayonnaise, Ketchup und Grillsoßen gibt es in Naturkostläden und Reformhäusern.

Teil Fünf

Fitonics –
Rezepte fürs Leben!

> *Obstmahlzeiten und Rezepte
> für den Rohkosttag*

Der Rohkosttag ist der Tag, an dem Sie Ihren Organismus reinigen, Energie tanken und Ihrem Körper eine Pause gewähren von all den gekochten Nahrungsmitteln, die Sie normalerweise essen.

Wenn Sie sich einmal gründlich reinigen wollen, dann trinken Sie alle zwei bis drei Stunden lediglich frische Säfte oder ein Tonikum oder nehmen Sie nur Rohkost, frisches Obst und Gemüse in Form von Salaten, Obstplatten oder Gemüse-Dips zu sich.

Wenn Sie mit Obst, Gemüse und Säften durch den ganzen Tag kommen und abends Appetit auf etwas Warmes verspüren, essen Sie leicht gedünstetes Gemüse.

Säfte wirken Wunder!

Frische Säfte reinigen und sind sehr nahrhaft. Sie bilden die ideale Basis für ein Obst- oder Gemüse-Tonikum, das Sie als Teil der *Fitonics*-Formel trinken können. Einige Säfte und Saftmischungen empfehlen wir als größte Wohltat. Sie können sie entweder selbst mit einem Obst- oder Gemüse-Entsafter herstellen, oder Sie können sie an einem der immer häufiger anzutreffenden Stände mit frischen Säften kaufen.

Wenn Sie Saft trinken, sollten Sie unbedingt daran denken, daß es sich dabei um *Nahrung* handelt und nicht um ein Getränk. *Trinken Sie Saft langsam.* Denn er soll sich mit dem Speichel in Ihrem Mund vermischen. Auf diese Weise hat Ihr Körper die Möglichkeit, den Saft aufzuspalten und die Nährstoffe herauszuziehen. Wenn Sie das Gefühl haben, daß Obstsaft für Ihren Geschmack zuviel Zucker enthält, verdünnen Sie ihn zur Hälfte mit Wasser, um die wohltuende Reinigung zu erreichen. Trinken Sie zudem verstärkt Gemüsesäfte. Diese Säfte können an jedem Rohkosttag Ihre Kernnahrung bilden. Geben Sie einfach die genannten Zutaten in den Entsafter, und genießen Sie den herrlich frischen Trank.

ORANGEN-SONNENSCHEIN

Reiner Orangensaft. Und genau das ist er: ein Glas flüssiges Licht.

GRAPEFRUIT

Enthält weniger Zucker als Orangen, wirkt stark basenbildend und senkt den Cholesterinspiegel im Blut.

FRISCHE ACHT

4 Karotten
2 Stangensellerie
1 Handvoll Petersilie
1 kleine rote Bete
2 Tomaten
1 rote Pfefferschote
½ Gurke
2 Tassen Alfalfa- oder Kleesprossen oder gekeimte
  Sonnenblumenkerne
Nach Wunsch: 2 Knoblauchzehen,
  1 Prise Cayennepfeffer

MANDARINE ODER TANGELO

Die wenigsten Menschen wissen, wie köstlich die Säfte dieser Früchte sein können. Je nach Jahreszeit sind sie oftmals sogar günstiger als Orangen.

SPRITZIGES APFELGETRÄNK

6 Äpfel
Saft einer halben Zitrone
ein 2–3 cm großes Stück frischer Ingwer*
　(oder mehr, je nach Geschmack)

KAROTTENRÖTE

6 Karotten
1 kleine rote Bete
2 Äpfel
ein 2–3 cm großes Stück frischer Ingwer*
　(nach Geschmack)

MELONENREINIGER

½ kleine Wassermelone, mitsamt der grünen Schale
　und den Kernen**
(Wenn Sie es besonders süß möchten, fügen Sie
　½ geschälte Zuckermelone hinzu.)

---

* Ingwer unterstützt den Blutstrom zum Magen und fördert somit die Verdauung.
** Die Schale der Wassermelone enthält äußerst wichtige Nährstoffe, einschließlich Chlorophyll, das zur Entgiftung des Körpers beiträgt und der Säurebildung entgegenwirkt. Ohne die Schale besteht Melonensaft größtenteils aus Zucker. Mit der Rinde erhält der Saft einen wesentlich intensiveren Geschmack.

Früchte-Tonika

DAS FIT-TONIKUM

5 Minuten

*2 Tassen frischer Orangen- oder Apfelsaft
1 Banane
1 Handvoll Rosinen oder entkernte Datteln
1 gehäufter Eßlöffel grünes Pulver Ergänzungsnahrung**

Verrühren Sie alle Zutaten, bis eine glatte, cremige Masse entsteht. Wenn Sie Pulver hinzufügen, sollten Sie mindestens 30 Sekunden rühren, damit sich alles gründlich vermischt.

2 Portionen

---

* Dieses könnte Spirulina, Chlorella, blaugrüne Algen, Blütenstaub, Quecke, Gerste oder grünes Lecithin enthalten. Abgesehen davon, daß die grünen Nahrungsmittel sehr viele unterschiedliche Nährstoffe enthalten, liefern sie Chlorophyll, das in Ihrem Körper wie der Sonnenschein wirkt und ihm Sauerstoff zuführt. Genauso wie in dunklen Wäldern unter Steinen Schimmel gedeiht, kann sich in den dunklen Winkeln Ihres Körpers Krankheit entwickeln. Die grünen Nährstoffe lassen »das Licht« herein. In einem an Sauerstoff reichen Körper kann keine Krankheit entstehen. Blütenstaub spendet eine Menge unterschiedlicher Nährstoffe. Lecithin hilft, Fett im Körper abzubauen. Diese vollwertigen Nahrungsmittelzusätze sind reich an Nährstoffen; sie wirken reinigend und sind in Reformhäusern oder Apotheken erhältlich. (Sollte eine bestimmte Zutat in Ihrer Umgebung nicht zu beschaffen sein, so sehen Sie in der Adressenliste nach.)

FIT-TONIKUM PLUS

5 Minuten

Dies ist das grundlegende Tonikum zur Reinigung. Äpfel, Bananen und Orangen sind immer erhältlich. Wenn Ihnen das Obst nicht süß genug ist, fügen Sie eine oder zwei Datteln oder eine Handvoll Rosinen zu.

2 Tassen frischer Orangen- oder Apfelsaft
2 Bananen
1 geschälte Navel-Orange oder 1 geviertelter Apfel, Pfirsich oder Birne, entkernt
1 Handvoll Rosinen oder entkernte Datteln
1 Eßlöffel grünes Pulver Ergänzungsnahrung oder Proteinersatzpulver

1. Schälen Sie die Orange mit einem Messer, so daß soviel wie möglich von dem nahrhaften weißen Mark erhalten bleibt. Äpfel, Pfirsiche oder Birnen schälen Sie besser nicht, um zusätzliche Ballaststoffe zu erhalten.
2. Mischen Sie die Früchte, bis eine glatte und cremige Masse entsteht.
3. Fügen Sie einen Eßlöffel grünes Pulver Ergänzungsnahrung, Spirulina oder eine Mischung aus anderen Süßwasseralgen hinzu.

2 Portionen

PFIRSICH-MELBA-TONIKUM

3 Minuten

Ein cremiger, nahrhafter Schmaus für Kinder jeden Alters

1 Tasse Sojamilch oder Magermilch
1 Banane (frisch oder tiefgekühlt)
1 großer Pfirsich oder 1 Tasse tiefgekühlte Pfirsichstücke
½ Tasse einfacher, naturbelassener Joghurt
1 Eßlöffel Ahornsirup (nach Wunsch)

Alle Zutaten im Mixer pürieren. Langsam trinken. Es ist mehr als eine Flüssigkeit. Denn das Glas enthält eine Menge Nährstoffe!

1 Portion

BANANEN-BEEREN-TONIKUM

3 Minuten

1 Tasse Orangensaft
1 Banane
½ Tasse frische oder tiefgekühlte Heidelbeeren
½ Tasse frische oder tiefgekühlte Erdbeeren
1 Eßlöffel Nahrungsmittelersatzpulver

Alle Zutaten im Mixer pürieren, bis eine schaumige, glatte Masse entsteht.

1 Portion

ERDBEERMILCHSHAKE

2 Minuten

*1 Tasse frische Milch mit niedrigem Fettgehalt oder
  Sojamilch
8 Erdbeeren (frisch oder tiefgekühlt)
1 Banane (frisch oder tiefgekühlt)
1 Schöpfkelle Eiweiß oder Sojaproteinpulver*

Alle Zutaten mischen, bis eine cremige Masse entsteht.

1 Portion

Anmerkung: Wenn Sie zusätzliche Energie für Ihre Muskeln benötigen (dies gilt besonders für Vegetarier), denken Sie daran, daß das Proteinpulver keine zusätzlichen Enzyme enthält und daß Enzymersatzstoffe bei diesem Tonikum sehr wichtig sind.

APFEL-BIRNEN-SPEISE

5 Minuten

Ein köstlicher Obstsalat für den Herbst.

*1½ Tassen geriebener Apfel
1½ Tassen fein geriebene Birne
¼ Tasse Rosinen
½ Tasse Apfelsaft
2 Eßlöffel gemahlene Mandeln
Zimt nach Geschmack
2 Bananen oder Dattelpflaumen in Scheiben*

1. Mischen Sie die Äpfel, Birnen, Rosinen und den Apfelsaft in einer Schüssel.
2. Streuen Sie die gemahlenen Mandeln und den Zimt darüber. Rühren Sie die Bananen- oder Dattelpflaumenscheiben hinein.

2 Portionen

FRÜCHTEMÜSLI

5 Minuten

Wer sagt, daß Müsli aus Getreide sein muß?

2 große, knackige Äpfel, geschält und entkernt
1 Eßlöffel Korinthen
2 Eßlöffel Kokosraspeln (nach Wunsch)
¼ Tasse getrocknete Feigen
¼ Tasse grob gemahlene Mandeln oder
  Sonnenblumenkerne
2 Teelöffel Ahornsirup (nach Wunsch)
½ Teelöffel gemahlener Zimt
¼ Tasse frischer Apfelsaft

1. Geben Sie die Äpfel und Korinthen in die Küchenmaschine und mahlen Sie sie grob.
2. Die Apfelmischung mit den geriebenen Kokosnüssen, den Feigen, den Mandeln, dem Ahornsirup, dem Zimt und dem Apfelsaft verrühren. Gut mischen.

2 Portionen

Anmerkung: Wollen Sie eine kräftigende Mahlzeit, gießen Sie Sojamilch, Reismilch oder Magermilch über Ihr »Müsli«.

GESCHICHTETER OBSTSALAT MIT KOMPOTT

Ein nahrhaftes, stark reinigendes Frühstück, Mittagessen oder Abendessen, das besonders bei kaltem Wetter Energie spendet.

KOMPOTT

½ Tasse getrocknete Feigen
½ Tasse getrocknete Aprikosen
½ Tasse getrocknete Pflaumen (entkernt)
½ Tasse Rosinen

OBSTSALAT

2 Bananen, in dünnen Scheiben
1 Kiwi, geschält und in dünne Scheiben geschnitten
1 Birne, geviertelt, entkernt, geschält und in dünne Scheiben geschnitten
8 Erdbeeren, in dünnen Scheiben, oder
1 geschälte und in Stücke geschnittene Orange

1. Weichen Sie die getrockneten Früchte über Nacht oder einige Stunden in zwei Tassen Wasser ein.
2. Schneiden Sie das Obst schichtweise in eine flache Servierschüssel.
3. Verteilen Sie den Obstsalat mit dem Löffel auf mehrere Schüsseln. Behalten Sie die Schichten bei. Mit dem Löffel Kompott und Saft darübergeben.

4 Portionen

FRISCHES FUJI-APFELMUS

10 Minuten

Fuji-Äpfel haben einen ganz besonderen Geschmack und sind so knackig, daß Sie sie unbedingt probieren sollten!

1 großer oder 2 kleine Fuji-Äpfel, gewürfelt und ungeschält
2 Teelöffel Ahornsirup
¼ Teelöffel Zimt, oder nach Geschmack
1 Prise Muskatnuß, oder nach Geschmack
1 Prise Kardamom, oder nach Geschmack
2 Eßlöffel Rosinen
¼ Tasse Orangen- oder Apfelsaft

Alle Zutaten in den Mixer oder die Küchenmaschine geben und pürieren, bis eine glatte Masse entsteht.

1 Portion

FITONICS-OBSTSALAT

5 Minuten

Dies ist unsere Variante von Dr. Walkers Lieblingsfrühstück. Denken Sie daran: Er wurde 106 Jahre alt!

> *2 reife Bananen, in dünne Scheiben geschnitten oder zerdrückt*
> *2 oder 3 Eßlöffel Karottenmus oder geriebene Karotten*
> *3 Teelöffel eingeweichte Rosinen*
> *1 geriebener Apfel*
> *1 Eßlöffel fein gemahlene, rohe Mandeln oder Pekannüsse* (nach Wunsch)*
> *½ Tasse Apfelsaft*

1. Schichten Sie die Zutaten in der oben angegebenen Reihenfolge in eine Schüssel, und wiederholen Sie jede Schicht zweimal.
2. Gießen Sie den Saft darüber.

1–2 Portionen

---

* Damit die Nüsse reich an Enzymen sind, sollten Sie sie mindestens eine Stunde einweichen. Der Keimprozeß wird dadurch in Gang gesetzt, die Fette werden in Fettsäure und die Proteine in Aminosäuren umgewandelt. Die Nüsse werden nahrhafter und leichter verdaulich, anstatt dick zu machen.

SALATROLLEN

Dies ist eine der köstlichsten Möglichkeiten, über den ganzen Tag Rohkost zu sich zu nehmen! Essen Sie zu diesem innovativen Salatgericht zwei süße, frische, rohe Maiskolben*, um ein sättigendes Mittag- oder Abendessen zu erhalten. Kombinieren Sie es mit Obstmahlzeiten und dem einen oder anderen Tonikum, und Sie werden sehen, wie frisch und energiegeladen Sie sich am nächsten Tag fühlen.

1 Kopf römischer Salat
1 Avocado
1 Tomate, gewürfelt
2 Eßlöffel rote Zwiebel, gewürfelt
Sprossen, Sprossen und nochmal Sprossen!
¼ Teelöffel Chilipulver oder eine Prise Cayennepfeffer

1. Zerpflücken Sie den Salat in einzelne Blätter.
2. Zerdrücken Sie die Avocado, und mischen Sie sie mit den übrigen Zutaten.
3. Mit einem Löffel auf die Salatblätter geben, zusammenrollen und verspeisen.

---

* Rohe Maiskolben gehören in frischem Zustand und in der entsprechenden Jahreszeit zu den wichtigsten Nahrungsmitteln, die Sie zu Ihren Rohkostmahlzeiten essen können. Ihr süßer, milchiger Geschmack erzeugt ein sättigendes Gefühl, Maiskolben sind zudem ein exzellenter Ballaststofflieferant.

KAROTTEN-KORINTHEN-SALAT

10 Minuten

6 mittelgroße Karotten, geschält und fein geraspelt
¼ Tasse Korinthen oder Rosinen, oder nach Geschmack
3 Eßlöffel Zitronensaft
2 Eßlöffel Ahornsirup oder Sirup aus braunem Reis
½ Tasse fettarmer Joghurt
½ Teelöffel Zimt

1. Die geraspelten Karotten und die Korinthen mischen.
2. Die übrigen Zutaten vermengen. Über die Karottenmischung gießen und gut umrühren.

3 Portionen

FRUCHTSALAT AUS BIRNEN, AVOCADO, KIWI UND ORANGE

5 Minuten

2 Birnen, geschält und gewürfelt
3 Kiwis, geschält und gewürfelt
1 Avocado, gewürfelt
1 Orange, geschält, geviertelt und in kleine Stücke geschnitten
½ Tasse gekeimte Sonnenblumenkerne oder Alfalfasprossen, gemahlen

Alle Zutaten mischen und gut umrühren.

2 Portionen

FITONICS-SPROSSENSALAT

Sprossen als Basis für einen Salat enthalten so viele Enzyme und Nährstoffe, daß Ihr Bedarf an Nährstoffen (Energie) schon durch eine geringe Portion gedeckt ist. In der Tat sollten Sie aufpassen, daß Sie sich nicht überessen! Mit einem Glas frischem Karottensaft (oder Karottenröte), roten Paprika- und Gurkenscheiben servieren.

2 Tassen Mungobohnensprossen
2 Tassen gemischte Sprossen (Alfalfa, Klee, Zwiebel,
    Lauch, Knoblauch, Radieschen, Azuki-Bohnen
    oder Erbsen)
1 Tasse Sonnenblumen-, Kichererbsen-* oder
    Buchweizensprossen
1 Tasse Pak-Choy oder Chinakohl, in Streifen
2 Blätter geriebener, getoasteter Nori**
2 grüne Zwiebeln, gehackt
½ Tasse cremiges Sesam-Dressing

1. Alle Salatzutaten in einer großen Schüssel mischen.
2. Das Dressing darübergeben, gut umrühren. 15–30 Minuten vor dem Verzehr marinieren.

2 Portionen

CREMIGES SESAM-DRESSING

Sie können von diesem Dressing eine große Menge herstellen und sie im Kühlschrank aufbewahren. Das Dressing ist besonders schmackhaft und nahrhaft an Rohkosttagen oder zu jeder Rohkostmahlzeit.

½ Tasse Sesamöl
Saft einer Zitrone
½ Knoblauchzehe oder ¼ kleine Zwiebel
1 Prise Cayennepfeffer

---

* Verwenden Sie nur die Blätter; die Stiele sind nicht gut.
** Gepreßter Seetang, reich an Vitaminen und Calcium. In asiatischen Feinkostläden erhältlich.

½ Teelöffel Thymian, Basilikum oder Dill
Gewürzsalz nach Geschmack
Wasser (zum Verdünnen, um die gewünschte Konsistenz zu erreichen)

Alle Zutaten mischen, so daß sie sich verflüssigen. Für die gewünschte Konsistenz Wasser zum Verdünnen zugeben.

Ergibt mindestens 1½ Tassen.

GURKENSUPPE MIT MINZE

Dieses Rezept stammt von unserer guten Freundin Rita Romano, Autorin von *Dining in the Raw, Cooking with the Buff* (Essen wie im Paradies, Kochen im Adamskostüm).

2 Gurken, entkernt, geschält und dünn geschnitten
1 Schalotte
2 Eßlöffel Sesamöl
2 Eßlöffel frische Minze
Salz und Gewürz nach Geschmack
Schnittlauch

Alle Zutaten mischen und Wasser zugeben, bis eine dickflüssige Suppe entsteht. Mit Schalotten garnieren und kaltstellen.

2 Portionen

ROTKOHL MIT SESAM

½ Kopf Rotkohl
1 Zucchino (nach Wunsch)
1 kleine rote Zwiebel
¼ Tasse gerösteter Sesam
Saft einer Zitrone
Gewürzsalz nach Geschmack

1. Kohl, Zucchino und Zwiebel raffeln.
2. Alle Zutaten mischen und 2 Stunden marinieren. Abkühlen lassen.

2–4 Portionen

GEFÜLLTE PILZE NACH FLORENTINER ART

200–250 g (frische weiße) Pilze, ohne Stiele
200–250 g Spinat, gut gewaschen
1½ Teelöffel getrockneter Dill
1 Prise Muskatnuß
1 Prise Cayennepfeffer
1 Eßlöffel Zitronensaft
¼ Tasse cremiges Sesam-Dressing

1. Die Pilzkappen waschen und beiseite stellen.
2. Jeweils ein paar Spinatblätter in der Küchenmaschine gemeinsam zerkleinern.
3. Wenn der ganze Spinat fein gehackt ist, die übrigen Zutaten zugeben.
4. Die Pilzkappen damit füllen und servieren.

2–4 Portionen

DIE SCHNELLE *FITONICS*-MAHLZEIT ZUM ABNEHMEN

Nehmen Sie irgendeinen Gemüsesalat, den Sie gerne essen, mischen Sie ihn mit gedünstetem Gemüse Ihrer Wahl, und rollen Sie das Ganze in heiße Vollkorntortillas. Würzen Sie nach Belieben, etwa mit Gewürzsoße oder Senf. Essen Sie zwei oder drei davon. Sie werden sich großartig fühlen, und *Sie werden abnehmen!*

Alternativen zum Obstfrühstück

TOAST MIT POCHIERTEN EIERN

In der Zeit, bevor es Müsli gab, begannen unsere Großeltern und Urgroßeltern ihren Tag mit echten Mahlzeiten wie dieser hier.

> *1 oder 2 Eier von Freilandhühnern*
> *Vollkorntoast oder englische »Muffins«*
> *1 Teelöffel Apfelessig*

1. Pochieren Sie die Eier in Wasser und geben Sie einen Teelöffel Apfelessig zu.
2. Nehmen Sie die Eier mit einem Schaumlöffel aus dem Wasser und geben Sie sie auf den Toast. Mit heißem Kamillentee servieren.

JOGHURT UND PITABROT

Dies ist ein traditionelles Frühstück aus dem Mittleren Osten.

> *½ Tasse naturbelassener Joghurt oder fettarmer Joghurt*
> *1 heißes Pitabrot oder Vollkornbrot*
> *2 Eßlöffel Olivenöl (nach Wunsch)*

Tunken Sie das Brot in Öl und Joghurt. Trinken Sie heißen Pfefferminztee dazu.

HAFERGRÜTZE MIT GEKOCHTEN BIRNEN

15 Minuten

An kalten Tagen, wenn Ihnen Obst einfach nicht warm genug ist, wählen Sie dieses Gericht als Frühstück, Mittag- oder Abendessen. Es ist wie Kuchen! Trinken Sie ein Glas Sojamilch dazu, abgeschmeckt mit einer kaliumreichen Melasse aus Rum und Sirup.

Hafergrütze
2 harte Birnen
¼ Tasse Rosinen
½ Tasse Wasser
1 Eßlöffel Ahornsirup oder Dattelzucker
1 Teelöffel Zimt
fettarme Milch oder Sojamilch mit Vanillegeschmack

1. Bereiten Sie die Hafergrütze entsprechend den Anweisungen auf der Packung zu.
2. Schälen Sie die Birnen, und schneiden Sie sie in mundgerechte Stücke.
3. Geben Sie die Birnen mit den übrigen Zutaten (außer der Milch) in einen Topf.
4. Zum Kochen bringen, den Herd auf die mittlere Stufe zurückschalten und 5–10 Minuten ohne Deckel köcheln. Probieren und von der Platte nehmen, sobald die Birnen weich sind. (Die Birnen sollen nicht breiig werden.)
5. Mit dem Löffel über die heiße Hafergrütze geben. 1–2 Eßlöffel Milch oder Sojamilch hinzufügen.

2 Portionen

Kraftessen zu Mittag

FITONICS-HAUSSALAT

10 Minuten

Ein »Haussalat« besteht aus Ihrer Lieblingskombination aus Gemüse und weiteren Zutaten. Unser Favorit ist:

> *4 Tassen gehackter Spinat*
> *1 Tomate, gewürfelt*
> *2 Tassen gedünstete, in Scheiben geschnittene Zucchini*
> *1 Tasse Alfalfasprossen*
> *8 griechische Oliven*
> *1/3 Tasse Feta (griechischer Schafskäse), nach Wunsch*
> *2 Eßlöffel gehackter Koriander oder Basilikum*

Alles verrühren und mit dem *Fitonics*-Dressing mischen.

FITONICS-DRESSING*

3 Minuten

Dr. N. W. Walker, der bekannte Autor von 12 Büchern und Erfinder des Norwalk-Entsafters, lebte in bester Gesundheit bis ins hohe Alter von 106 Jahren und starb friedlich im Schlaf. Er empfahl Apfelessig als den gesündesten Essig, den es gibt. Dies ist das elementare Dressing für jeden Salat, den Sie zubereiten möchten.

2 Teelöffel Olivenöl
2 Eßlöffel Wasser oder Brühe
1½ Eßlöffel Zitronensaft
1 Teelöffel Apfelessig (nach Wunsch)
¼ Tasse einfacher Joghurt mit geringem Fettgehalt
  oder Buttermilch
¼ Teelöffel Dijon-Senf
1 zerdrückte Knoblauchzehe

Alle Zutaten in einer kleinen Schüssel verrühren und über den Salat gießen. Oder alle Zutaten direkt in einer großen Salatschüssel verrühren und danach die Salatzutaten hinzufügen.

Ergibt ½ Tasse.

---

* Sie können dieses Dressing über jede Gemüsekombination gießen, um einen Gemüsesalat zu erhalten.

ITALIENISCHER SALAT

30 Minuten

2 mittelgroße Zucchini, in Scheiben geschnitten
200–250 g grüne Bohnen, in 4 cm große Stücke
  geschnitten
2 römische Tomaten, in Scheiben geschnitten
1 Tasse gehackte Sonnenblumensprossen (nach Wunsch)
¼ Tasse rote Zwiebel, in dünne Scheiben geschnitten
6 Tassen gemischte Salatblätter (Feldsalat, Löwenzahn,
  Rauke, Portulak)
¼ Tasse entkernte Kalamata-Oliven

DRESSING

3 Eßlöffel Olivenöl
1 Eßlöffel frischer Zitronensaft
1 zerdrückte Knoblauchzehe
½ Teelöffel Dijon-Senf
Meersalz und Pfeffer nach Geschmack

1. Dünsten Sie die Zucchini, bis sie weich und hellgrün sind.
2. Kochen Sie die grünen Bohnen 10 Minuten, oder bis sie hell und zart sind, in einem offenen Topf. Beiseite stellen.
3. Die Zutaten für das Dressing in einer Salatschüssel verrühren, bis eine cremige Masse entsteht. Alle Salatzutaten in die Schüssel geben und gut vermischen.

3 Portionen

SALAT MIT FRISCHKÄSE UND STEAK

30 Minuten nach dem Marinieren

1 kleines Lendensteak (ca. 220 g)

MARINADE

½ Tasse Rotwein
1 Teelöffel Honig
2 zerdrückte Knoblauchzehen
Saft einer Orange

SALAT

4 Tassen gemischtes Gemüse
2 Tassen Alfalfa- oder Kleesprossen
½ Tasse rote Zwiebel, in Stücke geschnitten
1 mittelgroße Tomate, in dünnen Scheiben (nach Wunsch)
½ Tasse geriebener Mozzarella-Käse

DRESSING

1 Eßlöffel Olivenöl
2 Teelöffel Apfelessig
1 Teelöffel Zitronensaft
1 Teelöffel Tomatenmark
1 Teelöffel Dijon-Senf
2 zerdrückte Knoblauchzehen
1 Eßlöffel Wasser
Salz und Pfeffer nach Geschmack

1. Marinieren Sie das Steak mindestens 1 Stunde lang (auf Wunsch auch länger). Braten Sie das Steak, jede Seite 4 Minuten. Schneiden Sie es in dünne Streifen.
2. Mischen Sie das Steak mit den übrigen Zutaten des Salats. Verrühren Sie das Dressing und gießen Sie es über den Salat. Gut mischen.

2 Portionen

EIERSALAT MIT CURRY

15 Minuten

Wollen Sie ein Kraftessen, dann servieren Sie den Eiersalat mit Cäsar-Salat und Tomatenscheiben.

*4 hartgekochte Eier, in kleine Stücke geschnitten,
  oder 200–250 g harter Tofu, zerdrückt
2 Eßlöffel Mayonnaise
2 gehackte grüne Zwiebeln
½ Teelöffel Currypulver
¼ Teelöffel Kreuzkümmel
¼ Teelöffel Koriander
¼ Teelöffel Gelbwurz (falls Sie Tofu verwenden)
Meersalz und Pfeffer nach Geschmack*

Alle Zutaten miteinander verrühren und gut mischen.

2 Portionen

CÄSAR-SALAT

10 Minuten

1 Kopf römischer Salat, gewaschen und getrocknet

DRESSING

2 Eßlöffel Olivenöl
2 Eßlöffel Wasser
1½ Eßlöffel Zitronensaft
1 Teelöffel Apfelessig
1 mittelgroße, zerdrückte Knoblauchzehe
Dijon-Senf nach Geschmack (¼ – ½ Teelöffel)
3 Eßlöffel Buttermilch oder Joghurt
Frisch gemahlener Pfeffer nach Geschmack
2 Eßlöffel Parmesankäse

1. Verquirlen Sie alle Zutaten für das Dressing (ohne den Parmesankäse) in einer Salatschüssel.
2. Geben Sie den in mundgerechte Stücke zerpflückten Salat und den Parmesankäse dazu. Gut mischen. Nach Geschmack mit Pfeffer würzen.

2 – 3 Portionen

AMERIKANISCHER CHEF-SALAT

15 Minuten

Sehnen Sie sich unterwegs nach einem Kraftessen, so finden Sie diesen Salat in verschiedenen Variationen in fast jedem Restaurant.

½ Kopf Eissalat, gehackt
30 g Cheddarkäse, in Streifen geschnitten
30 g Schweizer Käse, in Streifen geschnitten
30 g Pute, in Scheiben geschnitten
30 g Schinken oder Roastbeef, in Scheiben geschnitten
1 Tomate, in keilförmige Stücke geschnitten
1 hartgekochtes Ei, in kleinen Stücken
2 Eßlöffel schwarze Oliven, in Scheiben

Alle Zutaten mischen und leicht umrühren.

THOUSAND-ISLAND-DRESSING

2 Eßlöffel Sauerrahm
2 Eßlöffel Mayonnaise
3 Eßlöffel Ketchup
¼ Tasse geriebene Gewürzgurke mit Dill

Verrühren und über den Salat geben.

2 Portionen

SHRIMPS-SALAT MIT ERBSEN

20 Minuten

650 – 700 g gekochte Shrimps
2 Tassen kleine Erbsen, gekocht
¼ Tasse gehackte grüne Zwiebeln
¼ Tasse gehackte Petersilie
Dressing
¼ Tasse Mayonnaise mit geringem oder ganz ohne Fettgehalt
¼ Tasse Joghurt
½ Teelöffel Currypulver
¼ Teelöffel Kreuzkümmel
Meersalz und Pfeffer nach Geschmack

1. Die Shrimps grob zerkleinern. Zusammen mit den Erbsen, den grünen Zwiebeln und der Petersilie in eine Schüssel geben.
2. Mayonnaise, Joghurt, Curry, Kreuzkümmel, Salz und Pfeffer in einer kleinen Schüssel verrühren. Zu den Shrimps geben und gut mischen. Auf einer Gemüseplatte mit gedünsteten Zucchini und Tomatenscheiben servieren.

3 Portionen

FARMERS CHOP SUEY

20 Minuten

Als Mittag- oder Abendessen stellt dieser Salat eine hervorragende Ergänzung zu Artischocken dar.

2 Tassen gehackter römischer Salat
2 Tassen gehackter Eissalat
2 Tassen gemischte Sprossen
2 Tomaten, gewürfelt
1 Gurke, gewürfelt
2 grüne Zwiebeln, in Scheiben
6 Radieschen, in Scheiben
½ Tasse Sauerrahm
1 Tasse Hüttenkäse
1 Teelöffel Apfelessig
Salz und Pfeffer nach Geschmack

1. Das Gemüse in einer großen Schüssel verrühren.
2. Sauerrahm, Hüttenkäse und Apfelessig in einer kleinen Schüssel mischen. Salz und Pfeffer nach Geschmack zugeben. Über den Salat gießen und gut mischen.

2–3 Portionen

HÄHNCHENSALAT NACH THAILÄNDISCHER ART

1 Stunde

Falls Sie gekochtes Hähnchen verwenden, ist dies eine einfache 30-Minuten-Mahlzeit. Ansonsten sollten Sie noch 25 Minuten hinzurechnen, um die Hühnerbrust zuzubereiten. Mit heißem oder eisgekühltem grünem Tee servieren.

2 Hühnerbrüste, halbiert
4 Tassen gehackter Spinat, ohne Stengel
4 Tassen Bohnensprossen
2 Tassen gehackte Kichererbsen
1 Tasse Daikon*, in streichholzgroße Stifte geschnitten
½ Tasse gehackter Koriander
½ Tasse gehacktes grünes Basilikum
¼ Tasse grüne Zwiebel, in dünnen Scheiben
¼ Tasse rote Zwiebel, in dünnen Scheiben
2 Navel-Orangen, mit einem Messer geschält und in
  1 – 1½ cm große Stücke geschnitten

DRESSING

2 Eßlöffel Olivenöl
1 Eßlöffel Apfelessig
2 Eßlöffel Orangensaft
1 Teelöffel gekörnte Rinderbrühe
3 Eßlöffel mit Knoblauch gewürzte Teriyakisoße
1 Teelöffel Szechwansoße
2 zerdrückte Knoblauchzehen
ein 2½ cm großes Stück zerdrückter Ingwer
2 Eßlöffel Mirin (japanisches Süßungsmittel aus Reis)
  oder trockener Sherry
2 Eßlöffel Orangensaft

---

* Daikon ist ein großer, länglicher, weißer Rettich, den die Japaner dazu verwenden, um Ablagerungen tierischer Fette im Körper abzubauen.

GARNIERUNG

¼ Tasse fein gehackte grüne Zwiebel

1. Geben Sie die Hühnerbrüste in einen mittelgroßen Topf. Mit Wasser bedecken. Zwei Knoblauchzehen, eine halbe Zwiebel und einen Stangensellerie in Stücken zufügen. Zum Kochen bringen. Zudecken und 25 Minuten, oder bis das Fleisch gar ist, köcheln. Abgießen und abkühlen lassen. (Stellen Sie die Brühe in den Kühlschrank, um sie für zukünftige Gerichte aufzubewahren.)
2. Alles Gemüse entsprechend den Anweisungen zubereiten. Den Daikon in 3 mm dicke, streichholzgroße Stifte schneiden, diese aufeinanderschichten und in kleine Stücke schneiden.
3. Alle Zutaten für das Dressing in einer großen Salatschüssel verrühren.
4. Das Hähnchenfleisch in dünne Stücke schneiden.
5. Das ganze Gemüse und das Hähnchenfleisch in die Schüssel geben und mit dem Dressing verrühren. Mit dem Löffel auf große Glasteller geben. Die gehackten grünen Zwiebeln darüberstreuen.

3 Portionen

»KINDERSALAT« MIT DREI-KÄSE-DRESSING

Dies ist ein Grundrezept für einen Salat, den Kinder und Teenager lieben. Die Teenager, insbesondere die Jungen, sind verrückt nach den Zwiebeln. Die Kinder bevorzugen offenbar die Gurken aus dem Treibhaus, weil diese keine Kerne enthalten.

2 Tassen Eissalat, fein gehackt
2 Tassen Spinat, fein gehackt
1 große Tomate, halbiert und in dünne Scheiben geschnitten
½ mittelgroße Schlangengurke, der Länge nach geviertelt und gewürfelt
¼ Tasse rote Zwiebel, in Scheiben geschnitten (nach Wunsch)
½ Tasse Alfalfasprossen

DRESSING

eine knappe ½ Tasse naturbelassener Joghurt
2 Eßlöffel Hüttenkäse
2 Eßlöffel Parmesankäse
2 Eßlöffel zerbröselter Cheddarkäse
2 Teelöffel Apfelessig
Gewürze nach Geschmack
1 zerdrückte Knoblauchzehe (nach Wunsch)
2 Eßlöffel Wasser
½ Teelöffel gekörnte Gemüse- oder Hühnerbrühe

1. Verrühren Sie die Zutaten für das Dressing in einer großen Schüssel.
2. Das gehackte Gemüse und die Sprossen zugeben.
3. Gut umrühren.

3–4 Portionen

GEMÜSESANDWICH DELUXE MIT KAROTTEN-CHIPS

10 Minuten

2 Scheiben leicht getoastetes Vollkornbrot
Tomaten, in sehr dünnen Scheiben
Gurke, in dünnen Scheiben
Geschmorte rote Pfefferschoten (im Glas erhältlich)
Spinatblätter
Alfalfasprossen
Avocado, in dünnen Scheiben
1 – 2 Scheiben Münster oder Schweizer Käse
  (nach Wunsch)*
Dijon-Senf
Karotten

1. Um Karotten-Chips zu erhalten, schneiden Sie Karotten diagonal in dünne Scheiben.
2. Geben Sie alle Zutaten auf eine Brotscheibe, legen Sie die zweite darauf.

1 Portion

---

* Wenn Sie unbedingt Käse auf Ihrem Sandwich möchten, sollten Sie wissen, daß ein Käsesandwich durch das rohe, enzymreiche Gemüse leichter verdaulich wird.

GETOASTETES PORTOBELLO-PILZSANDWICH

30 Minuten nach dem Marinieren

Eine köstliche Ergänzung zu einer dampfenden, heißen Suppenschüssel.

4 große Portobello-Pilze
2 Eßlöffel Olivenöl
1 Teelöffel gehackter Knoblauch
2 Eßlöffel Teriyakisoße
1 Eßlöffel Szechwansoße (nach Wunsch)
2 Scheiben Olivenbrot aus Sauerteig oder Vollkornbrot
Geschmorte gelbe Pfefferhälften
Dicke Scheiben frischer Mozzarella-Käse
  (nach Wunsch)
1 Tomate, in dünnen Scheiben
Salatblätter
1 rote Zwiebel, in dünnen Scheiben
4 Eßlöffel Mayonnaise
4 Teelöffel Dijon-Senf
½ Teelöffel zerdrückter Knoblauch

1. Die Pilzkappen in der Marinade aus Olivenöl, Knoblauch und Teriyakisoße 30 Minuten bis mehrere Stunden im Kühlschrank einlegen. In eine Bratpfanne geben und 15 Minuten braten, oder bis sie weich sind.
2. Brot, Käse und Tomaten in Scheiben schneiden. Mayonnaise, Senf und Knoblauch verquirlen.
3. Das Brot leicht toasten. Eine Scheibe des Sandwiches mit Käse belegen und diesen auf dem Backofenrost zum Schmelzen bringen. Mit Pilzen, gelbem Pfeffer, Zwiebel, Tomate und Salatblättern belegen. Die andere Scheibe mit Mayonnaise bestreichen. Sandwich garnieren.

4 Portionen

DELIKATESSENPLATTE

10 Minuten

Dies ist ein einfaches und erschwingliches Mittagessen, das Kraft gibt.

1 Hamburger aus magerem Rindfleisch,
  »Truthahnburger« oder Gemüsebratling
1 Tomate, in Scheiben geschnitten
100 g Hüttenkäse
1 Gewürzgurke
220 g Krautsalat

1 Portion

HUMMUS

15 Minuten

Eine Paste aus dem Nahen Osten mit hohem Protein- und Ballaststoffgehalt, die als Ersatz für viele Dips und Aufstriche verwendet wird.

2 große Knoblauchzehen
1 Dose (500 g) getrocknete Kichererbsen
⅓ Tasse Sesam
¼ – ½ Tasse Wasser (für die erwünschte Festigkeit)
Saft einer Zitrone

1. Geben Sie den Knoblauch zum Zerkleinern in die Küchenmaschine.
2. Die übrigen Zutaten zugeben und pürieren, bis eine glatte Masse entsteht. Servieren Sie es als Dip zu Gemüse- oder Pita-Brot oder als Sandwich-Aufstrich.

Ergibt ca. 2 Tassen.

ARTISCHOCKEN MIT CREMIGEM KNOBLAUCH-DIP

1 Stunde

Als Mittag- oder Abendessen eine großartige Ergänzung zu Salat, Eiweiß oder Getreide.

2 Artischocken, Stiele und dornige Spitzen abgeschnitten, die dunklen äußeren Blätter entfernt
2 halbierte Knoblauchzehen
1 Lorbeerblatt

DIP

2 Eßlöffel Joghurt
1 Eßlöffel Mayonnaise
1 Teelöffel Dijon-Senf
2 Teelöffel Zitronensaft
2 zerdrückte Knoblauchzehen

1. Die Artischocken in den Kochtopf geben. Die halbierten Knoblauchzehen und das Lorbeerblatt ins heiße Wasser geben. Zudecken, zum Kochen bringen und bei mittlerer Hitze 35–40 Minuten dünsten, oder bis sich die Artischockenblätter mühelos entfernen lassen.
2. Die Zutaten für den Dip verrühren. Mit heißen oder kalten Artischocken servieren.

2 Portionen

SPINAT FRITTATA

30 Minuten

Mit einem grünen Salat mit *Fitonics*-Dressing servieren.

1 Teelöffel Olivenöl
1 gehackte Zwiebel
1 350 g-Packung tiefgekühlter Spinat, aufgetaut
200–250 g tiefgekühlter Mais, aufgetaut
3 Eier oder 6 Eiweiß
1 Tasse fettarme Milch
¼ Tasse geriebener Parmesankäse
Meersalz und frisch gemahlener schwarzer Pfeffer nach Geschmack

1. Heizen Sie den Ofen auf 190 Grad vor.
2. Braten Sie die Zwiebel in einer mittelgroßen Pfanne etwa 5 Minuten lang in Olivenöl, bis sie weich ist.
3. Die Flüssigkeit aus Spinat und Mais abtropfen lassen. Beiseite stellen. Das Gemüse zur Zwiebel geben und noch 1 Minute kochen lassen.
4. In einer kleinen Schüssel Eier, Milch, Parmesankäse, Salz und Pfeffer verrühren, bis eine glatte Masse entsteht. In die Pfanne gießen und etwa 20 Minuten, oder bis die Masse fest wird, in den Ofen stellen.

3 Portionen

GEBACKENE PROVENZALISCHE FISCHFILETS
30 Minuten

Das Gemüse und die Gewürze können dem Fisch einige Stunden vor dem Abkühlen beigefügt werden. Halten Sie ihn zugedeckt und gekühlt, bis Sie anfangen zu backen.

400 – 500 g Fischfilets (Seezunge, Barsch, Blaufisch, etc.) oder Fischsteaks (Schwertfisch, Heilbutt, Lachs)
1 große rote oder gelbe Tomate, in Scheiben geschnitten, oder 1 Tasse Tomatenstücke aus der Dose
1 Bund grüne Zwiebeln, in 2 – 3 cm große Stücke geschnitten (1 Tasse)
⅓ Tasse gehackte grüne oder schwarze Oliven (am besten griechische)
1 Prise Thymian
Saft einer Zitrone
Frisch gemahlener Pfeffer
Gewürzsalz oder Meersalz nach Geschmack
Olivenöl (nach Wunsch)

1. Heizen Sie den Ofen auf 190 Grad vor. Bestreichen Sie eine mittelgroße Pfanne mit Olivenöl.
2. Waschen und trocknen Sie die Filets und geben Sie sie in die Pfanne. Mit Gemüse, Oliven und Gewürzen garnieren. Nach Wunsch einen winzigen Schuß Olivenöl darübertröpfeln.
3. 15 – 25 Minuten backen, bis sich der Fisch mit der Gabel zerlegen läßt.

3 Portionen

IM OFEN GEBRATENES HÄHNCHEN MIT KRÄUTERKRUSTE

50 Minuten

Dieses Gericht wird Ihren Kindern sicherlich schmecken. Nehmen Sie die doppelte Menge, und bewahren Sie die Reste auf. Sie können sie später einem der energiereichen Salate zufügen.

4 Hähnchenschlegel
⅓ Tasse Butter
1 Teelöffel Zwiebelpulver
1 Teelöffel Knoblauchpulver
¼ Teelöffel Paprika
½ Teelöffel Thymian
½ Teelöffel Kerbel
Gewürzsalz nach Geschmack
Frisch gemahlener Pfeffer nach Geschmack

1. Entfernen Sie die Haut und das Fett. Waschen Sie das Hähnchen und tupfen Sie es mit Küchenpapier ab.
2. Mit Butter bestreichen.
3. Die Gewürze darüberstreuen. Bei 190 Grad 45 Minuten backen.

4 Portionen

ZUCCHINI-PFANNKUCHEN MIT JOGHURT

30 Minuten

*1 großer oder 4 kleine Zucchini, in Scheiben
  geschnitten (ca. 300 g)*
3 Eßlöffel geriebene Zwiebel
2 Eier oder 3 Eiweiß
¼ Tasse Parmesankäse (nach Wunsch)
*½ Tasse Milch mit geringem oder ganz ohne
  Fettgehalt oder Sojamilch*
1 Spritzer heiße Pfeffersoße
½ Tasse Weizenvollkornmehl
1 Teelöffel Backpulver
Salz und Pfeffer nach Geschmack
1 Eßlöffel Olivenöl
1 Tasse fettarmer Joghurt

1. Reiben Sie die Zucchini mit einer mittelfeinen Reibe und legen Sie sie in ein Sieb. Gut abtropfen lassen und in eine mittelgroße Schüssel geben. Geriebene Zwiebel, Parmesankäse, Eier, Milch und Pfeffersoße zufügen.
2. Geben Sie Mehl und Backpulver zu und mischen Sie es gründlich mit der Gabel unter. Je nach Geschmack mit Salz und Pfeffer würzen.
3. Eine Teflonpfanne mit Olivenöl bestreichen. Den Zucchini-Teig löffelweise in die heiße Pfanne geben. Braten, bis er auf beiden Seiten braun ist. Mit einer Schicht Joghurt obenauf servieren.

3–4 Portionen

DEFTIGER PUTENROLLBRATEN

1 Stunde und 15 Minuten

Dazu den Italienischen Salat, und Sie haben ein sättigendes Kraftessen.

450 g zerkleinertes Putenfleisch
2 Putenwürste nach italienischer Art
2 Eßlöffel Tomatenmark
3 Eßlöffel Ketchup
1 kleine Zwiebel, gehackt
2 zerdrückte Knoblauchzehen
3 Eßlöffel Apfelmus*
1 Ei oder 2 Eiweiß
2 Scheiben Vollkornbrot, eingeweicht und zerbröckelt

1. Mischen Sie alle Zutaten und verrühren Sie sie gründlich.
2. Zu einem ovalen Laib formen und in eine flache Auflaufform legen. Bei 175 Grad 1 Stunde backen.

4 Portionen

MIT DIJON-SENF-DIP SERVIEREN

3 Eßlöffel Dijon-Senf
3 Eßlöffel Joghurt
1 zerdrückte Knoblauchzehe

Alle Zutaten gut verrühren und den Dip servieren.

---

* Durch Apfelmus wird die Feuchtigkeit des Putenfleisches erhöht.

HIER UND JETZT

20 Minuten

Dies wäre ein traditionelles japanisches Frühstück.

2 Tassen Wasser
1 Eßlöffel weicher, weißer Miso oder Sojamiso
½ Tasse harter Tofu (gewürfelt)
2 Blätter Nori, gerieben
1 Tasse Gurke, in Scheiben geschnitten
2 Teelöffel Reisweinessig
1 Teelöffel heißes Sesamöl
1 Teelöffel schwarze Sesamsamen
1 Prise Salz
100 g Sodakraut
Ponzusoße* oder Tamari

1. Wasser zum Kochen bringen. ¼ Tasse kochendes Wasser aus dem Topf nehmen, Miso zufügen und zu einer breiigen Masse verrühren. In das kochende Wasser gießen. Vom Herd nehmen. Tofu und Seetang hineinrühren. Beiseite stellen.
2. Reisweinessig und Sesamöl verquirlen, eine Prise Salz zugeben. Über die Gurke gießen. Sesamsamen darüberstreuen.
3. Sodakraut entsprechend den Anweisungen auf der Packung kochen. Abgießen und abkühlen lassen. Die Ponzusoße über die Nudeln gießen.
4. Die Suppe, die Gurken und die Nudeln in getrennten Schüsseln servieren.

2 Portionen

Anmerkung: Reisweinessig ist in der asiatischen Küche Tradition, und er ist die einzige Ausnahme, die wir zum Apfelessig machen.

---

* In Naturkostläden oder asiatischen Feinkostläden erhältlich.

NUDELSALAT MIT HÄHNCHEN UND SPINAT

30 Minuten

Ein herrliches Gericht fürs Büffet! Es wird kalt oder bei Raumtemperatur serviert. Für kleinere Mengen halbieren Sie die im Rezept angegebenen Mengen genau. Dies ist auch ein Beispiel dafür, wie man Eiweiß als Gewürz verwenden kann.

400–500 g lange Spaghetti
4 gebratene oder gekochte Hühnerbrüste, enthäutet
　und ohne Knochen
1 Bund Spinat
4 grüne Zwiebeln
1 Eßlöffel Olivenöl
1 Eßlöffel Currypulver oder mehr, je nach Geschmack
1 Teelöffel Gelbwurz
1 Teelöffel Zwiebelpulver
1 Teelöffel gekörnte Hühner- oder Gemüsebrühe
½ Tasse Wasser
1 Tasse fettarmer Joghurt
Gewürzsalz und frisch gemahlener Pfeffer nach
　Geschmack

1. Kochen Sie die Nudeln nach den Anweisungen auf der Packung »al dente«.
2. Waschen, trocknen und hacken Sie den Spinat, während die Nudeln kochen. Geben Sie ihn in eine große Schüssel. Schneiden Sie die grünen Zwiebeln in dünne Scheiben und fügen Sie sie dem Spinat zu.
3. Die Hühnerbrüste in dünne Streifen schneiden.
4. Die Nudeln abgießen, kurz unter kaltem Wasser abschrecken und gründlich abtropfen lassen. Die warmen Nudeln unverzüglich der Spinat-Zwiebel-Mischung zugeben und mit den Händen vermengen, damit das Gemüse weich wird.
5. Im Nudeltopf Olivenöl erhitzen und Curry und Gelbwurz hineinrühren. Bei niedriger Hitze eine Minute brutzeln lassen, damit die Gewürze ihr Aroma entfalten können. Zwiebelpulver und pulverisierte Brühe zugeben. Wasser hineinrühren, vom

Herd nehmen und Joghurt unterrühren. Hühnerbrüste zugeben und gut umrühren.
6. Die Soße über die Nudeln und das Gemüse gießen, mit Gewürzen abschmecken und gut mischen.

6–8 Portionen

DER LIEBLINGS-CHILI JEDER FAMILIE

3 Stunden

Ein wunderbares Sonntagsessen. Es wird Ihr Haus mit Liebe füllen und Ihren Magen mit ballaststoffreicher Nahrung.

¼ Tasse Distel- oder Olivenöl
600–700 g organisches Rindfleisch, in sehr kleine Würfel geschnitten, oder »Chili-Fleisch« (grob zerkleinertes Fleisch, das bei einigen Metzgern auf besonderen Wunsch erhältlich ist), 600–700 g zerkleinertes Putenfleisch, oder 600–700 g zerbröckelter Tofu
1 große Zwiebel, fein gehackt
6 große Knoblauchzehen, gehackt
2 Eßlöffel scharfes Chilipulver
2 Eßlöffel mildes Chilipulver
1 Eßlöffel Kreuzkümmel
1 Eßlöffel Paprika
1 Teelöffel Oregano
2 Dosen geschälte Tomaten (je 400 g) in Stücken
1 Dose (400 g) dicke Tomatensoße
1 Tasse Bohnenbrühe oder Bohnenwasser von Bohnen aus der Dose, oder mehr, je nachdem, wie dick Sie Ihren Chili möchten
2 Teelöffel Honig
¼ Tasse getrocknete, gehackte Zwiebel
1 Teelöffel Steinsalz
½ Tasse frisch gehackter Koriander

1 Jalapenpfefferschote, halbiert und entkernt,
  oder ½ Teelöffel Cayennepfeffer (nach Wunsch)
3 Tassen gekochte rote Gartenbohnen,
  aus der Dose oder frisch
Geriebener Cheddarkäse (nach Wunsch)
Fein gehackte Zwiebel

1. In einer schweren Pfanne mit Deckel oder einem zugedeckten Suppentopf Öl erhitzen. Fleisch, Zwiebel und Knoblauch zufügen und braten. Häufig umrühren, bis das Fleisch seine Farbe verliert.
2. Chilipulver, Kreuzkümmel, Paprika und Oregano zufügen. 5 Minuten kochen.
3. Tomaten, Tomatensoße, Bohnenbrühe, Honig, Zwiebel, Salz und Koriander hineinrühren. Als zusätzliche Würze Jalapen- oder Cayennepfeffer zugeben.
4. Zum Kochen bringen, zudecken und bei niedriger Hitze unter gelegentlichem Umrühren 2 Stunden kochen. In den letzten 30 Minuten die Bohnen unterrühren. Wenn möglich, über Nacht in den Kühlschrank stellen, damit sich die Aromen vermischen können.
5. Mit gehackter Zwiebel und geriebenem Cheddarkäse servieren.

6 Portionen

Schlummermahle zu Abend

MARYLINS KARTOFFELBREI MIT SOSSE

20–25 Minuten

Ein herrliches Essen für einen Winterabend. Mit Soße und gemischtem, gedünstetem Gemüse servieren.

*4 Kartoffeln, gründlich gewaschen und geviertelt
   (schälen Sie sie nur dann, wenn Sie meinen,
   Sie bräuchten keine Ballaststoffe)
Wasser zum Bedecken der Kartoffeln
3 halbierte Knoblauchzehen
1 kleine Zwiebel, halbiert
1 Stangensellerie, in Stücke geschnitten
1 Lorbeerblatt
6 Pfefferkörner
4 Eßlöffel Butter
¼ Tasse Joghurt
⅓ Tasse Sauerrahm
Salz und Pfeffer nach Geschmack*

1. Bringen Sie alle Gewürze mit den Kartoffeln in einem großen Topf zum Kochen.
2. Zudecken und bei niedriger Hitze 15 Minuten, oder bis die Kartoffeln gar (aber nicht zu weich) sind, köcheln.
3. Kartoffeln mit einem Schaumlöffel herausnehmen und in eine große Schüssel geben.
4. Butter zerlassen, Joghurt und Sauerrahm zugeben. Über die Kartoffeln gießen. In der Küchenmaschine pürieren. Nach Geschmack würzen.

3 – 4 Portionen

EINFACHE SOSSE

15 Minuten

3 Eßlöffel Canola*- oder Olivenöl
3 Eßlöffel Weizenvollkornmehl
1½ Tassen Kartoffelbrühe
½ Tasse Vollmilch
Einige Tropfen Fertigsoße**

1. Erhitzen Sie das Öl in einer mittelgroßen, schweren Pfanne mit Deckel. Geben Sie Mehl zu und verrühren Sie es mit dem Schneebesen bei mittlerer Hitze, bis es leicht angebräunt ist.
2. Geben Sie langsam die Kartoffelbrühe und die Milch hinein, wobei Sie ständig umrühren, bis die Soße dick wird. Nach Geschmack würzen.

3 – 4 Portionen

---

* Ein Öl aus Kanada, das aus den Samen der Canola-Pflanze gewonnen wird.
** In allen Supermärkten erhältlich.

BESTES UND SCHNELLSTES SANDWICH ALLER ZEITEN

Eine großartige Ergänzung zu jeder Suppe.

2 Scheiben getoastetes Vollkornbrot
Mandelbutter nach Geschmack
Bananenscheiben nach Geschmack
Jede Menge Klee- oder Alfalfasprossen

oder:

2 Scheiben getoastetes Vollkornbrot
Mayonnaise und/oder Senf nach Geschmack
Avocadoscheiben
Tomatenscheiben
Jede Menge Klee- oder Alfalfasprossen

LÄNDLICHE KAROTTENCREMESUPPE

1 Stunde und 10 Minuten

Eines unserer Lieblingsrezepte von Mutter, das in *Fit fürs Leben 2* beschrieben wird. Diese köstliche Suppe kann auch als cremige Suppe serviert werden. Mit Hilfe einer Küchenmaschine ist sie im Handumdrehen zubereitet.

1 Zwiebel
2 Sellerierippen
1 Eßlöffel Butter
6 mittelgroße Karotten
½ Tasse Petersilie
Wasser
1 – 2 Gemüsebrühwürfel
Gewürzsalz oder salzfreies Gewürz
  nach Geschmack

1. Hacken Sie Zwiebel und Sellerie in der Küchenmaschine. Schmelzen Sie die Butter in einem mittelgroßen Suppentopf, fügen Sie Zwiebel und Sellerie zu, und dünsten Sie beides. In der Zwischenzeit werden die Karotten grob geraffelt und in den Topf gegeben. Die Petersilie hacken und unter Rühren zu dem übrigen Gemüse geben.
2. So viel Wasser zufügen, daß das Gemüse ungefähr 1 cm bedeckt ist. Suppenwürfel und Gewürzsalz zugeben. Zum Kochen bringen, zudecken und 1 Stunde köcheln lassen.
3. Sie können die Suppe nach dem Kochen mit 2 Eßlöffeln Rahm anreichern. Dann nicht mehr kochen lassen. Wenn Sie eine Karottencremesuppe wünschen, pürieren Sie zuerst die Suppe und geben den Rahm nachher dazu. Kann heiß oder kalt serviert werden.

4 – 6 Portionen

HAUSGEMACHTE MISOSUPPE MIT TOFU, NUDELN UND GEMÜSE

20 Minuten

4 Tassen Wasser
200–250 g harter Tofu, in mundgerechte, viereckige Stücke geschnitten
2 große Shiitake-Pilze, in dünnen Scheiben
2 Tassen Bohnensprossen
2 Tassen Spinatblätter
200–250 g grüne asiatische Nudeln oder Buchweizennudeln
3 gehäufte Eßlöffel weicher, weißer Miso
2 Eßlöffel Sojasoße
4 Schalotten, in Scheiben, einschließlich der Blätter einer Schalotte

1. Kochen Sie die Nudeln nach den Anweisungen auf der Packung. Abgießen, mit kaltem Wasser abschrecken und beiseite stellen.
2. Wasser zum Kochen bringen. Den Tofu, die Sprossen, die Pilze und den Spinat zufügen. Etwa zwei Minuten kochen. Die Nudeln einrühren und vom Herd nehmen.
3. Die Hälfte des Wassers von der Suppe nehmen. Das Miso zufügen und umrühren, bis sich eine dicke Paste bildet. Die Paste in die Suppe gießen. Nicht wieder erhitzen. Die grünen Zwiebeln unterrühren. Auf große Schalen verteilen.

SCHNELLE BOHNENSUPPE

25 Minuten

Mit heißen Maistortillas und Avocado servieren.

5 Tassen Wasser
1 kleine Zwiebel, in Scheiben geschnitten
3 Knoblauchzehen, gehackt, oder 1 Teelöffel
  Knoblauchpulver
1 kleine Karotte, in Scheiben geschnitten
1 kleiner Zucchino, halbiert und in Scheiben
  geschnitten
1½ Tasse kleine Brokkoli- oder Blumenkohlröschen
1 kleine Tomate, gehackt
1 Eßlöffel kleingeschnittene Zwiebel
1 Teelöffel Kreuzkümmel
1 Teelöffel Oregano
½ Teelöffel Salz
Pfeffer nach Geschmack
½ Teelöffel Chilipulver (nach Wunsch)
1 Dose gefleckte Feldbohnen, getrocknet
1 Dose gedünstete Bohnen
Geriebener Cheddarkäse (nach Wunsch)

1. Wasser zum Kochen bringen. Gemüse und Gewürze zufügen. 10 Minuten bei kleiner Hitze köcheln lassen.
2. Bohnen hineinrühren und nochmals 10 Minuten köcheln. Mit Gewürzen abschmecken.

4 Portionen

CREMIGE ERBSENSUPPE MIT LAUCH

30 Minuten

Mit Brotauflauf servieren. Einfach lecker!

6 Tassen Wasser
2 Sellerierippen

1 große Stange Lauch
1 kleine Zwiebel
3 Knoblauchzehen
1 Packung gefrorene Erbsen
1 kleine Kartoffel
3 Eßlöffel gekörnte Hühnerbrühe
1 Eßlöffel getrockneter Dill
1 Eßlöffel getrocknetes Basilikum
Salz und frisch gemahlener Pfeffer
  nach Geschmack

GARNIERUNG

4 Blatt römischer Salat
¼ rote Zwiebel, in kleinen Stückchen

1. Wasser zum Kochen bringen.
2. Den Sellerie in Scheiben schneiden. Den Lauch der Länge nach halbieren und in Streifen schneiden. Die Streifen in eine Schüssel mit Wasser geben, um den Sand zu entfernen. Gut abtropfen lassen. Die Zwiebel fein würfeln, und den Knoblauch in Stücke schneiden. Die Kartoffel schälen und grob zerkleinern. Das geschnittene Gemüse in das kochende Wasser geben. Die gefrorenen Erbsen zufügen und nochmals aufkochen lassen.
3. Suppenbrühe, Dill und Basilikum hineinrühren. Die Suppe zudecken und bei mittlerer Hitze 20 Minuten, oder bis das Gemüse weich ist, köcheln lassen. Etwas abkühlen lassen und mehrmals umrühren, bis die Suppe cremig ist. Dann wieder auf die Platte stellen.
4. Den römischen Salat in kleine Stücke zerpflücken. Zusammen mit den Zwiebelscheiben der Suppe zufügen. Nochmals kurz aufkochen lassen. Mit Gewürzen abschmecken. Kann warm oder kalt serviert werden.

5 Portionen

UNGARISCHE KOHLSUPPE

1 Stunde

Mit Korinthen-Hafergebäck servieren.

1 Eßlöffel Olivenöl
1 große Zwiebel
6 Tassen fein geraffelter Rotkohl
1 großer Apfel, geschält und gewürfelt
1–2 Teelöffel Kümmel, je nach Geschmack
3 große, gehackte Knoblauchzehen
2 Eßlöffel Apfelessig
7 Tassen Hühnerbrühe
2 Dosen (je 400 g) gehackte oder gewürfelte Tomaten mit Saft
1 Lorbeerblatt
Salz und Pfeffer nach Geschmack

1. Geben Sie Öl, Kohl, Knoblauch und Zwiebel in einen großen Topf. 10 Minuten dünsten, bis das Gemüse weich ist.
2. Kümmel, Tomaten, Essig und Brühe unterrühren.
3. 30 Minuten leicht köcheln lassen.
4. Mit Salz und Pfeffer würzen.

4–6 Portionen

SUPPE AUS GELBEN, GETROCKNETEN ERBSEN, YAMS UND TOMATEN

2 Stunden und 30 Minuten

Ein Rezept fürs Wochenende, das Ihr Haus mit Wärme und Heiterkeit erfüllen wird. Mit Karotten-Kleiemuffins servieren.

1 Eßlöffel Oliven- oder Distelöl
2 Tassen Zwiebeln, fein gehackt
½ Tasse Sellerie, fein gehackt
2 Eßlöffel Knoblauch, fein gehackt
1 Teelöffel Garam Masala*
1 Teelöffel Kreuzkümmel
2 Teelöffel Koriander, gerebelt
2 Tassen gelbe, getrocknete Erbsen, gewaschen und abgegossen
4 Tassen Gemüsebrühe
8 Tassen Wasser
1 Dose geschälte und gewürfelte Tomaten mit Saft
4 Lorbeerblätter
1 Eßlöffel Oregano
2 Eßlöffel gehackte, getrocknete Zwiebel
3 Tassen vorgebackene Süßkartoffeln oder Yams, geschält und gewürfelt
1 Packung gefrorene kleine Erbsen
1 Bund frischer, gehackter Koriander (1 Tasse)
1 Teelöffel Salz
Frisch gemahlener Pfeffer

2 Stunden unter gelegentlichem Umrühren köcheln.

8–10 Portionen

---

* Garam Masala ist eine indische Gewürzmischung, erhältlich in asiatischen Feinkostläden.

TOFU À LA MINUTE »HEISSER TOPF«

10 Minuten

Eine Suppe mit hohem Proteingehalt, die leicht »hinunterrutscht« und Ihnen nachts einen ruhigen Schlaf ermöglicht.

2 Tassen Hühner- oder Gemüsebrühe
1 Bund gehackter Spinat
½ Tasse japanische Rettiche (Daikon), in Scheiben geschnitten
4 grüne Zwiebeln, in Scheiben geschnitten
200–250 g Tofu, gewürfelt
1 Dose gedünstete Tomaten (200–250 g) oder
 1 große frische Tomate, in Stücke geschnitten
1 große Knoblauchzehe, zerdrückt
Tamari oder Szechwansoße nach Geschmack

1. Erhitzen Sie die Brühe.
2. Rühren Sie den Spinat, die Rettiche und die Zwiebeln unter. Kurz kochen.
3. Tofu und Tomate zugeben. Alles gut erhitzen.
4. Zerdrückte Knoblauchzehe hineinrühren. Mit Tamari nach Geschmack würzen.

1–2 Portionen

MAROKKANISCHER GEMÜSEEINTOPF
45 Minuten

6 Tassen gekochter Couscous
1 mittelgroße Zwiebel, in dünne Scheiben geschnitten
1 mittelgroße, süße rote Pfefferschote, in 1 – 1½ cm dicke Streifen und dann in 2½ cm große Stücke geschnitten
1 Teelöffel Zimt
2 Teelöffel Kreuzkümmel
¼ Teelöffel Cayennepfeffer
3 mittelgroße Tomaten, geschält, oder 4 Tomaten aus der Dose
½ Tasse pürierte, frische Tomaten, oder ½ Tasse Tomatensaft
2 Eßlöffel Limonen- oder Zitronensaft
4 Stangen Safran
4 kleine neue Kartoffeln, geviertelt (ca. 3 Tassen; nach Wunsch)
3 mittelgroße Karotten, in ½ cm dicke Stücke geschnitten (ca. 2 Tassen)
1 Dose gekochte Kichererbsen (400 g)
1 Teelöffel Salz

1. Erhitzen Sie die Zwiebel und die rote Pfefferschote in einem großen Topf bei mittlerer Hitze. Fügen Sie Zimt, Kreuzkümmel und Cayennepfeffer zu und lassen Sie das Gemüse unter gelegentlichem Umrühren 5 Minuten, oder bis es weich ist, köcheln.
2. Geben Sie, falls nötig, 1 oder 2 Eßlöffel Wasser zu. Fügen Sie die Tomaten und den Saft zu, und zerdrücken Sie die Tomaten mit einem großen Löffel. Rühren Sie Limonensaft, Safran, Kartoffeln, Karotten, Zucchini und Kichererbsen hinein.
3. Schalten Sie den Herd hoch, bis das Gemüse kocht. Dann die Hitze reduzieren, das Gemüse zudecken und kochen lassen, bis es weich ist, etwa 10 – 15 Minuten lang. Mit Salz würzen. Stehen lassen, damit sich die Aromen entfalten können. Mit Couscous servieren.

3 – 4 Portionen

TOFU-GEMÜSE MIT CURRY

45 Minuten

1 Maiskolben
1 kleine Zwiebel
1 kleiner Blumenkohl
1 Bund grüne Zwiebeln
220 g Tofu
1 mittelgroße Tomate
½ Teelöffel Distelöl
1 Teelöffel schwarze Senfsamen (nach Wunsch)
2 Teelöffel Currypulver
1 Teelöffel Kreuzkümmel
1 Teelöffel Koriander
½ Teelöffel Garam Masala
½ Teelöffel Ingwer
½ Teelöffel Salz
½ Tasse gehackter Koriander
¾ Tasse Joghurt
1 Teelöffel Limonensaft

1. Die Maiskörner vom Kolben lösen. Die Zwiebel grob hacken. Den Blumenkohl in kleine Röschen zerteilen. Die grünen Zwiebeln in Scheiben schneiden. Den Tofu in 1 – 1½ cm große Würfel schneiden. Die Tomate würfeln. Beiseite stellen.
2. In einem mittelgroßen Kochtopf bei mittlerer Hitze Öl erhitzen. Senfsamen zufügen und 15 Sekunden lang mit einem Deckel abdecken, während die Samen aufplatzen. Den Deckel abnehmen und die übrigen Gewürze einrühren.
3. Maiskörner, Tofu, Blumenkohl, Zwiebel, grüne Zwiebel und Tomate zufügen. Gut umrühren. 2 Eßlöffel Wasser zugeben und umrühren. Zudecken und 25 Minuten dünsten, gelegentlich umrühren.
4. Deckel abnehmen und Topf von der Heizquelle nehmen. Joghurt und Limonensaft unterrühren.

3 Portionen

Serviertip: Verteilen Sie mit einem Löffel heißen, braunen Basmati-Reis oder Vollkorncouscous auf dem Gericht. Geben Sie Joghurt und Chutney darüber.

CURRY-NUDELN MIT HÄHNCHEN UND BROKKOLI

25 Minuten

200–250 g schmale Bandnudeln
1 enthäutete Hühnerbrust ohne Knochen,
  gebraten oder gekocht
4 Tassen Brokkoliröschen
1 Teelöffel Oliven- oder Distelöl
1½ Teelöffel Currypulver
2 grüne Zwiebeln, in Scheiben
4 gehäufte Eßlöffel einfacher Magerjoghurt
½ Teelöffel Gewürzsalz

1. Kochen Sie die Nudeln nach den Anweisungen auf der Packung »al dente«, während Sie die anderen Zutaten vorbereiten.
2. Den Brokkoli in lange, dünne Röschen schneiden. Ca. 5 Minuten dünsten, bis er hellgrün und noch leicht knackig »al dente« ist. Vom Herd nehmen und beiseite stellen.
3. Die Hühnerbrust in dünne Streifen schneiden.
4. Nudeln abgießen und beiseite stellen.
5. In dem Topf, in dem die Nudeln gekocht wurden, Öl erhitzen und Curry zufügen. Eine Minute unter ständigem Rühren schmoren lassen. Grüne Zwiebel zugeben und 30 Sekunden rühren. Joghurt unterrühren und Topf vom Herd nehmen. Rühren, bis eine glatte Soße entsteht.
6. Nudeln, Brokkoli und Hähnchen in den Topf zur Soße geben. Mit Salz würzen. Mit einem Spatel oder einer Holzgabel leicht umrühren, damit sich die Zutaten vermischen.

2 Portionen, in großen Schalen als Tellergericht.
Falls gewünscht, heißes Brot dazu reichen.

WÜRZIGER AVOCADO-AUFSTRICH

15 Minuten

1 reife Avocado, geschält und entkernt
2 Eßlöffel gehackte rote Zwiebel
1 zerdrückte Knoblauchzehe
1 Prise Chilipulver
1 Prise Cayennepfeffer
2 Teelöffel Wasser

Zerdrücken Sie die Avocado mit der Gabel. Zwiebel, Knoblauch und Gewürze unterrühren. Heißes oder getoastetes Vollkornbrot damit bestreichen.

3 Portionen

ARTISCHOCKENREIS

15 Minuten

Einen Salat dazu, fertig ist ein rasches Abendessen mit Getreide. Einfach köstlich!

¾ Tasse brauner, schnellkochender Reis
½ Packung gefrorene Artischocken
1 Teelöffel Tamari mit geringem Natriumgehalt

1. Den Reis entsprechend den Anweisungen auf der Packung zubereiten.
2. Tamari, zerkleinerte Artischocken und zusätzlich ¼ Tasse Wasser zugeben und bei geringer Hitze 10–15 Minuten dünsten.

1–2 Portionen

GETOASTETE TORTILLA MIT BOHNEN UND KÄSE

10 Minuten

Eine traditionelle, ballaststoffreiche Mahlzeit aus dem Südwesten.

1 große Maistortilla (vorzugsweise aus Vollkornmehl)
1 Tasse gedünstete Bohnen (frisch zubereitet oder aus der Dose)
¼ – ½ Tasse geriebener Cheddarkäse (nach Wunsch)

1. Erhitzen Sie eine Bratpfanne auf mittlerer Stufe. In einem kleinen Topf die Bohnen gut erhitzen.
2. Bohnen und Käse in die Mitte der trockenen Tortilla geben. Die Tortilla an den Seiten einschlagen und aufrollen wie eine Tasche.
3. Die Tortilla in die heiße Bratpfanne geben. Auf jeder Seite 1 Minute toasten, bis sie leicht gebräunt ist.

1 Portion

Anmerkung: Für ein vollständiges Schlummermahl servieren Sie zur Tortilla Mexikanischen Reis.

MEXIKANISCHER REIS

Wenn Sie den Reis zum Kochen aufsetzen, fügen Sie ¼ Tasse gehackte Zwiebel, ½ Teelöffel Knoblauchpulver und 1 gehackte Tomate zu.

GEBACKENE ROTE BETE UND GEMÜSEPLATTE

20 Minuten oder 1 Stunde und 30 Minuten

Wenn Sie noch nie gebackene rote Bete gegessen haben, sollten Sie sich diesen Genuß nicht entgehen lassen. Wenn Sie jedoch wenig Zeit haben, erhitzen Sie einfach ganze rote Bete aus der Dose ein paar Minuten lang auf der Platte.

6 mittelgroße rote Beten
2 ganze Mangold
450 g Spargel, Enden abgeschnitten
2 mittelgroße Zucchini, in Scheiben geschnitten
¼ Tasse Olivenöl
1½ Eßlöffel Apfelessig
1 Eßlöffel Sojasoße oder Tamari
1 zerdrückte Knoblauchzehe (nach Wunsch)

1. Waschen Sie die roten Beten und schneiden Sie die Blätter ab. Lassen Sie die Wurzelenden intakt, um ein Ausbluten zu vermeiden. Backen Sie die roten Beten bei 175 Grad 1–1½ Stunden, oder bis sie weich sind. Etwas abkühlen lassen und schälen.
2. Dünsten Sie den Mangold und die in Scheiben geschnittenen Zucchini separat. Kochen Sie den Spargel 5 Minuten in Wasser, oder bis er hellgrün und »al dente« ist. Nicht abdecken.
3. Die roten Beten in Scheiben oder in Würfel schneiden. Auf der Platte zusammen mit den Zucchini, dem Mangold und dem Spargel anrichten.
4. Öl, Essig, Sojasoße, *oder* Tamari, und Knoblauch verrühren. Über das Gemüse träufeln.

4 Portionen

CURRY-SPINAT UND TOFU

30 Minuten

Dieses wunderbare vegetarische Gericht müssen Sie unbedingt probieren!

ca. 300 g harter Tofu
2 Bund frischer Spinat oder 4 Packungen gefrorener, gehackter Spinat, aufgetaut
1 Bund grüne Zwiebeln
½ Eßlöffel Distelöl
1 Teelöffel Curry
1 Teelöffel Koriander
½ Teelöffel Garam Masala
½ Teelöffel Salz
½ Tasse dicker, fettarmer oder Magerjoghurt
1 Teelöffel Limonensaft

1. Schneiden Sie den Tofu in 1–1½ cm große Würfel. Den Spinat fein hacken. Die grüne Zwiebel in Scheiben schneiden. Die Zutaten beiseite stellen.
2. In einer schweren Pfanne mit Deckel das Öl mit den Gewürzen 1 Minute auf mittlerer Stufe erhitzen, bis die Gewürze ihr Aroma entwickeln.
3. Zwiebeln und Tofu zugeben. Unter ständigem Umrühren 5 Minuten schmoren. Spinat zufügen, gut untermischen und abdecken. 15 Minuten unter gelegentlichem Umrühren dünsten. Deckel abnehmen. Limonensaft und Joghurt unterrühren. Abkühlen lassen und dabei umrühren, bis der Spinat eine feste, cremige Masse bildet.
4. Reichen Sie Vollkorncouscous dazu. Mit Joghurt und Chutney garnieren.

3 Portionen

SCHNELLER BORSCHTSCH

40 Minuten

1 Eßlöffel Olivenöl
1 mittelgroße Zwiebel, in Scheiben
3 Tassen grob gehackter Kohl
2 gehackte Knoblauchzehen
1 Stangensellerie, geschnitten
1 Karotte, in dünne, runde Stücke geschnitten
1 Zucchino, in Scheiben
1 kleiner Apfel, geschält und gewürfelt
1 Dose (400 g) gewürfelte Tomaten
1 Eßlöffel gehackte, getrocknete Zwiebel
2 Gemüse- oder Hühnerbrühwürfel
6–8 Tassen Wasser
1 Teelöffel Dill
3 Eßlöffel Zitronensaft oder Apfelessig
2 Eßlöffel Honig
¼ Teelöffel Chilipulver (nach Wunsch)
1 Prise Cayennepfeffer

1. Geben Sie das Olivenöl und das Gemüse bis auf die Tomaten in einen Suppentopf. Kurz dünsten.
2. Die übrigen Zutaten unterrühren.
3. 20 Minuten köcheln. Wenn gewünscht, mit Dattelnußbrot, Orangenrahmkäse und einem Salat servieren.

6 Portionen

WEISSE BOHNEN UND SPINAT IM WOK

Eine gute Ergänzung zu gegrilltem Hähnchen oder Lamm. Diese Mahlzeit kann auch als Hauptgericht mit Maiskolben und Vollkorn-Knoblauchbrot aus Sauerteig gereicht werden. Zudem paßt sie hervorragend zu Nudeln.

1 Bund frischer Spinat
2 Teelöffel Olivenöl
1 große, zerdrückte Knoblauchzehe
1 Dose große Bohnen, getrocknet
1 kleine Tomate, gewürfelt
Frisch gemahlener, weißer Pfeffer

1. Geben Sie den Spinat, das Olivenöl und den Knoblauch in einen erhitzten Wok (eine chinesische Pfanne). Umrühren, bis der Spinat mit Öl bedeckt ist.
2. Die Bohnen zugeben und mit dem Spinat vermengen. Gut erhitzen. Die gewürfelte Tomate unterrühren. Mit Pfeffer würzen.

4 Portionen

LASAGNE À LA *FITONICS*

1 Stunde und 20 Minuten

Für ein geselliges Mahl oder ein Sonntags-Abendessen ist diese unkonventionelle Lasagne im Handumdrehen zubereitet.

1 Bolognesesoße nach Rezept
8 Lasagne-Nudelplatten
2 mittelgroße Zucchini, in diagonale, längliche
  Scheiben geschnitten
2 Karotten, in dünnen Scheiben
1 Eßlöffel Honig
1 Teelöffel Basilikum
½ Tasse Cheddarkäse

Schichten Sie das Gemüse und die Lasagne in eine Auflaufform. Geben Sie die Gewürze und die Bolognesesoße darüber, und bakken Sie die Lasagne nach der Anleitung auf der Nudelpackung.

SCHNELLE BOLOGNESESOSSE

30 Minuten

Sie benötigen für diese köstliche Soße 30 Minuten. Verwenden Sie besonders mageres Rindfleisch, zerkleinertes Putenfleisch, zerbröckelten Tofu, zerbröckelten Gemüse-Tofu oder Tempeh-Burger.

¼ Tasse besonders reines Olivenöl
6 große, gehackte Knoblauchzehen
1 große Zwiebel, fein gehackt
600–700 g Hackfleisch vom Rind oder Putenfleisch,
  oder vegetarischen Ersatz
1½ Eßlöffel Tomatenmark
1 Dose (200 g) Tomatensoße
3 Dosen (je 400 g) gehackte Tomaten nach
  italienischer Art
1 Eßlöffel getrocknetes Basilikum
1 Teelöffel getrockneter Oregano
¼ Teelöffel gehackter roter Pfeffer oder
  Cayennepfeffer nach Geschmack
2 Teelöffel gekörnte Rinderbrühe oder 1 Brühwürfel
Salz und Pfeffer nach Geschmack

1. Erhitzen Sie das Öl, den Knoblauch und die Zwiebel in einem großen Topf. Bei mittlerer Hitze dünsten, bis sie glasig werden.
2. Geben Sie das Fleisch in den Topf und braten Sie es, bis es seine Farbe verliert.
3. Tomatenmark, Soße und gehackte Tomaten zugeben. Basilikum, Oregano, Pfeffer und Brühe oder Bouillon hineinrühren. Gut umrühren.
4. Soße zum Kochen bringen, Hitze reduzieren und ohne Deckel 10 Minuten köcheln lassen. Nach Geschmack mit Salz und Pfeffer würzen.

6–8 Portionen

> *Die süße Nachspeise
> nach dem Schlummermahl*

HAFERGEBÄCK MIT KORINTHEN

30 Minuten

1 Tasse getrocknete Korinthen
1 Tasse Orangensaft
1 Tasse gewöhnliches, aber ungebleichtes Mehl
1 Tasse Hafermehl
1½ Tassen frische Haferflocken
¼ Tasse trockenes Süßungsmittel
1 Teelöffel Backpulver
1 Teelöffel Natron
1 Teelöffel Meersalz
¼ Tasse Süßrahmbutter
2 Tassen Buttermilch

1. Heizen Sie den Backofen auf 190 Grad vor.
2. Bringen Sie den Orangensaft in einem kleinen Topf zum Kochen und geben Sie die Korinthen zu. Nehmen Sie ihn vom Herd, und lassen Sie die Korinthen ziehen.
3. Vermischen Sie in einer großen Schüssel Mehl, Haferflocken, Süßungsmittel, Treibmittel und Meersalz. Schneiden Sie die Butter in eßlöffelgroßen Stücken hinein. Vermengen (oder zer-

bröckeln) Sie mit der Hand die Butter unter die trockenen Zutaten, bis Sie grobe Krumen erhalten. Lassen Sie die Flüssigkeit von den Korinthen abtropfen, und geben Sie sie in die Schüssel.
4. Geben Sie nacheinander die beiden Tassen Buttermilch zu und verrühren Sie die Masse mit einer Holzgabel, bis ein Teig entsteht, der sich verarbeiten läßt. Legen Sie den Teig auf eine mit viel Mehl bestreute Fläche und kneten Sie ihn gut durch.
5. Legen Sie das Backblech mit Pergamentpapier aus. Nehmen Sie je eine Handvoll Teig weg, und legen Sie ihn im Abstand von etwa 4 cm auf das Blech. *Versuchen Sie nicht, den Teig zu formen oder zu glätten!*
6. 20 Minuten backen und auf einem Rost abkühlen lassen.

Ergibt 10–12 Kekse

OBSTPLATTE DELUXE

10 Minuten

Ein wunderbares, leichtes Abendessen, wenn Sie abnehmen möchten.

> *Melone in Scheiben (Zuckermelone, Wassermelone und/oder Honigmelone)*
> *Banane, Orangen, Äpfel oder Birnen in Scheiben*
> *Weintrauben, Beeren, Papaya, Mangos, Pflaumen, Pfirsiche*
> *2 Eßlöffel ungesüßte Kokosraspel*
> *2 Eßlöffel Rosinen*
> *½ – 1 Tasse frischer, einfacher fettarmer Joghurt oder Hüttenkäse*

Wählen Sie 5 beliebige Früchte aus. Garnieren Sie die Obstplatte mit geriebenen Kokosnüssen, Rosinen – und Joghurt, wenn Sie eine etwas gehaltvollere, sättigendere Mahlzeit möchten.

1 Portion

Anmerkung: Dies ist die perfekte Mahlzeit, wenn Sie die reinigenden Kräfte der Früchte nutzen möchten, und ein wenig mehr.

BROTAUFLAUF MIT BANANEN UND DATTELN

45 Minuten

3 Tassen Vollkornbrot
1 Tasse zerdrückte Bananen
½ Tasse grob gehackte, entkernte Datteln oder Rosinen*
1 Tasse Milch oder Sojamilch
¼ Tasse Apfelsaftkonzentrat
2 Eiweiß oder ganze Eier
3 Eßlöffel zerlassene Butter (nach Wunsch)

1. Heizen Sie den Ofen auf 190 Grad vor.
2. Das Brot in ca. 4 cm große Würfel schneiden.
3. Die übrigen Zutaten in einer großen Schüssel mischen und gut verrühren. Brotstücke zugeben und einweichen, bis sie die Flüssigkeit aufgenommen haben (ca. 10 Minuten).
4. In eine ausreichend große Auflaufform geben. 35 Minuten backen. In Stücken servieren.

6 Portionen

---

* Anstelle der Datteln oder Rosinen können Schokostreusel genommen werden.

DATTELNUSSBROT MIT ORANGENRAHMKÄSE

1 Stunde und 15 Minuten

4 Tassen Weizenkleieflocken
2 Tassen gewöhnliches, ungebleichtes Mehl
2 Tassen Vollkornmehl
1½ Tassen Honig
1 Tasse Zuckersirup
3 Eßlöffel Backpulver
1½ Teelöffel Salz
2 Tassen Buttermilch
4 Eier
½ Tasse zerlassene Butter
½ Tasse pürierte Datteln
½ Tasse Dattelstücke
1 Tasse gemischte Nüsse, gehackt

1. Ofen auf 190 Grad vorheizen.
2. Die trockenen Zutaten zusammen in eine Schüssel sieben.
3. In einer weiteren Schüssel alle feuchten Zutaten, die Dattelstücke und die Nüsse vermischen. Die feuchten Zutaten in die trockenen einrühren.
4. Zwei Formen mit Butter bestreichen und mit Mehl bestreuen. Den Teig in die beiden Formen verteilen und ca. 1 Stunde bakken (bis an einem in der Mitte eingeführten Messer kein Teig kleben bleibt).

ORANGENRAHMKÄSE

170 g Rahmkäse
1 Eßlöffel Orangenschalen
2 Eßlöffel Honig
1 Prise Salz

Alle Zutaten mischen und gut verrühren.

KAROTTEN-KLEIEMUFFINS

30 Minuten

1½ Tassen Kleieflocken
3 Eßlöffel Distelöl
½ Tasse Buttermilch
1 Eiweiß
2 Tassen geraspelte Karotten
1 Tasse Honig
½ Tasse zerdrückte Ananas
½ Tasse Rosinen
2 Tassen Vollkornmehl
2 Teelöffel Backpulver
1 Teelöffel Natron
1 Teelöffel Zimt
1 Eßlöffel Johannisbrotpulver
½ Teelöffel Meersalz

1. Den Backofen auf 190 Grad vorheizen.
2. Kleieflocken, Öl, Buttermilch, Eiweiß, Karotten und Honig in einer großen Rührschüssel vermengen. Die zerdrückte Ananas und die Rosinen zugeben.
3. Die übrigen Zutaten sieben und in die Karottenmischung einrühren. Gut mischen und den Teig mit dem Löffel in 12 mit Pergamentpapier ausgelegte Förmchen geben.
4. 20–25 Minuten backen (bis an einem Zahnstocher kein Teig kleben bleibt).

Ergibt 12 Muffins

Schlußwort

Namasté

Was heißt das nun wieder? *Namasté* ist ein altes Wort aus dem Sanskrit, es bedeutet: »Ich ehre die Göttliche Essenz in Dir.« Ehe Sie sagen: »Oh, schon wieder eine dieser Botschaften nach dem Muster: ›Besinne Dich auf Deinen Nabel und versetze Dich ins Nirwana‹«, möchten wir Ihnen sagen, daß wir mit »göttlich« das große Geheimnis meinen, das Prinzip des Lebens, das Sie verkörpern.

Wir sagen *»Namasté«,* weil wir diese Lebenskraft wirklich ehren. Wir ehren sie in uns selbst, wir ehren sie in anderen Menschen, und es ist unser Ziel, Sie dasselbe zu lehren. Denn gerade wenn wir die Lebenskraft achten, die der Göttlichen Essenz in jedem von uns entströmt, bleibt uns keine andere Wahl, als eine gesunde Lebensweise zu wählen. Viele Probleme in unserer Gesellschaft – auch das weitverbreitete Übergewicht und die zahlreichen Krankheiten – sind dadurch entstanden, daß wir es versäumt haben, das Göttliche oder die Lebenskraft in jedem einzelnen von uns zu erkennen und zu würdigen. Große Philosophen wie Ralph Waldo Emerson, Walt Whitman und Henry David Thoreau sprechen von dieser Lebenskraft und nennen sie »die Seele«.

Was wir Ihnen nun mitteilen, haben Sie vielleicht schon oft in anderer Form gehört. Wir wollen es Ihnen mit Worten sagen, die, wie wir hoffen, in Ihnen nachklingen werden und Ihnen helfen zu verstehen, was letzten Endes Ihre Gesundheit ausmacht:

Lieber Freund, Sie sind ein geistiges Wesen, Sie haben eine Seele mit den Mitteln, Sie als Mensch zu erwecken. Welche Mittel meinen wir? Es sind Ihre größten Ressourcen: ein gesunder Körper und ein gesunder Verstand. Sie erleben als geistiges Wesen eine Reise durch ein vernunftbegabtes, zielgerichtetes Universum, und Ihr Leben ist genaugenommen nur eine »Schule«, in der Sie Ihre höheren Gefühle beherrschen lernen und negative Gefühle ablegen. Sie sind aus einem bestimmten Grund auf der Welt: Sie sind hier, um Liebe zu empfangen, Freude, Frieden und Gesundheit, mit anderen Worten, all das, was Sie geistig wachsen läßt und voranbringt.

Wie Antoine de Saint-Exupéry uns in seinem Buch *Der kleine Prinz* lehrt, müssen wir zum *Wesentlichen* zurückkehren. Er meint damit das Herz der menschlichen Existenz, die Seele. Ohne das Wesentliche, ohne die Würdigung, Verehrung des Lebens bleibt das höhere Bewußtsein, das Streben nach Gesundheit, hohles Gerede – eine eitle Geste –, die lediglich zu größten Schmerzen führt. Wie traurig ist es, die Menschen zu beobachten: Sie verbringen ihr Leben mit der eitlen Pflege ihres Körpers, nur um panisch und leer seinen endgültigen Verfall zu verfolgen.

Ohne wirkliche Ehrerbietung gibt es keine Möglichkeit, das Geheimnis von Gesundheit und anhaltendem Glück zu entdecken. Eben diese Ehrerbietung vor dem Leben haben die Naturwissenschaft und die Medizin bei der Entwicklung der modernen Behandlungstechniken vernachlässigt und geleugnet. Bei ihrer mechanistischen Betrachtung haben sie tragischerweise die biologische Lebenskraft übersehen, die Göttliche Energie, die allem Leben einhaucht, was wir sehen. Wird diese Energie gehegt und gepflegt, so kann sie eine bessere Gesundheit und Heilung bringen als kostspielige technische Neuerungen.

Große geistige und philosophische Weise – aus jeder Kultur und Tradition – haben uns gelehrt, die Ehrerbietung vor dem Leben als Schlüssel für die Gesundheit des einzelnen und den Fortschritt der Gesellschaft zu betrachten. Wollen Sie Ihre Gesundheits- und Gewichtsprobleme lösen, so fordern wir Sie auf, mit dem ungehinderten Kontakt zu der Lebenskraft in Ihnen zu beginnen. Sie strahlt von Ihrer Seele genau so aus, wie die Lichtstrahlen von der Sonne ausstrahlen. Je mehr Nahrung und Pflege Sie der Lebenskraft zukommen lassen, desto rascher werden Sie zu einem gesunden Körper mit normalem Gewicht zurückkehren, auf den Sie einen Anspruch haben.

Die Lehre des Yoga, die jüdische Religion und andere große geistige Traditionen haben uns seit Jahrtausenden stets ermahnt, daß der Körper lediglich unser Gefährt durch das Leben ist. Sie haben uns gelehrt, das magische Werkzeug unseres Geistes zu benutzen, um uns Zugang zu unserer persönlichen Göttlichkeit zu verschaffen. Es heißt, Körper und Geist helfen der Seele bei ihrem Trachten, ihre Lebensaufgabe zu erfüllen. Das ist Ihre Chance.

Sie kennen nunmehr die Leitlinien, mit deren Hilfe Sie Ihren Körper und Ihren Geist zu Begleitern umformen können, die Ihnen bei der Verwirklichung aller Träume Ihrer Seele und der Wiedergewinnung Ihres Gleichgewichts helfen. Genau in diesem Augenblick können Sie sich die uralte Tradition der Ehrerbietung für das Geschenk des Lebens aneignen, die unsere Kultur so lange vergessen hat.

Sie können das Gleichgewicht aus Körper, Geist und Seele perfekt beherrschen, das Gleichgewicht, das Ihnen nicht allein den ersehnten Gewichtsverlust bringt, nicht allein strahlende Gesundheit, sondern Sie zur Sonnenseite des Daseins führt, auf die auch Sie einen Anspruch haben. Das Leben ist kein Zufall, kein Versehen, und auch Ihre Gesundheit und Lebensdauer hängen nicht vom Zufall ab.

Wir ehren die Lebenskraft in Ihnen, und wir preisen Ihre Bereitschaft, es uns nachzutun. Es ist unleugbar: Ihr Leben wird sein, was Sie daraus machen. Tag für Tag werden wir mit Freuden verfolgen, wie Sie stärker werden und mehr Fröhlichkeit ausstrahlen, wie Sie die mentale Einstellung und die Körperhaltung entwickeln, mit denen Sie wertschätzen, »was wesentlich ist«. Die Wertschätzung, die Sie nunmehr durch *Fitonics* pflegen werden, aktiviert und erweckt Ihre Lebenskraft und bereitet Sie auf Heilung und Wachstum vor. Und deshalb sagen wir Ihnen bis zu unserem nächsten Treffen Lebewohl... und...

Namasté.

Danksagung

Wir möchten folgenden Personen unseren Dank aussprechen:

Mel Berger von der William Morris Agency für seine aufrichtige Unterstützung des *Fitonics*-Projekts; Marci Posner für ihre Reisen durch die ganze Welt; und Claudia Cross für ihre aufopferungsvolle Unterstützung; Janet Allen für ihre Bereitschaft, als unsere Ansprechpartnerin für die ganze Welt zu fungieren; sie erledigte jede Aufgabe an jedem Ort zu jeder Zeit, weit über ihre eigentliche Pflicht hinaus.

Den Mitarbeitern von Avon Books: Michael Weinstein und Lou Aronica für ihren Glauben an unsere Arbeit; Darlene DeLillo für ihr Zuhören und für ihre Hilfe bei der Formulierung unserer Botschaft; Christina Zika für ihren Eifer bei der Herstellung; Jennifer Hershey für ihre praktische Arbeit bei der endgültigen Produktion; Anne Marie Spagauilo für ihre Hilfe bei der Zusammenstellung der verschiedenen Teile; Debbie Tobias für ihr beständiges Antreiben; Joan Schulhafer und Laura Mullen für ihre Werbekampagne und Tom Egner für seine augezeichnete Umschlaggestaltung.

Unserem engeren und weiteren Familienkreis: Charles und Mary Lynn Goldstein dafür, daß sie uns als Onkel und Tante abgöttisch liebten; Linda und Brendan Lally für das Angebot zu helfen, als Hilfe so nötig war; James Schnell dafür, daß er die Post für uns erledigte; James McCray und Rick Cahill, daß sie selbstlos immer für uns da waren und uns angespornt haben; Nels Gullerud und Pete Buccholtz für die uneingeschränkte Liebe, die sie uns stets zeigen; Michael und MaryAnn Kilmartin dafür, daß sie die

Florida-Gruppe am Leben erhielten; und Frank Renner für seine Gebete.

Den zahlreichen ausgezeichneten Fachleuten, die uns in unserem Vorhaben unterstützten: Michael J. Glass für seine Loyalität und Integrität; Bob Goodman und John Anderson bei Global Nutrition dafür, daß sie uns halfen, dem Leser die besten Hinweise zur Ernährung an die Hand zu geben; Tina Cherie und Kay Berry von Saks Fifth Avenue für ihr unermüdliches Feilen an der äußeren Form; Seymour Sacks für seinen Glauben an uns; Kelly, Ken und dem Personal von Spa du Soleil für das vorzügliche Essen; Naomi und Scott Gaultier für ihre besonderen Beiträge zu unserer Liebesbeziehung; Manny Abassi für seine Liebe; und Dr. Elizabeth Ruman für ihre Planung, die uns etwas Spielraum ließ.

Und voll tiefer Liebe und mit großem Respekt wollen wir unseren Vorbildern Referenz erweisen: Victor Kulvinskas für seine Anregungen zu den Enzymen; Jack LaLanne dafür, daß er die Fackel weitertrug und ein Beispiel setzte; sowie allen anderen.

Wir danken dem Allmächtigen, daß er uns für das Gelingen des Werkes all die Genannten gesandt hat.

Anmerkungen

Vorwort

1 Brian R. Clement, *Living Foods for Optimum Health,* Rocklin 1996.
2 Aus: *Self,* Januar 1996, S. 65.
3 Bruce Horowita, »Portion Sizes and Fat Content Out of Control«, in: *USA Today,* 20. Februar 1996, S. 1 f.
4 Kelly Brownell, in: *Newsweek,* 5. Dezember 1995, S. 60.
5 Bernice Kanner, in: *Parade,* 12. November 1995, S. 4.

Einführung

1 Dieser Satz (auf amerikanisch: *Health Care is Self Care*) ist der Leitspruch der American Natural Hygiene Society (Gesellschaft für Natürliche Gesundheitsfürsorge), die ihre Rolle als Vorkämpferin für die natürliche Gesundheit vor über sechzig Jahren aufnahm.

Kapitel 1: Diätkuren helfen immer noch nicht

1 Philip Elmer-Dewitt, »Fat Times«, in: *Time,* Januar 1995.
2 Dr. C. Everett Koop, »America's Health at Risk: A Call to Action«, in: *Time,* Mai 1995.
3 *Environmental Nutrition,* November 1995, S. 4.
4 Bernice Kanner, in: *Parade,* 12. November 1995, S. 4.
5 Robert Haas, »Eat To Win«, in: *Muscular Development,* Februar 1996, S. 40.

Kapitel 2: Natürliche Gesundheit

1 Deepak Chopra, *Quantum Healing,* New York 1989, S. 3.
2 Ebenda, S. 48.
3 Michael Colgan, *The New Nutrition: Medicine for the Millenium,* San Diego 1994, S. 78.

4 Jeanne Achterberg, *Woman As Healer*, Boston 1990, S. 141.
5 Ebenda, S. 142.
6 Colgan, *The New Nutrition*, S. 107 f.
7 Ebenda.
8 Achterberg, *Woman As Healer*, S. 183.
9 Ebenda, S. 182.
10 Colgan, *The New Nutrition*, S. 42 ff.
11 Peter Jaret, »When East Feeds West«, in: *Eating Well*, November 1995, S. 34.
12 Colgan, *The New Nutrition*, S. 42 ff.

Kapitel 3: Energie: Schlank und rank

1 Gabriel Cousens, *Conscious Eating*, Santa Rosa 1992, S. 101.
2 Arnold Ehret, *The Definite Cause of Chronic Constipation*, New York 1922, S. 3.
3 Norman W. Walker, *Become Younger*, Prescott 1978, S. 97.
4 Carlson Wade, *Inner Cleansing*, West Nyack 1992, S. 226.

Kapitel 4: Enzyme: Ein Jungbrunnen!

1 Aus: *Muscular Development*, Dezember 1995, S. 34.
2 Humbart Santillo, *Food Enzymes: The Missing Link to Radiant Health*, Prescott 1991, S. 35.
3 D. A. Lopez, R. M. Williams, M. Miehlke, *Enzymes: The Fountain of Life*, Charleston 1994.
4 Santillo, *Food Enzymes*, S. 29.
5 Victor P. Kulvinskas, *Don't Dine Without Enzymes*, Hot Springs 1994, S. 20 f.
6 Paul Kouchakoff, »The Influence of Food Cooking on the Blood Formula of Man«, Institute of Clinical Chemistry, Lausanne 1930.
7 Ebenda; The Healthview Newsletter.
8 Edward Howell, *Enzyme Nutrition*, New York 1985, S. 106.
9 Viktor P. Kulvinskas, *Don't Dine Without Enzymes*, S. 14.
10 Santillo, *Food Enzymes*, S. 26.
11 Gabriel Cousens, *Conscious Eating*, Santa Rosa 1992, S. 341.
12 Santillo, *Food Enzymes*, S. 28.
13 *Sushi* und *Sashimi* zählen genaugenommen nicht zu den Mahlzeiten an einem Rohkosttag. Sie sind zwar reich an Enzymen, doch die wesentlichen entschlakkenden Bestandteile und die Fasern von Rohkost fehlen ihnen.
14 Judith Wurtman, mit Margaret Danbrot, *Managing Your Mind and Mood Through Food*, New York 1987.

Kapitel 5: Enzympräparate

1 Dieser Teil heißt Kardia, weil er am nächsten beim Herz liegt.
2 Santillo, *Food Enzymes*, S. 12.
3 Ebenda, S. 9.
4 Kulvinskas, *Don't dine without Enzymes*, S. 15.

5 Lopez, Williams, Miehlke, *Enzymes. The Fountain of Life*, S. 21.
6 Ebenda, S. 19.
7 Ebenda, S. 45.
8 Ebenda.
9 Anthony J. Chichoke, *Enzymes and Enzyme Therapy*, New Canaan 1994, S. 43 f.

*Kapitel 6: Energiegewinn beim Essen:
Die nächste Stufe der Lebensmittelkombination*

1 Grant, Doris, und Jean Joice, *Food Combining for Health*, Rochester 1989, S. 40.
2 Ebenda, S. 17.
3 Ebenda.
4 Ebenda, S. 18.
5 Ebenda.
6 Ebenda, S. 21.
7 Aus: *Time*, 6. November 1995, S. 58.
8 Ebenda.

Kapitel 7: Homöostase: Das Säure-Base-Gleichgewicht

1 Paul C. und Patricia Bragg, *Wunder des Fastens*, Ritterhude 1994, S. 46 ff.
2 Die Selbstvergiftung wird auch Toxämie oder Autointoxikation genannt.
3 Jethro Kloss, *Back to Eden*, Loma Linda 1939, S. 720.
4 »Das heißt, einfach ausgedrückt, daß wir täglich Nahrung zu uns nehmen (Aufnahme), einen Teil der Nahrung absorbieren und verwerten (Ausnutzung oder Assimilation) und ausscheiden, was wir nicht brauchen können (Ausscheidung). Obwohl jede dieser drei Funktionen in einem gewissen Ausmaß ständig abläuft, hat jede einzelne dieser Funktionen während bestimmter Stunden des Tages ihre Hauptwirkzeit:
• von mittags 12.00 Uhr bis abends 20.00 Uhr Nahrungsaufnahme (Essen und Aufschließen)
• von abends 20.00 Uhr bis morgens 4.00 Uhr Ausnutzung (Absorption in die inneren Organe und Verwertung)
• von morgens 4.00 Uhr bis mittags 12.00 Uhr Ausscheidung (von Schlacken und Nahrungsresten)
Durch einfaches Beobachten unserer Körpertätigkeit können wir uns unserer Körperzyklen bewußt werden. Während der Wachstunden nehmen wir Nahrung auf, verzichten wir aber auf das Essen, nimmt der Hunger im Verlauf des Tages zu. Wenn wir schlafen und der Körper keine Arbeit zu leisten hat, assimilieren wir, was wir während des Tages zu uns genommen haben. Wenn wir aufwachen, haben wir den sogenannten ›Morgenatem‹ und vielleicht auch eine belegte Zunge, denn jetzt befindet sich unser Körper mitten in der Ausscheidungsphase all dessen, was er nicht gebrauchen kann – die Schlacken.« Harvey und Marilyn Diamond, *Fit fürs Leben*, München 1990, S. 44 f.

5 Rita Romano, *Dining in the Raw. Cooking with the Buff,* Florenz 1993, S. 25.
6 Walker, *Become Younger,* S. 28.
7 Linda Ojeda, *Menopause Without Medicine,* Alameda 1992, S. 182.

Kapitel 8: Zucker

1 Cousens, *Conscious Eating,* S. 91.
2 Die Zuckerindustrie beruft sich bei der verharmlosenden Darstellung ihres Produkts auch auf renommierte ernährungswissenschaftliche Institute wie zum Beispiel Harvard.
3 William Dufty, *Sugar Blues,* New York 1975, S. 138 f.
4 »The Fluoride Risk, Evidence of a Link to Cancer«, in: *Newsweek,* 5. Februar 1990.
5 Dufty, *Sugar Blues,* S. 79.
6 Ebenda.
7 Dr. Richard Eastman vom National Institute of Diabetes and Digestive and Kidney Diseases, zitiert in: *Arizona Republic,* 3. November 1995, S. A6.
8 Aus: *Parade,* 12. November 1995, S. 5.
9 Paul und Patricia Bragg, *Healthy Eating Without Confusion. Health Science,* Santa Barbara 1967, S. 12.
10 Ebenda, S. 14.
11 Ebenda.
12 Nichterhitzter Honig enthält Enzyme und ist deshalb gesünder als erhitzter Honig.
13 Aus: *Health Freedom News,* Juni 1994.
14 Lebensmittel wie Getreideprodukte, Ketchup, Salatdressing, Mayonnaise und Limonaden, denen in der Regel Zucker beigefügt ist, gibt es zuckerfrei oder vollwertig gesüßt in Naturkostläden und Reformhäusern.
15 Aus: *Tufts University Diet and Nutrition Letter,* November 1995, S. 2.

Kapitel 9: Aspartam und Olestra: Zwei Mogelpackungen

1 David Steinman, *Diet For A Poisoned Planet,* New York 1990, S. 190.
2 Ebenda, S. 192.
3 Aus: *UC Berkeley Wellness Letter,* Februar 1996, S. 2.
4 Ebenda.
5 Ebenda.
6 Steve Wilson, »Fat Substitute a Milestone, but May Chip Away Nutrition«, in: *Arizona Republic,* 19. November 1995.
7 Ebenda.
8 Ebenda.
9 Michael D. Lemonick, »Are We Ready For Fat-Free Fat?«, in: *Time,* 8. Januar 1996.
10 Ebenda.

Kapitel 10: Mindtonics: Optimistisch denken... und noch viel mehr

1 Norman Vincent Peale, *The Power of Positive Living,* New York 1990, S. 29 f.
2 Martin Seligman, *Pessimisten küßt man nicht. Optimismus kann man lernen,* München 1991, S. 212 f.
3 Ebenda, S. 214 f.
4 »Lifemoneysuccess«, in: *Journal of Financial Freedom,* Februar 1996, S. 5.

Kapitel 11: Hypno-Meditation: Begegnung von Ost und West

1 The Atwood Institute, *Course in Hypnotherapy* (*Hypnotherapie-Kurs*), Phoenix 1995.
2 Herbert Benson, *The Relaxation Response,* New York 1975.
3 William S. Kroger, William D. Fezler, *Hypnosis and Behavior Modification,* Philadelphia 1976, S. 7.
4 Ebenda.
5 Ebenda, S. 8.
6 Ebenda, S. 9.
7 Benson, *Relaxation Response,* S. 145.
8 Deepak Chopra, *Ageless Body, Timeless Mind. Practical Alternative to Growing Old,* New York 1993, S. 32.
9 Schulmediziner hielten das für ausgeschlossen, doch Swami Rama lieferte in den achtziger Jahren der Menninger-Klinik in Topeka, Kansas, den Beweis dafür, daß diese Form der mentalen Kontrolle tatsächlich möglich ist.
10 Das bedeutet: Um des spirituellen Wachstums willen Mühe auf sich nehmen.
11 Ein spiritueller Lehrer in der Welt.
12 Wunderbare Heilungen werden auch aus dem französischen Lourdes berichtet.
13 Erinnerungen an Ereignisse in früheren Leben, auch Weltgedächtnis.
14 Dick Sutphen, *Reinventing Yourself,* Malibu 1993, S. 155.
15 Ebenda.

Kapitel 12: Bodytonics

1 Cousens, *Conscious Eating,* S. 149.
2 Ebenda, S. 145.
3 Jack LaLanne, *Revitalize Your Life After Fifty,* Mamaroneck 1995, S. 104.
4 Paul C. Bragg und Patricia Bragg, *Super Brain Breathing. Health Science,* Santa Barbara 1987, S. 5.
5 »Nutrition Action Healthletter«, Center for the Public Interest, Dezember 1995, S. 4.
6 Michael Colgan, »Four Nutrients to Stop Aging«, in: *Muscular Development,* Juli 1994, S. 20.
7 LaLanne, *Revitalize Your Life After Fifty,* S. 104.
8 Michael Colgan, »American College of Sports Medicines«, in: *Muscular Development,* 27. Juli 1993.
9 Ebenda.

Kapitel 13: Die Bodytonics-Übungen: Täglich zwölf Minuten

1 P. F. Lachance und T. Hortogayi, *Strength and Conditioning Research,* Bd. 8, Nr. 2, 1994.
2 Arnold Schwarzenegger, *Arnold. The Education of a Bodybuilder,* New York 1977, S. 162 f.
3 Steve Holman, »Sit-ups Superiority«, in: *Ironman Magazine,* August 1994, S. 41.

Kapitel 16: Wieviel soll ich essen? oder: Überschreiten Sie nicht die »Füttergrenze« und andere Tips zum Erfolg

1 Den Begriff hat der Pionier der natürlichen Gesundheitslehre Jack LaLanne eingeführt.
2 Weitere Rezepte finden Sie in den Kochbüchern von Marilyn Diamond, *Fit fürs Leben – das Kochbuch,* München 1992, und *Neue Eßkultur mit Sonnenkost,* Ritterhude 1991.

Kapitel 17: Der Blitzstart für rasches Abnehmen

1 »What America Eats«, in: *Parade Magazine,* 4. November 1995, S. 4.

Bibliographie

Achterberg, Jeanne, *Woman As Healer.* Boston und Shaftesbury 1990. (Auf deutsch erschienen unter dem Titel: *Die Frau als Heilerin: die schöpferische Rolle der heilkundigen Frau in Geschichte und Gegenwart.* München und Wien 1991.)
Atlas, Nava, *The Wholefood Catalog.* New York 1988.
Benson, Hebert, *The Relaxation Response.* New York 1975.
Bragg, Paul C., und Patricia Bragg, *Apple Cider Vinegar Miracle Health System.* Santa Barbara 1993.
— *The Miracle of Fasting.* Santa Barbara 1992. (Auf deutsch erschienen unter dem Titel: *Wunder des Fastens.* Ritterhude 1994.)
Chichoke, Anthony J., *Enzymes and Enzyme Therapy.* New Canaan 1994.
Chopra, Deepak, *Agelesss Body, Timeless Mind.* New York 1993. (Auf deutsch erschienen unter dem Titel: *Die Körperzeit. Mit Ayurveda jung werden, ein Leben lang.* Bergisch Gladbach 1994.)
— *Quantum Healing.* New York 1989. (Auf deutsch erschienen unter dem Titel: *Ayurveda, das altindische Wissen vom Leben und die modernen Naturwissenschaften.* Bergisch-Gladbach 1991.)
Colgan, Michael, *The New Nutrition. Medicine for the Millenium.* Encinitas 1992.
Cousens, Gabriel, *Conscious Eating.* Santa Rosa 1992.
— *Spiritual Nutrition and the Rainbow Diet.* Boulder 1986.
Cross, Pamela, *Kitchen Wisdom.* Ontario 1991.
Diamond, Harvey, und Marilyn Diamond, *Fit for Life.* New York 1985. (Auf deutsch erschienen unter dem Titel: *Fit fürs Leben.* Taschenbuchausgabe: München 1990.)
Diamond, Marilyn, *A New Way of Eating. From the Fit For Life Kitchen.* New York 1987. (Auf deutsch erschienen unter dem Titel: *Neue Eßkultur mit Sonnenkost.* Ritterhude 1991.)
— *The American Vegetarian Cookbook. From the Fit For Life Kitchen.* New York 1990. (Auf deutsch erschienen unter dem Titel: *Fit fürs Leben – Das Kochbuch.* Taschenbuchausgabe: München 1992.)
East-West Journal, *Shoppers Guide to Natural Foods.* Garden City Park 1987.
Frank, Benjamin S., *Doctor Frank's No-Aging Diet.* New York 1976.
Frederick, Sue, und Michael Whiteman-Jones, *How to Shop a Natural Foods Store... And Why.* Boulder 1994.
Gerson, Max, *Eine Krebstherapie. Fünfzig geheilte Krebsfälle.* Ritterhude 1996.

Grant, Doris, und Jean Joice, *Food Combining for Health*. Rochester 1989.
Howell, Edward, *Enzyme Nutrition*. Wyne 1985.
Kroger, William S., und William Fezler, *Hypnosis and Behavior Modification*. Philadelphia 1976.
Kulvinskas, Victor P., *Don't Dine Without Enzymes*. Hot Springs 1994.
— *Sprout for the Love of Everybody*. Fairfield 1978.
— *Survival in the 21st Century*. Fairfield 1975.
LaLanne, Jack, *Revitalize Your Life After 50*. Mamaroneck 1995.
Lopez, D. A., R. M. Williams und M. Miehlke, *Enzymes. The Foundation of Life*. Charleston 1994.
Miles, Rosalind, *The Women's History of the World*. Topsfield 1988.
Mishra, Rammurti S., *Fundamentals of Yoga*. New York 1987. (Auf deutsch erschienen unter dem Titel: *Vollendung durch Yoga. Das grundlegende Lehrbuch des Raja-Yoga, der höchsten Form der Yoga-Praxis*. Düsseldorf 1990.)
Ornish, Dean, *Eat More, Weight Less*. New York 1993.
Peale, Norman Vincent, *The Positive Principle Today*. New York 1976.
— *Treasury of Joy and Enthusiasm*. New York 1981.
— Vom selben Autor auf deutsch erschienen: *Die Kraft des positiven Denkens*. Zürich, aktuelle Neuausgabe: 1994.
Phillips, W. Nathaniel, *Natural Supplement Review*. Golden 1991.
Ransberger, Karl, und Max Wolf, *Ein Leben für die Enzymtherapie*. Forum-Medizin Verlagsgesellschaft 1994.
Romano, Rita, *Dining in the Raw, Cooking with the Buff*. Proto 1993.
Santillo, Humbart, *Food Enzymes. The Missing Link to Radiant Health*. Prescott 1991.
Seligman, Martin, *Pessimisten küßt man nicht. Optimismus kann man lernen*. München 1991.
Szekely, Edmond Bordeaux, *The Book of Living Foods*. Matsqui 1977.
Tilden, John, *Mit Toxämie fangen alle Krankheiten an*. Ritterhude 1990.
Tourneau, Isabelle, *Cooksource*. New York 1990.
Walker, Norman W., *Fresh Vegetable and Fruit Juices*. Prescott 1970.
— Vom selben Autor auf deutsch erschienen: *Auch Sie können wieder jünger werden*. Ritterhude 1990.)
Wheater, Caroline, *The Juicing Detox Diet*. London 1993.
Wigmore, Ann, *Be Your Own Doctor*. Wayne 1982.
— *Recipes for Longer Life*. Wayne 1978.
— *The Sprouting Book*. Wayne 1986.
Woteki, Catherine E., und Paul R. Thomas, *Eat for Life*. New York 1993.
Yogananda, Paramahansa, *Autobiography of a Yogi*. Los Angeles 1987.

Adressenliste

Wenn Sie bestimmte Zutaten in Ihrem Supermarkt oder Naturkostladen nicht bekommen, fragen Sie nach den Adressen von Herstellern und Warenversänden oder schlagen Sie sie in den kostenlos erhältlichen Magazinen *Schrot & Korn* und *gesund leben* nach. Ausführliche Informationen über die Natürliche Gesundheitslehre und die richtige Lebensmittelkombination können Sie unter den beiden folgenden Adressen anfordern:

Gesellschaft für natürliche Lebenskunde e. V.
Heinrich-Vogeler-Weg 8
27726 Worpswede

Die Gesellschaft für natürliche Lebenskunde vertritt die Natürliche Gesundheitslehre in Deutschland, u. a. gibt sie die Studienbriefe für Gesundheitspraktiker heraus.

Waldthausen Verlag
Stendorfer Str. 3
27718 Ritterhude

Über den Waldthausen Verlag ist eine Lebensmittelkombinations-Tabelle erhältlich, aus der ersichtlich ist, welche Lebensmittel miteinander kombiniert werden können (allerdings nach den Richtlinien von *Fit fürs Leben*). Der Verlag hat zahlreiche Bücher zur Natürlichen Gesundheitslehre herausgegeben, einige sind in der Bibliographie genannt.

Wenn Sie nähere Informationen über *Fitonics*
wollen, schicken Sie eine E-mail an:
WWW.FITONICS.COM

Register

Abendessen 272
Abfallprodukte 64 f., 68, 73 f., 223, 230
Abführmittel 46, 130, 221
Absorption 149 f.
Achterberg, Jeanne 58
Adrenalinspiegel 157
Ahornsirup 156
Airola, Paavo 132
Alfalfasprossen 295, 312, 315, 323 f., 339
Algen 137, 224
Alkohol 53, 136, 142, 144 f., 177, 220 f.
  Alkoholismus 149, 158
  Bier 179
  Rotwein 143
Allergien 88
Alphawellen 212
Alter 85, 199, 221, 227 f.
AMA (American Medical Association, Amerikanische Ärztevereinigung) 52–55
Aminosäure 138, 153
Amylasen 103
Ananas 125, 137, 361
Andrews, Lynn 185
Apfel 296–298, 300 f., 303 f., 344, 354, 358
Apfelessig 279
Apfelgetränk, spritziges 296
Appetitzügler 46
Appleton, Nancy 157
Aprikose 302

Arme 226, 252, 257
Arteriosklerose 46, 159
Arthritis 135, 158, 223
Artischocken 327
Artischockenreis 118, 350
Asparaginsäure 163–165
Aspartam 162–167
Aspergillus 99
Asthma 158, 198
Atemübungen 142, 194, 209, 225
Äthanol (Äthylalkohol) 164
Atlas, Charles 230, 252, 255
Atmung 136, 213, 222, 224 f.
Aufstoßen 134
Aufwärmen der Gelenke 237
Auge, drittes 212 f.
Ausscheidung 65, 67 f., 70, 139, 154
Autopsie 73
Avocado 92, 279 f., 305 f., 324, 339
Azidose 132, 135, 141

Bakterien 222
Ballaststoffe 154, 160
Banane 126, 297–300, 302, 304, 339, 358 f.
Baroody, Theodore A. 132
Base 135, 138, 141
Basler, Dr. Anthony 72
Bauchmuskeln 226, 230, 235, 245, 247, 249, 254–256
Bauchspeicheldrüse 89, 101, 149
Beano 102

Beeren 299, 358
Beine 225, 257
Benson, Dr. Herbert 194, 198
Beugen 248
Bewegung, körperliche 45, 50, 53, 67, 136, 219, 221, 223, 225–227, 229, 234
Bewußtsein
  höheres 201 f., 207
  überbewußter Zustand 207, 212–214, 216
Beziehung, persönliche 62
Bierbauch 74
Birne 298, 300, 302, 306, 311, 358
Blackburn, Dr. Henry 169
Blähungen 134
Blase 67 f.
Blinddarmentzündung 158
Blumenkohl 342, 348
Blut 79, 87, 132, 136, 153, 219, 223, 233
  Blutdruck 77, 158
  Blutgerinnsel 219
  Bluthochdruck 116, 178, 198, 220, 231
  Blutkreislauf 75 f., 95, 149, 222 f.
  Blutzucker 150, 154
Bohnen 137 f., 269, 314, 335, 351, 355
  Bohnensprossen 321, 341
Bohnen und Spinat im Wok 309, 321
Bohnensuppe, schnelle 342
Bolognesesoße, schnelle 356
Boom, Corrie Ten 189
Borschtsch, schneller 354
Bragg, Dr. Paul 59, 63, 133, 148, 230, 248
Braid, James 196
Brokkoli 342, 349
Bronchien 76
Brot 118
Brotauflauf mit Bananen und Datteln 359
Brust 226
  Brustmuskeln 252
Buchweizen 137
Butter 287
Buttermilch 361

Canderel 162
Carruthers, Dr. Hugh Greer 256
Chili, Lieblingschili der Familie 335
Chinakohl 307
Chiropraktik 54
Cholesterin 149, 158, 279
Chop Suey 320
Chopra, Dr. Deepak 49, 199
Chrom 156
Colgan, Dr. Michael 56
Condon, Dr. Robert 166
Cornflakes 120
Couscous 347
Cousens, Gabriel 72, 92, 219, 222
Curry 287

Daikon, japanische Rettichart 321
Darm 67, 223, 230
  Darmtoxämie 72
  Dickdarm 65, 68, 72–74, 76, 279
  Dünndarm 101, 158
Darwin, Charles 111
Datteln 297, 359 f.
Dattelnußbrot mit Orangenrahmkäse 360
Dattelpflaume 300
Dattelzucker 149, 156
Delikatessenplatte 326
Depression 77, 184
Diabetes 85, 88, 147–149, 158
Diät 36
Diätgetränke 163 f.
Diätnahrung 36, 39–40
Dressing
  Fitonics-Dressing 313
  Thousand-Island-Dressing 318
Dufty, William 147

Eßverhalten 271
Ehret, Arnold 72 f.
Eier 310, 328, 359
  Toast mit pochierten Eiern 310
Eisen 156
Eiweiß 117–120, 128, 138, 146, 153, 158, 263, 277
Ellbogen 239
Emphyseme 159

Energie 37, 47 f., 50, 61 – 65, 67 – 69, 77, 80, 91, 95, 113 f., 128, 131, 141, 202, 206, 219 f., 225, 233 f., 276
Energiebahnen 232
Entgiftung 262
Entspannung 201, 210 – 212
Enzyme 78 – 82, 85 – 92, 94 f., 99, 101 f., 107, 114 f., 124 f., 127 f., 135, 137, 142, 149, 159, 221, 234, 276 – 278, 280, 284
   Einnahme von Präparaten 101
   Enzymkapazität 80, 85, 87, 91
   Enzymproduktion 149
   Enzymzusätze 99, 106, 268
Enzymtherapie 106
Erblindung 148
Erbsen 319, 343, 345
   Erbsensuppe, cremige mit Lauch 342
Erdbeere 125, 299 f., 302
Erdbeermilchshake 300
Erdnüsse 136
Erkrankungen, degenerative 98
Eskimos 85 f.
Essig 286

Fast food 150
FDA (Food and Drug Administration, US-Lebensmittelbehörde) 40, 163, 166, 169
Feigen 301 f.
Fenchel 140
Fernsehen 63, 231
Fett 65, 69, 74, 76, 89, 92, 103, 138, 146, 153, 222, 226, 234, 272
   Fettersatz 169
   Fettsäure 138, 153
Fezler, Dr. William 194
Fisch 85, 118 f., 125, 136, 263, 329
   Fischfilets, gebacken, provenzalisch 329
Fit-Tonikum 297
Fit-Tonikum Plus 298
Fitonics-Mahlzeit, schnelle 310
Fleisch 79, 84, 119, 121, 136, 148, 263
Fletcher, Horace 271
Fluoride 147
Ford, Henry 53
Formaldehyd 164

Fornix 125 f.
Frankl, Viktor 189
Freud, Sigmund 196
Frieden, innerer 181
Frische Acht 295
Fruchtzucker 154
Frühstück 266, 271
Fuji-Apfelmus 303

Gallensteine 158
Gastritis 136
Geburtshilfe 57
Geflügel 118 f., 121, 263
   Hähnchen mit Kräuterkruste 330
   Hähnchensalat nach thailändischer Art 321
   Hühnerbrust 321, 334, 349
   Putenfleisch 335
   Putenrollbraten 332
Gehen 225
Gehirn 150, 152, 165, 223, 244
Geist 47, 173, 178 – 181, 183, 189, 191, 212 f., 232
Gelenke 223
Gemüse 84, 93, 120, 128, 137, 140, 148, 221, 224, 263, 277, 280, 315, 348
Gemüsebratling 326
Gerste 224
Gesäßmuskeln 251
Gesundheit
   Gesundheitsvorsorge 130
   Gesundheitszustand 188, 262
   natürliche 43, 46 f., 49, 55, 62, 64, 66, 71, 74, 76 – 78, 80, 82, 84 f., 92, 122, 188, 190, 220 f., 229
Gesundheitslehre, natürliche 45, 48 – 54, 56 – 58, 60, 66, 72, 82, 111, 116, 127, 129, 133, 145, 148, 166, 196, 376
Getreide 119, 137 f., 148, 263
Getreideflocken 120, 160
Getzendammer, Susan 54
Gewicht 46, 89
   Abnehmen 40, 48, 65, 94, 113, 197, 208
   Übergewicht 32, 36, 38, 42, 44, 47, 64, 67, 76 f., 83, 85, 88, 91 f., 147 f., 158, 160, 178, 231
Glykogen 153

Graham, Sylvester 52
Grapefruit 295
Gurdjieff, Georges 189, 232
Gurke 295, 320, 324, 333
   Gewürzgurke 326
   Gurkensuppe mit Minze 308
   Schlangengurke 323
Gussow, Joan 168

Hackfleisch 356
Hafergebäck mit Korinthen 357
Hafergrütze 311
Hafermehl 357
Halsmuskeln 244
Haltung 244
Hamburger 326
Hamilton, Dr. Michael 169
Hämoglobin 135
Hämorrhoiden 158
Handgelenke 240, 252
Haut 49, 67 f., 79, 159, 223
Hautkrankheit 88, 221
Hay, William Howard 110 f., 116–118, 123–125, 129, 133, 138
Heidelbeere 299
Herz 89, 91, 225 f., 235, 257, 279
   Herzerkrankungen 147, 149, 158
   Herzinfarkt 46, 76, 219
Hier und Jetzt (japanisches Gericht) 333
Himbeere 125
Hippokrates 43, 49 f., 193, 195, 225
Hirnanhangsdrüse 89
Hirse 137
Holman, Steve 255
Holmes, Dr. Oliver Wendell 53
Holzhacken 249
Homöostase (Säure-Basen-Gleichgewicht) 132, 136, 139
Honig 137, 156, 269
Howell, Dr. Edward 79, 82, 85, 88, 92, 97
Howell, Edward 152
Hüfte 225, 228, 242, 250
Hülsenfrüchte 119, 137 f., 224, 263
Hummus (Kichererbsenpaste) 326
Hunger 186
Hüttenkäse 320, 326
Hydrotherapie 52
Hygiene 66, 68

Hyperaktivität 157
Hypno-Meditation 176, 193, 206, 208–211, 215 f.
Hypnose 193–198, 204
   Anästhesie 197
Hypnotherapie 197
Hypoglykämie 157
Hypophyse 152

Immunsystem 79, 86, 157, 188
Ingwer 288, 296
Inspiration 201
Insulin 149 f., 153 f., 157

Jacobson, Michael 168
James, William 184, 189
Joghurt 125, 279, 299, 310, 358
Junk food 14 f., 148

Kaffee 127, 136, 140 f., 262
   Koffein 127
Kalium 156
Kalzium 135, 156 f.
Karies 147
Karotte 140, 295 f., 304, 306, 324, 340, 342, 347, 354 f., 361
   Karotten-Kleiemuffins 360 f.
   Karottencremesuppe, ländliche 340
Karottenröte 296
Kartoffel 119, 121, 337, 343, 347
   Marilyns Kartoffelbrei mit Soße 118, 337
Käse 119, 125, 315, 323 f., 351
Keimung 137
Kellogg, Harvey 53
Ketchup 159
Kichererbsen 321, 326, 347
kinästhetischer Sinn 235
Kiwi 125, 302, 306
Kleesprossen 295, 339
Kloss, Jethro 139
Knie 228, 243
Knoblauch 279, 289, 326, 335, 342 f., 345, 354, 356
Knochen 49, 79, 135
Kohl 354
Kohlendioxid 136, 223
Kohlenhydrate 88, 103, 117–119, 121, 123, 125, 128, 138, 146, 153, 263, 268, 280

Kohlsuppe, ungarische 343–344
Konserven 97
Konzentrationsstörungen 157
Kopfschmerzen 220, 228, 244
Korinthen 306, 357
Körper 44–47, 49, 59, 61, 65–72, 75–77, 210–212, 232
Krampfadern 158
Krankheit 41, 47, 72
   Infektionskrankheit 52, 66
   Kreislaufkrankheit 46, 71
   Vorbeugung 53 f., 56 f., 59
Kräutertee 137, 140, 269, 280
Krautsalat 326
Krebs 85 f., 88, 136, 147, 149, 157, 197
Kreuzbein 241, 248 f., 251
Kriminalität 151
Kroger, Dr. William 194
Kulvinskas, Victor P. 137
kundalini-Energie 199, 206
Kupfer 156

Lactaid 102
Lähmungen 147
LaLanne, Jack 222, 228, 230, 252, 255
Lasagne à la Fitonics 355
Lauch 343
Laufen 225 f.
Lebenserwartung 59, 108
   Langlebigkeit 78, 85
Lebenskraft 219–221, 224–226, 230–233, 256, 258
Lebensmittelallergie 158
Lebensmittelindustrie 159, 162
Lebensmittelkombination, richtige 110, 113, 115–117, 119, 121, 124, 129–131, 133, 142
Leber 67, 72, 76, 80, 89
Lenden 247, 249, 251
Lendenwirbel 241, 254
Leukozyten 87
Light-Lebensmittel 148
Lincoln, Abraham 191
Lindlahr, Dr. Henry 82
Lipasen 86, 92, 103
Lopez, D. A. 105
Luft, frische 222, 224
Lunge 67, 72, 76, 223
Lymphgefäßsystem 67, 72, 76

Magen 100, 129, 133
   Magenbeschwerden 114 f., 220
   Magengeschwür 133, 136
   Magensäure 101, 127, 134, 221
   Magenschleimhaut 49
Magnesium 156 f.
Magnetismus, tierischer 195
Mahesch, Maharischi 200
Mais 305, 328, 348
Mandarine 296
Mandelbutter 339
Mandeln 137, 269, 300 f., 304
Mango 358
Mangold 352
Margen, Dr. Sheldon 168
McCracken, Robert 148
Medikamente 46, 51–53, 56, 66, 69 f.
Meditation 136, 175, 193 f., 198–201, 203, 209, 213 f., 216
Meditieren 208
Melasse 156
Melone 137, 358
Melonenreiniger 296
Menstruation 198
Mesmer, Franz Anton 195
Methanol (Methylalkohol) 163 f., 167
Miehlke, M. 105
Migräne 158
Mikroben 222
Milch 84, 119 f., 122, 300, 311, 359
   Milchprodukte 136, 263
   Rohmilch 102
Milz 67, 89
Mineralstoffe 49, 56, 91, 135, 153, 157
Minze 308
Mishra, Rammurti 204, 256
Miso 81, 99, 108, 137, 333, 341
Misosuppe mit Tofu, Nudeln und Gemüse 341
Mittagessen 272
Morbus Crohn 158
Mozzarella-Käse 325
Müdigkeit 135
Multiple Sklerose 158
Muskeln 223, 225, 227 f., 230, 235, 244, 247, 250
   Muskelatrophie 252
   Muskelschwund 226
Müsli 261

Nachspeisen 123
Nacken 237, 244
Nährstoffe 49, 64, 75
Nahrungsmittel
   basenbildende 136–138, 141, 269
   fettarme 146
   säurebildende 136, 138, 141
Nahrungsmittelzusätze 55 f., 224
Naisbitt, John 103
Nauta, Walle 166
Nervenkraft 61 f.
Nichols, Mary Grove 52
Niere 67, 72, 76, 89, 143, 223
   Nierenschäden 157
Nudeln 118, 341, 349
Nüsse 137 f., 360
Nutra-Sweet 162, 164

Oberarm 257
Oberkörper 252
Oberschenkel 250 f.
Obst 84, 93 f., 124–126, 128, 139, 148, 159, 221, 224, 263
   Fitonics-Obstsalat 304
   gekochtes 127
   Obstfrühstück 139, 142
   Obstmahlzeit 139 f.
   Obstmüsli 277
   Obstplatte Deluxe 358
Obstdicksaft 156
Ojeda, Linda 143
Olestra 168 f.
Olive 312, 314
Olivenöl 279
Optimismus 184, 188
Orange 125, 297–299, 302 f., 306, 321, 357 f.
Orangen-Sonnenschein 295
Ornish, Dean 199, 201
Osteoporose 135 f., 158

Papaya 358
Parodontose 158
Pawlow, Iwan 115
Peale, Norman Vincent 184
Pfirsich 298 f., 358
Pfirsich-Melba-Tonikum 299
Pflaume 302, 358
Phenylalanin 163–165
Phosphor 156

Picton, Lionel 115
Pilze
   gefüllt nach Florentiner Art 309, 341
   Portobello-Pilzsandwich 325
Pilzerkrankungen 158
Pitabrot mit Joghurt 310
Pizzorno, Joseph 155
Plato 195
Pottenger, Dr. Francis 84
Programmierung, konstruktive 176, 180 f., 183, 185, 187, 214
Proteasen 103
Protein 84, 87, 103, 121, 125, 268, 272, 277
Ptyalin 100
Puderzucker 146

Quecke 224

Radieschen 320
Raffinierung von Zucker 146
Rauchen 76, 142, 177, 180, 185, 188, 220 f., 231
   Entwöhnung 194, 197, 208
Rauschgift 136
Ravizza, Kenneth, Dr. 235
Reinheit, innere 65 f., 77
Reis 156, 350
   mexikanischer 351
Reizbarkeit 135
Rettich 346
Rindfleisch 335
Robbins, Anthony 212
Roberts, Dr. H. J. 165 f.
Rohkost 82, 87, 91 f., 142
Rohkosttag 141, 267, 284 f.
Rosinen 126, 297, 300, 302, 304, 311, 358 f., 361
Rote Bete 140, 295 f.
   gebacken mit Gemüseplatte 352
Rotkohl 140, 309, 344
Rücken 226, 245, 252, 256
   Rückenschmerzen 135, 226
Ruhe 45, 49, 136, 199, 202, 213

Saft 284, 295
   Fruchtsaft 140
   Gemüsesaft 280
   Karottensaft 142
   Safttag 141

Sai Baba, Sathya 205
Salat 118, 121, 125, 140, 261, 277 f., 305, 317–320, 343
 Cäsar-Salat 317
 Chef-Salat 314, 325
 Eiersalat 316
 Eissalat 318, 320, 323
 Fitonics-Haussalat 312
 Fitonics-Sprossensalat 307
 Fruchtsalat aus Birnen, Avocado, Kiwi und Orange 306
 Geschichteter Obstsalat mit Kompott 302
 Italienischer Salat 314
 Karotten-Korinthen-Salat 306
 Kindersalat mit Drei-Käse-Dressing 323
 Nudelsalat mit Hähnchen und Spinat 334
Salatrollen 305
Samen 137 f.
Sandwich 278, 339
 Gemüsesandwich Deluxe mit Karotten-Chips 324
Sauerstoff 221–225, 231, 233
Säure 134 f., 138 f.
Schalotte 341
Schenkel 247
Schizophrenie 149
Schlaf 45, 50, 199
Schlaflosigkeit 135, 220
Schlaganfall 76, 84, 149, 219
Schmerz 197, 220, 227 f.
Schoenthaler, Steven 150
Schokolade 136
Schönheit 62
Schulmedizin 82, 100, 129
Schulter 226, 238, 252
 Schultermuskeln 245
Schwangerschaftsvergiftung 158
Schwarzenegger, Arnold 252, 255
Schwingen 245
Seele 213
Selbstvergiftung 70, 74, 133
Seligman, Martin 188
Sellerie 140, 340, 342, 345
Senf-Dip 332
Senilität 244
Serotonin 152, 157, 167, 263
Sesam 309, 326

Sex 62, 123
Shelton, Dr. Herbert 111
Silva, José 212
Sodawasser 50
Sojamilch 120, 126, 269, 299, 311, 359
Sojasoße 341
Sokrates 178
Sonnenblumenkerne 295, 301, 306
 Sprossen 314
Sonnengeflecht 256
Sorghumhirse (Zuckerhirse) 156
Spaghetti 334
Spargel 352
Spinat 309, 312, 323 f., 328, 334, 341, 346, 353, 355
 Spinat Frittata 328
Sprossen 126, 137, 140, 277, 305, 307, 320
Sprunggelenke 258
Spurenelemente 156
Stampfer, Dr. Meir 169
Stangensellerie 295, 337, 354
Stärke 88, 117, 120, 122
Steak 118, 315
Sterblichkeitsrate 58
Stoffwechsel 79, 133, 221
Streß 37, 63 f., 67
Streuzucker 146
Süßungsmittel 269
Sucanat 269
Sucht 141, 185 f.
 Drogen 180, 220
 Süßigkeiten 185 f.
 Tabletten 179
Suggestion 195
Sumner, Dr. James B. 90
Suppe aus gelben, getrockneten Erbsen, Yams und Tomaten 345
Sutphen, Dick 207

Tabak 136, 141
Tai-chi 229
Taille 247
Tamari 108
Tee, schwarzer 136, 140
Tempeh 81, 269
Thomson, Samuel 52
Thoreau, Henry David 182, 363
Tiefentspannung 195

Todesursachen 38
Tofu 81, 99, 122, 137, 269, 291, 316, 333, 335, 341, 346, 348, 353
Tofu à la Minute 346
Tomate 125, 137, 295, 305, 312, 314 f., 320, 323–326, 329, 335, 339, 342, 345–348, 354–356
Tonikum 29, 276, 284
Tortilla, getoastet mit Bohnen und Käse 351
Toxine 72, 76, 79, 223
Triglyceride 153, 157
Trockenfrüchte 155
Twain, Mark 53

Übelkeit 136
Übersäuerung 75, 117, 133, 135, 137, 142, 157
Übungen, für den ganzen Körper 46, 48–50, 59, 64, 67, 75–77, 235
Umgebung 45, 48, 51
Unterleib 229 f., 254 f.
Unterschenkel 228, 258

Vegetarier 273
Verdauung 67, 75, 86 f., 89, 95 f., 100 f., 114 f., 126, 133, 268
  Verdauungsstörung 107, 127 f.
  Verdauungstrakt 75, 86 f.
  Vorverdauung 100
Vergiftung 56
Verspannungen 135
Verstopfung 68, 71 f., 74, 76, 113, 131, 136, 160, 220, 229
Vitalität 62, 84, 117, 226 f., 229, 256
Vitamine 49, 56, 91, 153, 156
Vollkornbrot 324, 339, 359
Vollkornprodukte 160

Wade, Carlson 74
Waden 247
Walford, Dr. Roy 59

Walker, Norman W. 74, 111, 142
Wandstütz 252
Wassermelone 296
Weißmehl 88, 142
Weintraube 358
Weizenkleie 360
Wigmore, Dr. Ann 137
Willett, Dr. Walter 170
Williams, M. 105
Wirbeln 247
Wirbelsäule 228 f., 232, 242, 245, 247–249, 270
Wolf, Dr. Max 102
Wurst 118
Wurtman, Dr. Richard 166
Würzmittel 291

Yams (Süßkartoffel) 345
Yoga 194, 205, 229

Zellen 49 f., 61 f., 64, 69, 135, 223–225, 233
  Zellmembran 149
Ziegenkäse 289
Zink 156
Zitronen 125
Zitronensaft 279 f.
Zitrusfrüchte 137
Zucchini 312, 314, 331, 342, 352, 354 f.
Zucchini-Pfannkuchen 331
Zucker 88, 119, 127, 136, 138, 142, 146–150, 152 f., 155, 159
  Zuckerindustrie 147
  Zuckerrohr 146, 156
  Zuckerrüben 146
  Zuckerersatz 162
  Zuckerstoffe 146
Zwiebel 305, 314 f., 320, 325, 329, 334, 340, 342–348, 353 f.